Bibliografische Information der Deutschen Nationalbibliothek:

Die Deutsche Nationalbibliothek verzeichnet diese Publikation in der Deutschen Nationalbibliografie; detaillierte bibliografische Daten sind im Internet über http://dnb.d-nb.de abrufbar.

Impressum:

Copyright © 2014 ScienceFactory

Ein Imprint der GRIN Verlags GmbH

Druck und Bindung: Books on Demand GmbH, Norderstedt, Germany

Der Feind in deiner Brust
Früherkennung und Behandlung von Brustkrebs

Der Feind in deiner Brust. Früherkennung und Behandlung von Brustkrebs

Das Mammakarzinom: Diagnostik und Therapie von Martin Smollich 7

1. Inzidenz, Risikofaktoren, Prävention, Früherkennung und Diagnostik 8
2. Therapie des Primärtumors 11
3. Rezidiv und Metastasen 16
4. Ausblick 17

Brustkrebsrisiko und Gentest – Flop oder Fortschritt? von Prof. Dr. med. Hans, E. W.W. Sachs, Frauenarzt, Psychotherapeut, i.R. 21

Einleitung 23
Der Unterschied zwischen Mutation und Genregulation 24
Die Chromosomentheorie der Vererbung 26
Was ist ein Gen? 28
Was ist Genregulation? 31
Brustkrebs – eine Erbkrankheit? 35
Die bio-psycho-soziale oder psychosomatische Sicht des Brustkrebses der Frau 37
Neurobiologische Grundlagen der psychosomatischen Betrachtungsweise 39
Das psychogene Risikoprofil von Brustkrebskranken 41
Zusammenfassung 45
Verwendete und weiterführende Literatur 47

Brustkrebs – Ein Überblick von Kim Busch 53

1. Einleitung 54
2. Allgemein 55
3. Brustkrebs 57
4. Therapiemöglichkeiten 60
5. Früherkennung/Vorsorgeuntersuchung 63
6. Schlussfolgerung 65
Literaturverzeichnis 66

Entscheidungsdifferenzen von Patientinnen und ihren Ärzten bezüglich der Beurteilung des Benefits von Therapieoptionen. Ergebnisse der „Gut Informieren – Gemeinsam Entscheiden!" – Studie von Dragan Radosavac 67

1. Zusammenfassung 68
2. Einleitung 69
3 Material und Methoden 91
4 Ergebnisteil 109
5 Diskussion 152

6 Literaturverzeichnis 165
7 Abkürzungsverzeichnis 171
8 Verzeichnis der Veröffentlichungen 172
9 Anlagen 174
Veröffentlichungen 254

Das Mammakarzinom: Diagnostik und Therapie von Martin Smollich

2006

1. Inzidenz, Risikofaktoren, Prävention, Früherkennung und Diagnostik

Brustkrebs ist in Deutschland durch eine steigende Inzidenz und eine nach wie vor hohe Mortalität gekennzeichnet. Statistisch betrachtet erkrankt ungefähr jede neunte Frau in ihrem Leben an Brustkrebs. Die Zahl der Erkrankungen betrug im vergangenen Jahr in der BRD rund 50.000; davon verstarben brustkrebsbedingt 18.000 Patientinnen. Brustkrebs ist damit die häufigste Krebserkrankung der Frau (25% aller Malignome) und bei Frauen im Alter von 35-55 Jahren die häufigste Todesursache. Auffällig ist die geographisch sehr unterschiedlich verteilte Inzidenz mit den höchsten Erkrankungszahlen in Nordamerika und Westeuropa, während in den so genannten Entwicklungsländern besonders wenige Frauen erkranken [Abb. 1].

Charakteristisch für das Mammakarzinom ist hinsichtlich Entstehung und Krankheitsverlauf ein überaus heterogenes Krankheitsbild. Daraus ergibt sich die Schwierigkeit, ein auf die individuelle Patientin zugeschnittenes, optimales diagnostisches und therapeutisches Vorgehen zu wählen.

Der vorliegende Artikel fasst die aktuellsten Empfehlungen zu Diagnostik und Therapie in Anlehnung an die nationalen S3-Richtlinien „Diagnostik, Therapie und Nachsorge des Mammakarzinoms der Frau" sowie „Brustkrebs-Früherkennung in Deutschland" zusammen. Diese Leitlinien beruhen auf den Empfehlungen der jeweiligen Fachgesellschaften und stellen somit den Stand der Wissenschaft dar.

Familiäre Häufung

5% aller Mammakarzinom-Erkrankungen werden einer erblichen Disposition zugerechnet. Hierunter versteht man Mutationen in verschiedenen Genen, insbesondere die BRCA1- und BRCA2-Mutationen. In weiteren 10% der Fälle liegt eine familiäre Häufung vor, die jedoch keinen nachvollziehbaren Erbgang erkennen lässt. Für familiär vorbelastete Frauen wird der Benefit einer intensivierten Vorsorge sowie chemopräventiver Maßnahmen noch in verschiedenen Studien untersucht. Derzeit gilt für Frauen mit einem familiären Brustkrebs-Risiko die Empfehlung einer jährlich durchgeführten Mammographie, beginnend ab dem 35. Lebensjahr bzw. 5 Jahre vor Erkrankungsalter der jüngsten betroffenen Verwandten. Zusätzlich sollten weitere Maßnahmen wie die monatliche Selbstuntersuchung der Brust, eine halbjährliche Tastuntersuchung durch den Frauenarzt sowie eine jährliche Mamma-Sonographie durchgeführt werden.

Risikofaktoren

Wie bei vielen anderen Erkrankungen stellt das Lebensalter den größten Risikofaktor für Brustkrebs dar [Abb. 2]: Ca. 80% der Erkrankungen treten nach dem 50. Lebensjahr auf, das mittlere Erkrankungsalter liegt bei 63 Jahren (Deutschland). Abgesehen davon gibt es jedoch eine Vielzahl bekannter Faktoren, die das Risiko für die Entstehung von Brustkrebs erhöhen [Abb. 3].

Als anerkannte Risikofaktoren gelten eine BRCA1/BRCA2-Mutation, ein fortgeschrittenes Lebensalter, die familiäre Häufung von Brustkrebserkrankungen sowie eine vorbestehende, gutartige Mastopathie. Eine frühe erste Regel (Menarche) und späte Wechseljahre (Menopause) erhöhen ebenso das Risiko wie späte oder gar keine Schwangerschaften. Ferner besitzt Stillen einen protektiven Effekt für die Mutter. Eine deutliche Risikoreduktion kann auch schon durch eine gesunde Lebensführung erreicht werden, und zwar in Form von regelmäßiger Bewegung, Vermeidung von Übergewicht, Minimierung des Alkoholkonsums sowie einer fleischarmen Ernährung [Abb. 4].

Obwohl somit eine Vielzahl von Faktoren bekannt ist, die die Entstehung von Brustkrebs beeinflussen, ist – trotz aller wissenschaftlichen Bemühungen und Erfolge – die Entwicklung einer kurativen Therapie, die die Sterblichkeit drastisch senken könnte, in nächster Zukunft eher nicht zu erwarten. Damit kommt dem Faktor der Prävention sowie der Früherkennung eine erhebliche Bedeutung zu, um durch die Diagnose von frühen Stadien des Mammakarzinoms die Heilungschancen der Patientinnen zu verbessern.

Prävention

Die operative oder medikamentöse Prävention bei Hochrisikopatientinnen wird insbesondere für noch nicht erkrankte Mutationsträgerinnen (BRCA1) diskutiert.

Präventive operative Verfahren stellen die prophylaktische Mastektomie sowie die bilaterale Ovarektomie (letztere mit dem Ziel eines systemischen Östrogen-Entzugs) dar. Beim Nachweis einer BRCA-Mutation entscheiden sich 17% der Frauen für die prophylaktische Mastektomie, wodurch eine Risikoreduktion um 90-95% erreicht werden kann. 33% der Betroffenen wählen die Ovarektomie, was einer Risikoreduktion um 60% gleich kommt. Die Auswirkungen solch einschneidender Maßnahmen sind jedoch mit der einzelnen Patientin eingehend zu diskutieren und individuell gegen den statistischen Benefit abzuwägen:

- Die prophylaktische Mastektomie stellt einen stark traumatisierenden Eingriff dar, der das Körperbild der Frau stark verändert.

- Nicht bei allen Mutationsträgerinnen entsteht ein Karzinom.
- Im Frühstadium erkannte Mammakarzinome können zumeist effektiv therapiert werden.
- Ein signifikant positiver Effekt der prophylaktischen Mastektomie auf das Gesamtüberleben ist im Vergleich zu einem intensiven Früherkennungsprogramm (noch) nicht nachgewiesen.

Die medikamentöse Prävention ist mit dem Antiöstrogen Tamoxifen möglich. Dies wurde erstmals Mitte der neunziger Jahre gezeigt (NSABP-1-Studie), wobei die Risikoreduktion fast 50% betrug. Aufgrund der teilweise erheblichen Nebenwirkungen (wie z.B. thrombembolische Ereignisse, Endometriumkarzinome, Todesfälle unterschiedlicher Ursache) ist Tamoxifen in Deutschland – anders als in den USA – für diese Indikation nicht zugelassen.

Selbstuntersuchung

Die Selbstuntersuchung der Brust wird seit Jahrzehnten in Aufklärungskampagnen propagiert, doch erst in den 80er Jahren wurde begonnen, den Wert der Selbstuntersuchung in Studien zu untersuchen. Eine zusammenfassende Bewertung der Datenlage, wie sie in der nationalen S3-Richtlinie „Brustkrebs-Früherkennung" zu finden ist, formuliert diesbezüglich eindeutig, dass „nach vorliegender Studienlage die Selbstuntersuchung als alleinige Methode nicht in der Lage ist, die Brustkrebssterblichkeit zu senken." Mögliche Ursachen für den fehlenden Effekt auf die Brustkrebs-Sterblichkeit sind die Überbewertung der Selbstuntersuchung durch die Patientin mit Vernachlässigung der klinischen Diagnostik, eine erhöhte Rate falsch positiver Befunde sowie die psychische Belastung der Frauen durch normale zyklusbedingte Gewebsveränderungen. Weiterhin können durch die Tastuntersuchung der Brust auch bei günstigsten Bedingungen Veränderungen erst ab einer Größe von 1-2cm erkannt werden, während bildgebende Verfahren wie die Mammographie auch nicht palpable Krebsvorstufen oder Tumoren von wenigen Millimetern Durchmesser erkennen können. Da größere Tumoren häufiger mit einem Lymphknotenbefall einhergehen, sind diese mit einer schlechteren Prognose assoziiert. Andererseits sind auch bis zu 10% aller palpablen Läsionen in der Mammographie nicht erfassbar.

Bildgebung und Selbstuntersuchung der Brust können sich somit nicht ersetzen, sondern sollten sich gegenseitig ergänzen [Abb. 5-7]. Vermutlich liegt der eigentliche Nutzen der Selbstuntersuchung in einer Förderung des Gesundheitsbewusstseins und der Motivation zu weitergehenden Untersuchungen.

Mammographie und Früherkennung

Wichtigster Bestandteil eines flächendeckenden Früherkennungsprogramms ist die Mammographie. Wird ein Brusttumor frühzeitig erkannt, sind die Chancen einer kurativen Therapie bedeutend größer als bei einem spät entdeckten Karzinom. So besteht kein Zweifel, dass frühe Formen des Mammakarzinoms (insbesondere, wenn sie noch nicht palpabel sind und mammographisch inzidentell entdeckt werden) zu über 90% heilbar sind. Abgesehen davon kann bei der Entdeckung noch sehr kleiner Mammakarzinome auch auf schonendere Therapieverfahren zurückgegriffen werden. Soll der Nutzen des Mammographie-Screenings jedoch über den einer klassischen Röntgen-Reihenuntersuchung hinausgehen, muss die Mammographie in ein umfassendes Versorgungsnetz, bestehend aus Früherkennung, Therapie und Nachsorge eingefügt werden.

Sonographie

Die sonographische Untersuchung (Ultraschall) der Brust sollte immer komplementär zur Mammographie durchgeführt werden, da 10-15% der bildgebend diagnostizierbaren Befunde mit einer der beiden Methoden nicht zu detektieren sind. Die Sonographie dient jedoch insbesondere auch der differentialdiagnostischen Abklärung unklarer Tast- oder Mammographiebefunde sowie der bildgebenden Steuerung von Punktionen und Biopsien. In der Schwangerschaft und Stillzeit stellt die Sonographie wegen der fehlenden Strahlenbelastung die Methode der ersten Wahl bei der Abklärung verdächtiger Tastbefunde dar.

MRT

Ein weiteres bildgebendes Verfahren in der Mamma-Diagnostik ist die Kontrastmittel-Magnetresonanztomographie (KM-MRT), wobei die Brust nach Gabe eines Kontrastmittels dargestellt wird. Auf diese Weise können pathomorphologische Veränderungen hochsensitiv dargestellt werden. Die Indikationen für die MRT-Mammographie sind aufgrund der geringen Spezifität jedoch eher begrenzt: Die MRT wird vor allem in der postoperativen Nachsorge sowie in der Tumorsuche bei unbekanntem Primärtumor eingesetzt.

2. Therapie des Primärtumors

Diagnostik

Stellt die Frau oder der Frauenarzt eine verdächtige Veränderung fest [Abb. 5] wird zunächst eine ausführliche Tastuntersuchung der Brust und der Lymphabflusswege, ergänzt durch die etablierten bildgebenden Verfahren (Mammographie und Sonographie), durchgeführt. Ist der Befund verdächtig, folgt die histologische Abklärung mittels minimal-invasiver Diagnostik, respektive durch sonographisch bzw. mammographisch gesteuerte Stanzbiopsie des Herdbefundes. Ergibt sich histologisch die Diagnose eines Karzinoms, wird der Tumor klinisch nach dem sog. TNM-System klassifiziert. Daran orientiert sich das weitere operative Vorgehen. Bei größeren Tumoren oder Symptomen wie z.b. Knochenschmerzen, wird ggf. schon präoperativ eine Ausbreitungsdiagnostik durchgeführt (Röntgen-Thorax, Lebersonographie, Skelettszintigraphie), um möglicherweise zum Zeitpunkt der Diagnose vorliegende Metastasen zu diagnostizieren.

Operation

Ziel der operativen Therapie ist die vollständige Entfernung des Tumors im Gesunden. Grundsätzlich gibt es zwei verschiedene Möglichkeiten der Operation: die brusterhaltende Therapie (BET) und die sog. „modifiziert radikale Mastektomie" (MRM). Die Überlebensraten nach brusterhaltender Therapie sind, sofern bei der OP-Indikation klinische und histologische Parameter mitberücksichtigt werden, denen nach Mastektomie vergleichbar.

Die brusterhaltende Therapie kann durchgeführt werden, wenn das Karzinom lokal begrenzt ist. Onkologische Voraussetzung ist dabei, dass die Resektionsränder bei der histopathologischen Untersuchung mit einem Sicherheitsabstand von mindestens 5mm im Gesunden verlaufen. Die Machbarkeit der BET ist somit immer von der Relation Tumorgröße/Brustvolumen abhängig. Nach einer brusterhaltenden Operation ist die anschließende Bestrahlung der Restbrust obligat. Sind die Voraussetzungen für eine brusterhaltende Therapie nicht gegeben, muss die modifiziert radikale Mastektomie (Entfernung des gesamten Brustdrüsenkörpers einschließlich der Faszie des M. pectoralis major) durchgeführt werden. Letzteres ist bei rund 30% der Patientinnen der Fall.

Weiterhin sollte bei allen Patientinnen mit operablem Mammakarzinom die axilläre Lymphonodektomie (oder: Axilladissektion) durchgeführt werden. Standard ist dabei die Entfernung von mindestens 10 brustnahen Lymphknoten (sog. Level I/II). Beim Lymphknotenbefall stellt die Axilladissektion nicht nur eine diagnostische, sondern auch eine therapeutische Maßnahme dar. Aktuell wird der Stellenwert der Sentinel-Lymphnode-Biopsie, respektive die selektive Entnahme des/der ersten Lymphknoten(s) in der axillären Lymphabflusskette (sogenannter „Wächter-Lymphknoten") evaluiert. Ziel dieses restriktiveren Vorgehens ist es, die Schulter-Arm-Morbidität und insbesondere die Inzidenz eines Lymphödems des Arms zu verringern. Die Sentinel-Node-Biopsie wird derzeit noch in diversen Studien überprüft und zählt noch nicht zur klinischen Routine.

Der Operation folgt die „adjuvante Therapie". Hierunter versteht man die sich postoperativ anschließenden medikamentösen oder bestrahlenden Therapien zur Verhinderung des Lokalrezidivs bzw. der systemischen Tumorausbreitung.

Strahlentherapie

In Abhängigkeit von der Art der Brustkrebs-Operation folgt die adjuvante Strahlentherapie. Grundsätzlich ist die postoperative Bestrahlung der verbliebenen Brust nach einer brusterhaltend durchgeführten Operation indiziert. Beim invasiven Mammakarzinom senkt die Strahlentherapie die Rezidivrate um bis zu 75%. Nach einer Mastektomie kann vielfach auf eine postoperative Bestrahlung verzichtet werden. Indikationen zur Bestrahlung der Thoraxwand nach Mastektomie sind z.b. eine nicht ausreichende Resektion im Gesunden oder große Karzinome (pT3/pT4). Die Axilla wird im Allgemeinen nach typischer Lymphadenektomie nicht bestrahlt. Eine Bestrahlung der axillären Lymphabflusswege ist bei ausgedehntem Lymphknotenbefall (>3 Lymphknoten befallen) bzw. bei kapselüberschreitendem Wachstum indiziert.

Adjuvante Systemtherapie

Unter einer „adjuvanten systemischen Therapie" versteht man die postoperative medikamentöse Behandlung im Sinne einer Chemotherapie (zytotoxische Therapie) oder einer Antihormon-Therapie (endokrine Therapie). Ziel der systemischen Therapie ist, möglicherweise disseminierte Tumorzellen und okkulte Mikrometastasen zu zerstören und somit das spätere Auftreten einer Fernmetastasierung zu verhindern. Der Stellenwert der adjuvanten systemischen Therapie ist sowohl für das rezidivfreie Überleben als auch für das Gesamtüberleben belegt. Die Art der adjuvanten Systemtherapie richtet sich dabei nach der Art und Risikoeinstufung des Primärtumors.

Bei Tumoren, die im Frühstadium diagnostiziert werden und ein sehr niedriges Risikoprofil aufweisen, kann ggf. auf die adjuvante Chemo- oder Hormontherapie verzichtet werden. Dafür müssen sämtliche der folgenden Kriterien erfüllt sein: Die Patientin ist älter als 35 Jahre, die Lymphknoten sind tumorfrei und das Karzinom ist < 2cm groß, hormonrezeptor-positiv und besitzt ein günstiges Grading (G1). Ist eines der Kriterien nicht erfüllt, liegt ein erhöhtes Risiko vor und die Systemtherapie ist obligat.

Ist der Tumor hormonrezeptor-positiv (d.h. Überexpression von Östrogen- und/oder Progesteronrezeptor), also hormonempfindlich, besteht die Möglichkeit der endokrinen Therapie. In Abhängigkeit von den Charakteristika des Tumors und der resultierenden Risikoeinstufung ist bei aggressiveren oder weiter fortgeschrittenen Tumoren z.T. die Kombination von endokriner Therapie und Chemotherapie indiziert.

Die Antihormon-Therapie (endokrine Therapie) basiert auf dem Wissen, dass Hormone (und insbesondere Östrogene) das Wachstum hormonrezeptorpositiver Mammakarzinom-Zellen stimulieren. Insofern ist es das Konzept der Antihormon-Therapie, die i.d.R. für die Dauer von 5 Jahren durchgeführt wird, der Tumorzelle diesen Wachstumsreiz zu entziehen. Möglichkeiten der antihormonellen Therapie sind die Gabe von Östrogenrezeptor-Antagonisten, z.B. Tamoxifen in der Dosierung 20mg/d. Bei prämenopausalen Frauen kann die Ausschaltung der Ovarialfunktion durch GnRH-Analoga oder Ovarektomie mit Absenkung der Östradiolproduktion auf ein postmenopausales Niveau den Krankheitsverlauf günstig beeinflussen. Die Kombination mit Antiöstrogenen kann diesen Effekt verstärken. Eine neuere Substanzgruppe zur endokrinen Therapie des Mammakarzinoms stellen die Aromataseinhibitoren dar. Diese blockieren das Enzym Aromatase, welches u.a. im Fettgewebe aus Vorstufen Östradiol bildet. Bei postmenopausalen Frauen stellt dies die Hauptquelle von Östradiol dar. Neuere Studien konnten zeigen, dass der Einsatz von Aromataseinhibitoren, z.B. Anastrozol (ARIMIDEX®), Letrozol (FEMARA®) oder Exemestan (AROMASIN®), in der (erweiterten) adjuvanten Situation mit einem signifikanten Vorteil für das krankheitsfreie Überleben einhergeht. Allerdings bleiben längere Nachbeobachtungszeiträume abzuwarten, um auch einen potentiellen Effekt auf das Gesamtüberleben beurteilen zu können. Derzeit ist nur ARIMIDEX® zur so genannten „upfront-Therapie" (respektive: direkt postoperativ) zugelassen; FEMARA® ist für den Einsatz in der so genannten „erweiterten Adjuvanz" (respektive: Umstellung auf Letrozol nach 5 Jahren adjuvanter Tamoxifen-Therapie) zugelassen; AROMASIN® besitzt die Zulassung für den Einsatz bei Frauen mit natürlicher oder induzierter Postmenopause nach Progression des Tumors unter Antiöstrogenbehandlung. Es besteht ferner die Möglichkeit eines frühzeitigeren „Switches" von Tamoxifen auf einen der Aromatasehemmer (nach 2-5 Jahren Tamoxifen).

Der Einsatz von Aromataseinhibitoren ist aufgrund des Nebenwirkungsprofils (v.a. Ovarialzysten-Bildung bei prämenopausalen Frauen) jedoch generell nur für postmenopausale Patientinnen geeignet.

Die zytotoxische Chemotherapie wird bei Patientinnen mit nicht hormonabhängigen Tumoren bzw. bei hormonrezeptor-positiven Mammakarzinomen mit erhöhtem Risiko durchgeführt. Durch die adjuvante Kombinations-Chemotherapie lassen sich die Rezidivrate und die Mortalität reduzieren. Diese positiven Effekte sind am stärksten bei jüngeren Frauen (unter 50 Jahren) ausgeprägt. In der Chemotherapie gibt es zahlreiche verschiedene Kombinationen an zytotoxischen Wirkstoffen, die eingesetzt werden können. In letzter Zeit hat sich aber gezeigt, dass anthrazyklinhaltige Schemata in einer Dreier-Kombination (z.b. FEC oder FAC, s.u.) dem ehemaligen Standardschema CMF (Cyclophosphamid + Methotrexat + 5-Fluoruracil) überlegen sind. So empfehlen die entsprechenden Richtlinien für die adjuvante Kombinations-Chemotherapie heute auch immer den Einsatz von Anthrazyklinen wie Epirubicin oder Adriamycin.

Häufig verwendete Schemata für Kombinations-Chemotherapien sind u.a.:

- CMF (Cyclophosphamid, MTX, 5-FU)

- CAF(Cyclophosphamid, Adriamycin, 5-FU)

- AC(Adriamycin, Cyclophosphamid)

- FEC(5-FU, Epirubicin, Cyclophosphamid)

- FAC(5-FU, Adriamycin, Cyclophosphamid)

Aktuelle Studien belegen zudem eine zunehmende Wertigkeit von taxanhaltigen Polychemotherapien. Insbesondere bei der adjuvanten Therapie nodal-positiver Mammakarzinom-Patientinnen zeigte sich ein signifikant besseres rezidivfreies und Gesamtüberleben durch die Kombination von Docetaxel, Adriamycin und Cyclophosphamid (TAC-Schema) verglichen mit einem bisherigen Standardregime (FAC). Nachteilig sind bei den taxanhaltigen Regimes allerdings die deutlich erhöhten Raten an (febrilen) Neutropenien, so dass verschiedene supportive Maßnahmen (z.B. der Einsatz von hämatopoetischen Wachstumsfaktoren wie G-CSF) von großer Bedeutung sind.

Beim diesjährigen amerikanischen Krebskongress (ASCO) in Orlando wurden zudem die Zwischenauswertungen dreier großer Studien zum Einsatz des Antikörpers Trastuzumab (HERCEPTIN®) in der adjuvanten Situation vorgestellt. Es konnte gezeigt werden, dass eine adjuvante Therapie mit HERCEPTIN® im Anschluss an eine Standard-Chemotherapie bei Patientinnen mit einem HER2-positiven Mammakarzinom das Rezidiv-Risiko um fast die Hälfte senkt. Ein derartig revolutionärer Erfolg wurde mit noch keinem Medikament in der

Onkologie erzielt. Zum Langzeitüberleben sind aufgrund der bislang kurzen Nachbeobachtungszeit jedoch noch keine Aussagen möglich.

Neoadjuvante Therapie

Die neoadjuvante Therapie stellt eine relativ neue Therapiemethode dar. Während die traditionelle Therapiefolge aus der Operation gefolgt von adjuvanter Bestrahlung und/oder Systemtherapie (s.o.) bestand, findet bei der neoadjuvanten Therapie die systemische Behandlung mittels Hormon- oder Chemotherapie *vor* der Brustoperation statt. Indikationen sind ein lokal fortgeschrittenes, inflammatorisches oder primär inoperables Karzinom. Ziel ist es hier, durch die Therapie für eine Tumorverkleinerung (Remission) zu sorgen, die es ermöglicht, den Tumor innerhalb der neuen Tumorgrenzen komplett zu entfernen. Es ist mit einem Ansprechen des Tumors auf die primär systemische Therapie von über 60% zu rechnen. Insofern ermöglicht die neoadjuvante Therapie in vielen Fällen auch bei initial lokal weiter fortgeschrittenen Karzinomen, deren Volumen durch die systemische Therapie verkleinert wird, die brusterhaltende Therapie.

3. Rezidiv und Metastasen

Zu Rezidiven kommt es in 5-10% der Fälle innerhalb von 10 Jahren nach der Erstdiagnose. Unter einem lokalen bzw. lokoregionalen Rezidiv wird das Wiederauftreten des Karzinoms in derselben Brust, an der ipsilateralen Thoraxwand oder im Bereich der regionalen Lymphknoten der Axilla, Supra- und Infraklavikularregion bzw. entlang der Mammaria-interna-Gefäße verstanden. Die Wahrscheinlichkeit des Auftretens eines Rezidivs hängt von zahlreichen prognostischen Faktoren, u.a. vom Lymphknotenbefall, Größe, Grading und Hormonrezeptor-Status des Primärtumors zum Zeitpunkt der Erstdiagnose, ab.

Frauen mit einem Lokalrezidiv haben eine kurative Therapiechance. Insofern ist das Ziel der Nachsorgeuntersuchungen, Rezidive so früh wie möglich zu erkennen, um ein Langzeit-Überleben zu gewährleisten. Die Nachsorgeuntersuchungen (Tastuntersuchung und Sonographie der Brust) sollen nach Abschluss der Therapie zunächst vierteljährlich (Jahr 1-3 postoperativ), dann halbjährlich (Jahr 4 und 5) und ab dem sechsten Jahr jährlich erfolgen. Initial sind zusätzlich halbjährliche Mammographien der ipsilateralen und (aufgrund des hohen Risikos für ein kontralaterales Karzinoms) jährliche Mammographien der kontralateralen Brust indiziert.

Das Mammakarzinom metastasiert am häufigsten in Skelett, Gehirn und viszerale Regionen (Leber, Lunge, Haut- und Weichteile). Bei Erstdiagnose des Karzinoms werden diese Organsysteme insofern zum Ausschluss von Fernmetastasen abgeklärt. Hierzu werden die folgenden Untersuchungen durchgeführt: Skelettszintigraphie, Lebersonographie sowie Röntgen-Thorax. Auffällige Befunde im Rahmen dieser Durchuntersuchung (Staging) werden mittels weiterer bildgebender Verfahren abgeklärt. Beim Vorhandensein von Fernmetastasen ist nach heutigem Kenntnisstand eine Langzeitheilung nur in wenigen Ausnahmefällen zu erreichen. Ein intensives Früherkennungsprogramm im Rahmen der Nachsorge mit Röntgen- und CT-Diagnostik bietet insofern keinen Überlebensvorteil. Daher wird bei der asymptomatischen Patientin im Rahmen der Nachsorge keine routinemäßige bildgebende Suche nach Fernmetastasen empfohlen.

4. Ausblick

Soweit ein aktueller Überblick über die Standards in Diagnostik und Therapie des Mammakarzinoms. Das nach wie vor größte Problem in der adjuvanten Therapie stellt die fehlende Möglichkeit einer exakten prospektiven Beurteilung der individuellen Prognose einer Patientin (und somit der Indikation zur adjuvanten systemischen Therapie) dar. Da eine solche exakte Differenzierung mit den etablierten Prognosemarkern nicht möglich ist, erhält fast jede Patientin eine adjuvante Therapie. Insofern werden vermutlich zahlreiche Patientinnen „übertherapiert" – d.h. Patientinnen erhalten eine nebenwirkungsreiche adjuvante Systemtherapie, ohne in Bezug auf das Gesamtüberleben davon zu profitieren. Daher gehen die Bestrebungen in Richtung einer möglichst individualisierten (customized), risikoadaptierten Therapie. Neben der Suche nach neuen prognostischen und prädiktiven Markern wurden in den vergangenen Jahren auch zunehmend gezielt an der Tumorzelle ansetzende Therapien (sog. „targeted therapies") entwickelt. Als Beispiele hierfür sind insbesondere die Antikörpertherapie (z.B. Trastuzumab als HERCEPTIN®) sowie der Einsatz von Tyrosinkinase-Inhibitoren (z.B. Imatinib als GLIVEC®) zu nennen.

Nichtsdestotrotz ist in naher Zukunft nicht mit einer kausalen Therapie des Mammakarzinoms mit einer relevanten Reduktion der Sterblichkeit zu rechnen. Umso wichtiger ist es daher, die vorhandenen diagnostischen und therapeutischen Optionen möglichst effizient einzusetzen und im Sinne der individuellen Patientinnen zu optimieren.

Abb. 1: Inzidenz von Brustkrebs (ASR) im internationalen Vergleich
(nach Ferlay 2001); Deutschland = 100

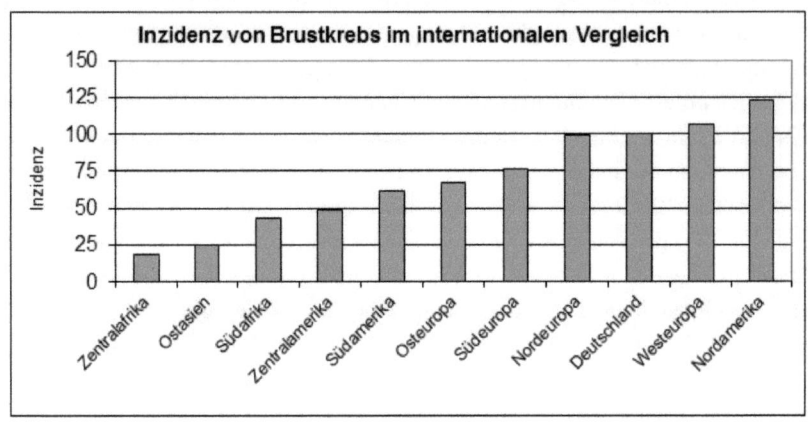

Abb. 2: Altersverteilung der Brustkrebserkrankung
(Häufigkeit bezogen auf 100 Frauen; nach Cancer Care Ontario)

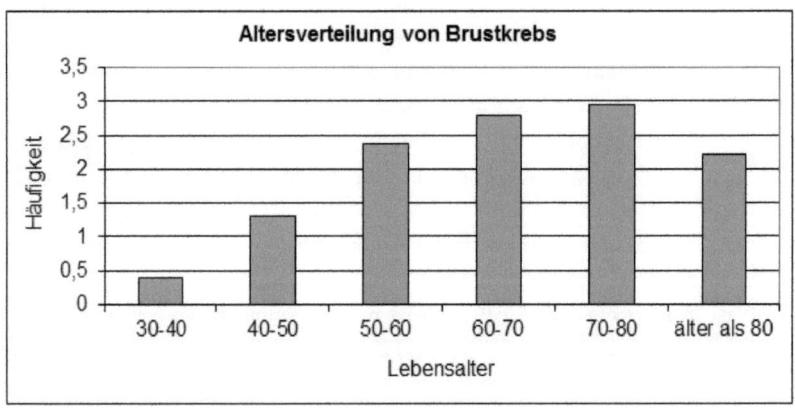

Abb. 3: Risikofaktoren
(ein rel. Risiko von 1 ist das durchschnittliche Risiko; eine Erhöhung auf 1,5 bedeutet ein um 50% erhöhtes Risiko)

Risikofaktor	relatives Risiko	Literatur
Krebserkrankung als Kind	20	Kaste 1998
Familiäre Belastung (Verwandte 1. Grades)	1,4 – 13,6	Armstrong 2000
Alter (50 Jahre vs. > 50 Jahre)	6,5	Armstrong 2000
Hohes Alter bei erster Entbindung (> 40. Lebensjahr)	3	McCredie/Weiss, Lunde 2002, Ewertz 1990
Hormontherapie in der Postmenopause (Kombinationstherapie)	3	Collaborative Group 1997, Chen CL 2002
Erhöhtes Alter bei erster Entbindung (> 30 J. vs. < 20J.)	1,3 – 2,2	Armstrong 2000
Kinderlosigkeit	1,5 – 2	Kelsey 1993
Späte Menopause (> 54. Lebensjahr)	2	Peer 1993
Benigne Brusterkrankung	1,5-2	London 1992, Dupont 1993, Marbo 1999
Familiäre Belastung (Verwandte 2. Grades)	1,5 – 1,8	Armstrong 2000
Frühe Menarche (< 12 J. vs. 14 Jahre)	1,2 – 1,5	Armstrong 2000
BMI > 30 (postmenopausal)	1,4	Favero 1998
Hormonelle Kontrazeption	1,25	Paul 1990, Collaborative Group 1996

Abb. 4: Prävention von Brustkrebs (nach NCI Recommendations)

➤ *Obst und Gemüse mehrmals täglich*

➤ *ballaststoffreiche Nahrung*

➤ *Vermeidung von Übergewicht*

➤ *Vermeidung tierischer Fette (Ersatz durch Pflanzen- oder Fischöl)*

➤ *regelmäßige körperliche Aktivität*

➤ *Vermeidung von Alkohol*

Abb. 5: Warnsignale

Brustkrebs im Frühstadium verursacht keine Beschwerden. Bestimmte Anzeichen können auf ein Karzinom hindeuten. Bei ihrem Auftreten sollte die Ursache ärztlich abgeklärt werden.

Warnsignale sind:

➤ *neu auftretende Knoten*

➤ *neu auftretende Größendifferenz oder sonstige Asymmetrie der Brüste*

➤ *Einziehung der Haut oder der Brustwarze*

➤ *klare oder blutige Absonderungen aus einer Brustwarze*

Brustkrebsrisiko und Gentest – Flop oder Fortschritt? von Prof. Dr. med. Hans, E. W.W. Sachs, Frauenarzt, Psychotherapeut, i.R.

2007

Die Schriftleitung von „Dr. Mabuse, Zeitschrift im Gesundheitswesen" bat mich im Mai 2004 um eine Stellungnahme zu dem Artikel „Brust? Krebs? Gen?" von Frau U. Wagemann, Soziologin, der in Nr. 149, Heft Mai/Juni 2004, pg. 57-61 erschienen war.

Von meiner ausführlichen Antwort wurde aus redaktionellen Gründen (Platzgründen) nur die Zusammenfassung mit Hinweis auf mein Brustkrebsbuch gedruckt in Nr. 150, Heft Muli/August 2004, pg.12, ohne sonstige Literaturangaben, und zwar unter dem Titel „Bedarf nach Gentests geweckt".

Nachfolgend der aktualisierte Text in vollem Wortlaut mit weiterführender Literatur.

Zusammenfassung – eine vorbeugende operative Brustentfernung gesunder Frauen mit nachgewiesener BRCA Mutation (sog. klares Testergebnis) ist nicht ausreichend zu begründen!

Einleitung

In der Bundesrepublik leben heute wahrscheinlich mehr als 500 000 Frauen, die eine Behandlung wegen Brustkrebs überlebt haben. Das liegt daran, dass die Fünf-Jahres-Heilungsraten mit 70-80 % aller Fälle relativ hoch sind. Jährlich kommen zwischen 52 und 55 000 (zweiundfünfzig- und fünfundfünfzigtausend) neue Erkrankungsfälle hinzu, neuerdings steigt die Zahl der Neuerkrankungen angeblich nicht mehr an (vgl. Jänicke 2004, Katalinic et al. 2006, NN Heft 25 des Robert Koch Institutes/Statistisches Bundesamt Mai 2005).

Frau Wagemann argumentiert mit veralteten Zahlen und gibt 46 000 neue Brustkrebsfälle pro Jahr an. Sie vermittelt der interessierten Leserin außerdem ein Wissen über Genetik, das die Sicherheit suchenden Frauen auf den Standard des Augustinermönchs Gregor Johann Mendel (1822-1884, Versuche über Pflanzenhybriden) festhalten will. Er hatte als erster Regeln aufgestellt, nach denen erbliche Merkmale wie etwa Farbe oder Blütenform der von ihm untersuchten Erbsen von einer zur nächsten Generation weitergegeben werden.

Der Angstpegel vor dieser Erkrankung ist unter den Frauen der Industrieländer sehr hoch. Er wird auch bewusst manipulativ hoch gehalten z.B. durch Statements wie „Jede 10. Frau erkrankt an Brustkrebs" (in den USA „hold the line at one of nine", sorgt dafür, dass nicht noch mehr Frauen an Brustkrebs erkranken).

Diese Aussagen sind eine Täuschung. Statistiker berechnen die so genannte kumulierte Wahrscheinlichkeit für ein weibliches Neugeborenes bis zu einem bestimmten Alter an Brustkrebs zu erkranken unter der Annahme, vor Erreichen dieses Alters nicht an einer anderen Erkrankung verstorben zu sein. So legt (Frau) Mühlhausen (2001) dar, dass bei Frauen, die gerade das 50ste Lebensjahr erreichten, 1 von 40 (vierzig) in den nächsten zehn Jahren an Brustkrebs erkranken wird und nur 1 von 122 (einhundertundzweiundzwanzig) daran stirbt. Allein für Frauen, die das 80ste Lebensjahr erleben (80-85-jährige) gilt: 1 (eine) von 10 (zehn) erkrankt an Brustkrebs!

Zu kumulierte Wahrscheinlichkeit vgl. auch Gigerenzer, Direktor am Max Planck Institut für Bildungsforschung Berlin, 2002, von dem z.B. der Kernsatz stammt „Wenn man mündige Bürger haben will, muss man ihnen drei Dinge beibringen: Lesen, Schreiben und – statistisches Denken!

Nehme ich die Wahrscheinlichkeit dieser Kunstzahl (der 80-85-jährigen bzw. ihrer kumulativen Wahrscheinlichkeit zu erkranken von Statistikern für Versicherungen z.b. ermittelt) als reales Argument, so bedrohe ich gesunde Frauen, ängstige sie und erzwinge damit u.U. ein bestimmtes Verhalten wie z.b. die Teilnahme an präventiven Brustkrebsfrüherkennungsprogrammen.

Der Unterschied zwischen Mutation und Genregulation

Etwa seit 1986 kam die Hypothese auf, Brustkrebs können bei einem (kleinen) Teil der Patientinnen erblich sein. Ein „molekulares Mammogramm" schien der Fortschritt zu sein (Batt, 1994, pg. 169). Ich denke, man muss heute Leserinnen und verängstigten Frauen auch sagen, was ist ein Gen und wie funktioniert es, wenn man von einer möglichen erblichen Bedingtheit der Brustkrebserkrankung spricht.

Für die Ausprägung der genetischen Information ist einmal der Text der DNS-Sequenz verantwortlich. Eine Änderung dieses Textes nennen wir Mutation. Viel wichtiger aber ist das Zusammenspiel der Gene mit der Umwelt des Zytoplasmas der Zelle, das selbst umweltabhängig ist (Klima, Nahrung, Psyche z.B., vgl. Bahnsen 2006, pg. 34-35). Gene unterliegen einem ständigen Wechsel zwischen einem aktiven und inaktiven Zustand. Sie werden an- und abgeschaltet. Diese Abläufe heißen **GENREGULATION**. Das Wissen darüber wird in der Diskussion über die genetische Entstehung von Krankheiten bzw. das Aufrechterhalten von Gesundheit meist völlig ausgeblendet.

In kaum einem anderen Gebiet der Geistesgeschichte der Menschheit sind so viele Nobelpreise verliehen worden wie auf dem Gebiet der Genforschung. Speziell zur Genregulation haben drei Forscherpersönlichkeiten bzw. – gruppen den Nobelpreis erhalten: Barbara McClintock, USA, erhielt 1983 mit 81 (!) Jahren den Nobelpreis für ihre Arbeiten zur Genregulation an Maiskolben. James D. Watson (USA) und Francis H.C. Crick (Brite) bekamen 1962 den Nobelpreis für das Knacken des genetischen Kodes (Doppelhelixstruktur der Desoxyribonuleinsäure/DNS). Und schließlich konnten sich die beiden Franzosen Francis Jacob und James Monod 1965 über den Nobelpreis für ihr Genregulationsmodell (Jacob-Monod-Modell der Genregulation) freuen. In ihrer als preiswürdig anerkannten wissenschaftlichen Arbeit hatten sie durch ein angebliches Versehen Babara McClintocks Untersuchungsergebnisse nicht zitiert.

Im Folgenden wird versucht, die wichtigsten Forschungsergebnisse der Genetik bzw. der Genregulation übersichtsartig darzustellen. Dabei werden weitere Nobelpreisträger benannt. Daraus können Sie sehen, für wie wichtig dieses Forschungsgebiet bewertet wurde. Schließlich gewinnen Sie nach der Lektüre auch eine Vorstellung davon, wie überaus vorsichtig man(n) (Frau) sein muss, ehe Sie zustimmen, sich vorbeugend eine oder beide gesunde Brustdrüsen und/oder die Eierstöcke entfernen zu lassen, sollte bei Ihnen ein Brustkrebsgen gefunden worden sein. Brustkrebs ist eben kein alleiniges biomedizinisches Problem sondern hat sehr viel mehr mit der Umwelt – das ist unsere Lebensweise, die Art der Kindererziehung und unser Konfliktlösungsverhalten – zu tun. Gerade das soll wahrscheinlich tabuisiert werden.

Mendels eigentliche Entdeckung seiner Kreuzungsexperimente mit Erbsensamen war, Vererbung geht partikulär vor sich, im Inneren der Zellen gibt es winzige Partikel, die das äußere Erscheinungsbild der Pflanze bestimmen (Gene sagen wir heute). Er fand bestimmte Zahlenverhältnisse für das Auftreten und die Kombination genetischer Merkmale und stellte die Theorie auf, dass Keimzellen nur jeweils die Kopie eines Gens tragen, wohingegen Körperzellen beide enthalten (haploider und diploider Chromosomensatz heutige Bezeichnung).

Chromosomen waren aber 1866 noch gar nicht entdeckt und der Vorgang der Befruchtung war ebenfalls noch unerforscht. Vielleicht wurden Mendels Arbeiten deshalb erstmal vergessen (Mendel nach Fischer 1997, pg. 43 ff.). 1868 isolierte Friedrich Miescher (Schweizer) aus Leukozytenzellkernen eine neue Substanz, der er den Namen Nukleinsäure gab (von lat. Nucleus = der Kern). Trotz langsamer Entwicklung der Mikroskopiertechnik im 19.Jahrhundert war 1831 und 1838 durch den Schotten Brown und die Deutschen Schleiden und Flemming die Zelle mit Kern als organischer Grundbaustein beschrieben worden. Flemming sah 1879 in den Zellkernen farbaufnehmendes Material, das er Chromatin nannte. Vor der Zellteilung floss es zu fadenähnlichen Gebilden zusammen. Da sie kennzeichnend für die Zellteilung waren, nannte er diese Mitose (grch. = Faden). Später wurden die fadenähnlichen Gebilde Chromosomen (gefärbte Körper) genannt.

Der Belgier van Beneden konnte 1887 beweisen, die Chromosomenzahl ist in den verschiedenen Zellen eines Organismus immer gleich und jede Art hat eine bestimmte Zahl davon, der Mensch z.B. 23 Chromosomenpaare, Paar 23 ist das Paar der Geschlechtschromosomen. Heute weiß man, bei der Bildung der Geschlechtszellen (Keimbahn) findet keine Verdopplung der Chromosomen statt, d.h. diese Zellen enthalten und geben nur den haploiden Chromosomensatz weiter.

Da die Nachkommen aus den Keimzellen hervorgehen, haben Veränderungen im Körper des Tieres keinen Einfluss auf das Erbgut. Genveränderungen und Mutationen werden nur dann vererbt, wenn sie in den Keimbahnzellen auftreten. Deshalb gibt es keine Veränderungen erworbener Eigenschaften (Nüsslein-Volhard 2004, pg.22).

1900 war das Jahr der Wiederentdeckung der Mendel'schen Gesetze durch Correns (deutsch), de Vries (Holländer) und von Tschermak-Seysenegg (Österreicher). Die Veröffentlichungen dieser drei Forscher erschienen nahezu gleichzeitig im Frühjahr 1900. 34 Jahre lang blieben Mendel's grundlegende Arbeiten unbeachtet. Die Priorität wurde von den drei Nachentdeckern unumwunden anerkannt. In den folgenden Jahren bestätigten zahlreiche weitere wissenschaftliche Untersuchungen die so genannten Mendel'schen Regeln für viele Pflanzen- und Tierarten. Mendel beschränkte sich auf den genetischen Text und arbeitete mit solchen Genen, die immer und in vollem Ausmaß aktiv sind. Die Grundprinzipien der Vererbung hätte er nicht aufklären können mit Studien an Genen, die einmal an- und dann wieder abgeschaltet waren.

Die Chromosomentheorie der Vererbung

Th. Boveri (1862-1915, Lehrstuhl Zoologie Universität Würzburg), kam aufgrund seiner Untersuchungen zu dem Schluss, dass zwischen entwicklungsbiologischen Befunden der Zellteilung (Mitose) und der Reifeteilung der Keimzellen (Meiose – Funktion von ihm entdeckt) sowie den Vererbungsregeln Mendel's ein Zusammenhang bestand. Er sah in den Chromosomen die Merkmalsträger einer Zelle bzw. eines Organismus. Auf Boveri geht folglich die Chromosomentheorie der Vererbung zurück (Grundpfeiler der Genetik).

Boveri fand auch heraus, mindestens ein Exemplar von jedem Chromosom einer Spezies ist für die normale Entwicklung eines Tieres z.B. nötig. Fehlt eines, so führt das zu charakteristischen Fehlbildungen. Ergänzt wurden Boveri's Arbeiten durch gleichartige Studien des Amerikaners W. Sutton mit dem Ergebnis, Chromosomen tragen die Gene. In Körperzellen sind Chromosomen doppelt vorhanden, in Keimzellen in einfacher Zahl (diploider und haploider Chromosomensatz). Boveri wusste – laut Nüsslein-Volhard (2006, pg. 40) – die Frage was sind Gene war seinerzeit noch nicht zu beantworten.

Wenn alle Zellen alle Gene haben, muss die Ursache für das Entstehen ganz verschiedener Körperzellen (Darm, Gehirn, Herzmuskel usf.) während der Entwicklung eines Organismus (Tier, Mensch) im Zytoplasma zu suchen sein. Faktoren im Zytoplasma steuern, was aus einer Zelle wird bzw. welche Gene aktiv werden. Das Geheimnis der Entwicklung ist die Steuerung der Genaktivität in Raum und Zeit (Nüsslein-Volhard 2006, pg. 39-40). In Wechselwirkung mit dem Zytoplasma liefern die Gene den Code für einen Organismus, der sich langsam z.b. in der Schwangerschaft und danach wachstumsmäßig verwirklicht. Das Zytoplasma nimmt von der Blut- und Lymphbahn Stoffwechselprodukte und Botenstoffe auf, deren Informationsgehalt signalartig an die Gene des Zellkerns weitergegeben wird. Das Werden (und Vergehen) einer Zelle ist also vom Zytoplasma und von es erreichenden Umweltstoffen abhängig. Das Zytoplasma steuert die Gene und bestimmt damit die Entwicklung der Zellen. Was aber sind Gene und wie werden sie reguliert?

Etwa um 1908 begann Th. H. Morgan (USA) mit der Taufliege zu arbeiten (Drosophila melanogaster). Er konnte 1911 daran zeigen, die Gene sitzen wirklich auf den Chromosomen als diskrete Einheiten der Vererbung. Der Ausdruck GEN wird etwa ab 1909 in der wissenschaftlichen Literatur benutzt. Morgan veröffentlichte in diesem Jahr die erste Chromosomenkarte. Für sein wissenschaftliches Werk erhielt er 1933 den Nobelpreis für Medizin und Physiologie.

Es dauerte bis 1944 als die drei amerikanischen Forscher O.T. Avery, C.M. McLeod und M. McCarty die Desoxyribonukleinsäure (DNS oder DNA nach engl. acid = Säure) als Träger genetischer Informationen erkannten (an Pneumokokkenkulturen). Die DNS ist ein Kettenmolekül, das bereits 1886/69 von F. Miescher (Schweizer) entdeckt wurde. Es besteht aus nur vier verschiedenen Basen Adenin, Thymin, Guanin und Cytosin (A,T,G,C), die über eine Zucker-Phosphatkette miteinander verbunden sind. Diesen genetischen Code konnten 1966 die Amerikaner R.W. Holley, H.G. Khorana und M.W. Nirenberg aufklären, wofür sie 1968 den Nobelpreis für Medizin bzw. Physiologie bekamen „for their interpretation of the genetic code and ist function in protein synthesis".

Sicherlich war eine wesentliche Voraussetzung dieser Arbeiten die Aufklärung der dreidimensionalen Struktur der DNS-Doppelhelix, des DNS-Doppelfadens durch J. Watson (USA) und F. Crick (Großbritannien) 1953, Nobelpreis hierfür 1962. Der DNS-Faden setzt sich aus zwei gegenläufigen, umeinander gewundenen Strängen zusammen, die zueinander komplementär sind, d.h. die Reihenfolge der Basen eines Stranges entscheidet über die des anderen. Basen (Laugen) sind alkalisch reagierende Verbindungen, die mit Säuren neutrale Salze bilden. Dabei entsteht Wasser. Das Geniale dieser Struktur liegt in ihrer Einfachheit: es ist eine Schrift aus vier Buchstaben, die fehlerfrei gelesen werden kann, einmal, um sich selbst zu verdoppeln und zum anderen um Arbeitskopien in Form von RNS herzustellen (Ribonukleinsäure). Das ist eine andere Nukleinsäure, deren Zuckerbestandteil Ribose anstelle von Desoxyribose enthält.

Die so genannte Boten-RNS ist ein Molekül, das die Erbinformation aus dem Zellkern heraus zu den Werkstätten des Proteinbaus im Zytoplasma der Zellen, den Ribosomen trägt. Diese Boten-RNS ist eine einsträngige Kopie des DNS-Moleküls und enthält die Information, in welcher Reihenfolge die Aminosäuren zu einem Proteinfaden (z.b. Hormone, Enzyme) verknüpft werden sollen (vgl. Eberhard-Metzger, 2001).

Die Reihenfolge, die Sequenz der Basen in der RNS, Kopie der DNS, bedingt in verschlüsselter (kodierter) Form die Zusammensetzung der Proteine. Sie haben 20 verschiedene Aminosäuren als Bausteine mit sehr unterschiedlichen Eigenschaften. Die Übersetzungsregel der Basenreihenfolge in die der Aminosäuren besagt, dass jeweils drei Basen der RNS eine Aminosäure im Protein bestimmen (Triplett). Diese Tripletts sind die genetische Informationseinheit der Zelle bzw. des Zellkerns. Zusätzlich gibt es noch Tripletts für Anfang und Ende des Proteins. Das nennt man den genetischen Kode (vgl. Nüslein-Volhard 2004, 2006). Man spricht auch von Nukleotid- oder DNS-Sequenz. Nukleotide nennt der Biochemiker Phosphorsäureester der Nukleoside. Nukleoside sind chemische Verbindungen aus einem Zucker (Ribose oder Desoxyribose) mit Purin- oder Pyrimidinbasen wie Adenin, Thymin, Guanin, Cytosin.

Was ist ein Gen?

Was ist nach heutiger Kenntnis ein Gen? Ein Stück, eine Stelle auf einem Chromosom? In der Sprache der Botanik und Zoologie formuliert, ist es die funktionelle Einheit des Genoms. Genom, das ist der haploide Chromosomensatz und die in ihm lokalisierten Gene i.w.S. alle Gene eines Menschen/Tieres.

Die Molekulargenetiker verwenden sinngleich zu Gen den Begriff Cistron. Es ist derjenige DNA-Abschnitt in einem Genom, der ein einzelnes Genprodukt etwa ein RNA-Molekül kodiert. Von anderen Forschern wird dieser Bereich als Exon bezeichnet. Anders gesagt ist ein Gen/Cistron/Exon der DNA-abschnitt, der sich aus linear verknüpften Nukleotiden zusammensetzt und eine biochemische Funktion repräsentiert. Der genetische Kode übersetzt die Nuleotidsequenz des Gens in die Aminosäuresequenz des Proteins (z.B. Hormons, Enzyms). Es gibt also eine Gen- und eine Proteinebene in den Zellen, eine Steuereinheit (Gen) und ein Produkt, das Protein.

Historisch gesehen haben die ersten Genetiker mit Pflanzen gearbeitet Erbsen, Mais, dann mit einfachen Lebewesen Pferdespulwurm, Fruchtfliege (Drosophila m.) z.B. In den vierziger Jahren wurde als Forschungsobjekte Bakterien / Escherichia coli, das „Haustier" der Molekulargenetiker, verwendet, bis schließlich mit der Messung der Beugung von Röntgenstrahlen die DNS-Struktur aufgeklärt wurde. Beugung ist die Abweichung von der gradlinigen Ausbreitung der Wellen oder Strahlen.

Der Nobelpreis war ursprünglich in den Naturwissenschaften für Physik, Chemie und für Physiologie und Medizin testamentarisch vorgesehen. Da es das Fach Genetik noch nicht gab als der Nobelpreis 1901 erstmalig verliehen wurde, müssen Genetiker als Mediziner oder Physiologen vom Nobelpreiskomitee eingeordnet werden. Übrigens ist Frau Christiane Nüsslein-Vohard, die 1995 zusammen mit Wieschaus und Lewis den Nobelpreis für Medizin erhielt die erste und bisher einzige deutsche Nobelpreisträgerin! Diese Forschergruppe wurde für ihre Arbeiten zur genetischen Kontrolle der frühen Embryonalentwicklung geehrt. Es geht dabei um die Frage, wie aus einem befruchteten Ei ein ganzer Organismus entsteht. Woher wissen die Zellen, dass und wann sie Muskelzellen, Nerven- oder Hautzellen z.B. werden sollen. Nüsslein-Volhard arbeitet heute am Max-Planck-Institut für Entwicklungsbiologie in Tübingen.

Das Grundprinzip der Informationsübertragung aus den Genen ist die Bildung eines Proteins etwa eines Hormons oder eines Enzyms, die bestimmte Stoffwechselaufgaben oder Differenzierungsleistungen im Bauplan eines Organismus übernehmen. Dies funktioniert so, dass die Zelle einen bestimmten Abschnitt aus dem Text der DNS-Sequenz abliest und diese Arbeitsanweisung in die Synthese eines Proteins umsetzt. Dazu hat sie weitere Helfer z.B. die Ribonukleinsäure zur Übertragung der genetischen Information (messenger-RNA, heute sense-RNA genannt, transfer-RNA, ribosomale RNA, RNA-Polymerasen zur Entschlüsselung usf.). Die Details sind heute Biochemikern bekannt, populärwissenschaftlich etwa bei Eberhard-Metzger (2001) bildnerisch und textlich aufgearbeitet. Mit dieser Hypothese bzw. Erkenntnis, die DNS-Sequenz stellt eine Art Text dar, den die Zellen für den Bau von Proteinen verwenden, hatten Watson und Crick den genetischen Kode seinerzeit „geknackt", Nobelpreis 1962.

Im Oktober 2006 wurde der Nobelpreis wiederum Genforschern verliehen: den beiden Amerikanern Craig Mello und Andrew Fire für ihre Entdeckung der RNA-Interferenz (Auslöschung). Wie eine Tageszeitung schrieb (NN LN vom 3./4.10. 2006, pg. 10) legten sie ihren Kollegen damit ein neues Werkzeug in den genetischen Experimentierkasten.

Wie gerade beschrieben funktionieren Gene mit Hilfe einer einsträngigen Boten-RNS. Sie kopiert die Information eines Gens und trägt diese Kopie aus dem Zellkern ins Zellplasma zu den Ribosomen, Organellen aus Protein und RNS, woran die Proteinsynthese abläuft. Nimmt man diese Boten-RNA (sense-RNA) weg etwa durch Antikörper (Antisense-Technik) die sich mit ihr doppelsträngig verbinden, können laut Kode zu bildende Proteine nicht mehr hergestellt werden und damit ist das Gen stillgelegt Diese „Auslöschung" der genetischen Botschaft wurde mit dem aus der Physik bekannten Phänomen der Auslöschung gegenläufiger Wellen durch Überlagerung, der Interferenz, bezeichnet. Mit dieser Technik kann man z.B. erforschen, welche Funktion ein Gen hat. Diese Befunde bzw. Theorie wurde(n) 1998 in Nature, einem Wissenschaftsmagazin, veröffentlicht.

Kurz darauf wurde gezeigt, dass Bruchstücke doppelsträngiger RNA denselben Effekt der Genstillegung bewirken, sie zerstören die natürliche Boten-RNA der Zelle. Der deutsche Chemiker Thomas Tuschl, der seinerzeit im Massachusetts Institute of Technology arbeitete (heute MPI=Max-Planck-Institut für biophysikalische Chemie in Göttingen) zeigte mit seinen Arbeiten, dass es RNA-Interferenz auch in menschlichen Zellen gibt. Er entdeckte auch, dass Zellen ihnen fremde RNA in kleine Bruchstücke zerlegen und dass diese kleinen Stücke (short interfering RNAs) es sind, die den „Motor der Interferenz" anwerfen (Tuschl zusammen mit Elbashir, Harborth, Lendecke, Yalcin und Weber 2001, vgl. auch z.B. Karberg 2006 u.a.).

Damit geriet das Dogma der Genetik ins Wanken, wonach der Ursprung genetischer Information in der DNA der Zellkerne liegt und über die Boten-RNA (messenger oder sense-RNA) letztlich die Synthese von Proteinen steuert. Offenbar ist die RNA-Interferenz dieser Weitergabe von Informationen übergeordnet, gleichsam vorgeschaltet außerhalb des Kerns. Damit ergeben sich neue Möglichkeiten, in die Regulation der Gene einzugreifen, ohne sie selbst zu verändern (Zinkant 2006 u.a.). Das kann ein Wirkprinzip sein, das sich gegen zahlreiche Krankheiten einsetzen ließe.

Nüsslein-Volhard et al. entwickelten die Gradienten-Theorie, die besagt, dass unterschiedliche Stoffmengen in Eizelle und Embryo die Genexpression steuern (vgl. Nüsslein-Volhard 2004, pg. 83 ff. z.B.). Also werden auch hier die Gene von außen, dem Zytoplasma und seinen Inhaltsstoffen gleichsam von der Umwelt des Zellkerns gesteuert!

Was ist Genregulation?

Es gibt nur ganz wenige monogene Erbkrankheiten des Menschen wie z. B. den erblichen Veitstanz (Chorea Huntington) und die Glasknochenkrankheit (Osteogenesis imperfecta), erhöhte Knochenbrüchigkeit, die der alten Hypothese ein Gen – ein Protein – eine Erkrankung folgen.

Housekeeping Genes nennt man Gene, die permanent aktiv sind, weil sie z.b. Körperstrukturen wie Knochen oder die Energieversorgung aufrechterhalten müssen. Ein weitaus größerer, sehr viel bedeutenderer Teil der Gene jeder Zelle wird jedoch reguliert, d.h. per Signal in ihrer Aktivität an- oder abgeschaltet oder gedrosselt. Diese Signale können von der Zelle selbst, ihrem Zytoplasma ausgehen, das von noch weiter außen durch Nährstoffe, Temperatur, psychische Faktoren u.a.m. beeinflusst wird und damit die Funktionseinheit der Zelle mit Kern reguliert.

Wie wird ein einzelnes Gen reguliert? Oberhalb und unterhalb eines Gens geht der DNS-Faden weiter. In den Zwischenräumen, im nichtkodierten Buchstabensalat, liegen vor dem eigentlichen Gen Kontrollgene, die als regulatorische Sequenzen bezeichnet werden (Promotor-und Enhancer-Orte). Sie können die nachgeschalteten Gene an- oder abdrehen. Substanzen, die sich an die Promotor- oder Enhancerzentren anlagern heißen Transkriptionsfaktoren, weil sie den Ablesevorgang aus dem Gen verstärken oder minimieren (Aktivieren oder Deaktivieren eines Gens z.B. durch minimale oder überschießende Substratkonzentration).

Anders formuliert: Genregulation ist die funktionelle Einheit von Struktur- Operator- und Regulator-Gen (Jacob-Monod-Schema der Genregulation). Francis Jacob und James Monod (Frankreich) erhielten für die Aufklärung des Grundprinzips der Genregulation (an Kolibakterien) 1965 den Nobelpreis. Sie „vergaßen" in ihren Arbeiten, Babara McClintocks Untersuchungsergebnisse zu zitieren, die Anfang der fünfziger Jahre an Maiskolben zu gleichartigen Schlussfolgerungen über die Genregulation gekommen war. Folglich erhielt Frau

McClintock 1983, sozusagen nachträglich im Alter von 81 Jahren den Nobelpreis für ihre Experimente verliehen.

Die wichtigste Information für Laien aus diesen Forschungen ist: Gene verwirklichen sich nicht allein durch ihren Buchstabentext (DNS-Sequenzen, eine Abweichung von diesem Text heißt Mutation) sondern vor allem dadurch, dass und wann sie in Funktion gesetzt werden, das ist an- und abgeschaltet werden. Viele Gene wirken je nach Umgebungseinflüssen, also wechselnden Substratkonzentration im Zytoplasma oder dort vorhandenen neutralisierenden RNA-Bruchstücken in einem ständigen Wechsel zwischen aktivem und inaktivem Zustand. Diese Genregulation wird in der gegenwärtigen Diskussion über Gene und ihre Rolle bei der Krebsentstehung m.E. zu Unrecht meist völlig außer Acht gelassen. **Das Geheimnis der Gesundheit und Krankheit liegt aber weniger im Text der Gene als vielmehr in der Regulation ihrer Aktivität** (Bauer 2002). Diese Steuerung kommt von außen (!), der Umwelt (Zytoplasma i.e.S., Nahrung, Stress, Infekte, soziales Umfeld, mitmenschliche Beziehungen i.W.S.).

Zurück zu Barbara McClintock: ihre Forschungen an Maiskörnern kleidete sie zutreffend in eine Fachsprache, die noch orientiert war an den Chromosomen, mit denen sie wie ihre Vorgänger unermüdlich arbeitete. Chromatidaustausch, Chromosomenaberration, Kopplungsgruppen waren eine Sprache, die Molekulargenetiker, die mit Bakterien umgingen (wie Jacob und Monod z.B.) und biochemisch dachten, in der wissenschaftlichen Literatur nicht verstanden. Sie lasen folglich diese Literatur gar nicht. McClintock machte die Fachwelt allerdings selbst darauf aufmerksam, dass es wesentliche Übereinstimmung zwischen ihren Befunden und dem französischen Regulationsmodell der Genfunktion gab. Wie bei Mendel vergingen bei ihr mehr als 30 Jahre (32 Jahre), ehe die Wiederentdeckung und Anerkennung ihrer Genforschungsergebnisse vollzogen war!

Was hatte sie festgestellt: „Barbara McClintock hatte entdeckt (Sommer 1951!), dass es neben normalen Genen, die an der Farbgebung „ihrer" Gene beteiligt waren, noch andere Gene gab, die sie als Controlling Elements (wie seinerzeit Mendel) bezeichnete. Davon hatte sie zwei gefunden, eines, das wie ein Schalter funktionierte, der die Zellen an- und abschalten konnte, und eines, mit dem die Häufigkeit (Wiederholung) dieses Vorgangs gesteuert wurde" (nach Fischer 1997, pg. 105 ff.).

Drückt man das etwas anders aus, so kann man sagen, die Vererbung von Farbe und Form der Maisblätter und -blüten ist nicht konstant. Als Folge von Mutationen treten immer wieder Veränderungen auf, die zu violetten oder farblosen Maiskolben führen. McClintock hatte entdeckt, das Sichtbarwerden dieser Mutationen z.b. der Farblosigkeit erfolgt nicht automatisch sondern unterliegt bestimmten Regulationsmechanismen. **Erst die Regulationsgene bestimmen, ob eine Mutation auf dem Chromosom zur Ausprägung kommt oder nicht!**

Jacob und Monod fanden an den Chromosomen des Bakterium Escherichia coli heraus, die Ablesung d.h. die Transkription der genetischen Information auf dem Bakterienchromosom und die nachfolgende Proteinsynthese wird je nach Bedarf von den benötigten Proteinen selbst reguliert je nach angefallener Substratmenge wie in einem Regelkreis.

Barbara McClintock sagte noch etwas Wichtiges: Genorte können ihre Position und damit ihre Wirkungsweise im Laufe der Entwicklung verändern. Dann werden in der Tochtergeneration andere Gene abgelesen und andere Proteine synthetisiert und die Pflanze sieht anders aus – farbig-farblos-gesprenkelt z.B. Die Forscherin zieht diesen Schluss aus ihren vielfältigen Untersuchungen: die Ausprägung von Mutationen im genetischen Material wird von Regulationsgenen gesteuert, deren Ortswechsel, die Transposition (synonym Jumping genes), innerhalb eines Chromosoms und zwischen den verschiedenen Chromosomen erfolgen kann.

Sie hatte die „Jumping genes", die „springenden Gene", entdeckt. Die Merkmalsveränderungen bleiben in der Generationenfolge deswegen nicht stabil, weil die „Jumping genes" ihren Wirkungsort auf den Chromosomen im Laufe der Entwicklung des Maiskolbens ständig wechseln können (vgl. in Kennerknecht 2004, pg. 31 f).

„Das ist Anfang der 50-ziger Jahre genetische Anarchie! In einer Zeit, in der Gene als feste, unveränderliche Erbeinheiten angesehen werden (das zentrale Dogma der Genetik) und die Analyse des festgelegten Erbgutes auf dem wissenschaftlichen Siegeszug ist – vgl. oben „Was ist ein Gen"? – da spricht eine Frau davon, dass sich genetische Elemente aus dem Organismus heraus selbst regulieren. Und nicht nur das, später behauptet sie sogar noch, diese Regulationsvorgänge werden z.T. durch Umweltvorgänge induziert und sind nicht immer im genetischen Material vorprogrammiert" (vgl. bzw. nach Fischer 1997, pg. 105 ff. und im Web)

Es gibt also Kontrollgene hatte diese Nobelpreisträgerin bewiesen und diese haben keine festen Plätze (loci) auf den Chromosomen sondern sind vielmehr beweglich und können dann ein anderes Gen beeinflussen („Jumping genes").

Genau das hatten Jacob und Monod mit ihren Bakterienkulturen (B. Coli) auch gefunden, es gibt regulierende Kontrollgene und zehn Jahre später wurde auch bestätigt, diese Gene können „wandern" und wurden der Fachwelt nun als Transposons vorgestellt. Hatte noch Darwin mit seiner Evolutionstheorie gelehrt, alle Mutationen und Varianten der Arten seien rein zufällig aufgetreten, so war mit dieser Doppelbestätigung der genetischen Regulation klar, alle Mutationen stehen unter einer bestimmten genetischen Kontrolle! D.h. die Zelle, ihr Zytoplasma, ihre Kontrollgene letztlich der Organismus in seiner Abhängigkeit von der Umwelt (Temperatur, Ernährung, Stress usf.) kontrolliert, welche Mutation sich verwirklicht.

Fischer (1997) schreibt: „an dieser Stelle hätten die Zuhörer bei Barbara McClintocks Vortrag schnell die Ohren zugemacht, um nicht aus ihrem dogmatischen Schlummer geweckt zu werden, als sie hörten, das genetische Material ist dynamisch reguliert und vielfach beweglich". Diese Tatsache ist nach der Verleihung der Nobelpreise an diese Forscher allgemeines Wissensgut (Jacob und Monod, McClintock). Hierzu kamen noch die Nobelpreisarbeiten der Forschergruppe E. B. Lewis (USA), Frau Christiane Nüsslein-Volhard (Deutschland) und E. F. Wischaus (Deutschland/USA) für ihre grundlegenden Erkenntnisse über die genetische Kontrolle der frühen Embryonalentwicklung, die durch unterschiedliche Konzentrationen bestimmter Substanzen im Zytoplasma der Zellen gesteuert wird.

Vgl. zu Gradienten die Darstellung in Nüsslein-Volhard 2006, z.B. pg. 82-88; es gibt Temperatur-, Dichte-, Farb- und Konzentrationsgradienten. Gradient ist die kontinuierliche Änderung einer Eigenschaft in einem Raum (Gebirge, verschiedene Pflanzen- und Baumbewuchse abhängig von der Höhe, oder in einer Zelle als Extrembeispiele. Diese Forschergruppe um Frau Nüsslein-Volhard zeigte u.a., das An- und Abschalten von Genen ist von der Konzentration bestimmter Proteine im Zytoplasma abhängig und bestimmt damit die Ausprägung der verschiedenen Organe, wirkt also morphogen, gestaltgebend.

Es sei an die Entdeckung der RNA-Interferenz durch Mello und Fire erinnert, Nobelpreis Oktober 2006, die dem genetischen Kode des Zellkerns vorgeschaltet ist, womit von außerhalb des Kerns in die Regulation der Gene eingegriffen werden kann und sie an- und abgeschaltet werden können.

Brustkrebs - eine Erbkrankheit?

Für Brustkrebs gilt, dass weniger als 5 % der Fälle Abweichungen im Text der DNA bestimmter Chromosomen haben (Mutationen). Die so genannten Brustkrebsgene BRCA 1 und 2 wurden Anfang der neunziger Jahre den Chromosomen 17.21 und 13.12-13 zugeordnet (Brust-/breast = BR, Cancer, engl. Kürzel Ca für Krebs). Diese Gene gehören zu den Tumorsuppressorgenen. Beide allele Gene müssen mutiert sein. Die erste Mutation wird vererbt, die zweite kann durch Umwelteinflüsse erworben werden. Fehlt das intakte Tumorsuppressorgen, läuft die Zellteilung ungehindert bis zur Krebsgeschwulst. Diese erbliche Mutation kann durch einen molekulargenetischen Test nachgewiesen werden.

Die alleinige Mutation eines Allels der BRCA-1 oder 2 Gene ist für ein bösartiges Wachstum nicht ausreichend. Damit Krebszellen entstehen, müssen beide allele Gene mutiert sein (vgl. im Web unter Brennpunkt/Archiv/11/05 Erbliche Veranlagung).

Allele Gene sind solche, die auf dem homologen Chromosom am gleichen Ort sitzen. Es sind die einander entsprechenden Gene eines diploiden Chromosomensatzes. Die vererbte Form der Brustkrebserkrankung tritt im Vergleich zu allen Fällen in einem frühen Erkrankungsalter auf. Bei Batt (1994, pg. 171) findet sich die Angabe, 40 % der BRCA 1 –Trägerinnen waren zwischen 20-30 Jahren alt, 20 % zwischen 30-40 Jahren, 10 % zwischen 40 und 50 Jahren, 7 % zwischen 50-60 Jahren usf. bis letztlich nur noch 1 % der Fälle bei 80 und mehr Jahre alten Frauen gefunden wurde.

Nimmt man wie einleitend dargelegt die kumulative Häufigkeit des Brustkrebses als Leitstruktur für ein besonderes Risikoalter, an Brustkrebs zu erkranken, so ist dort das genau Umgekehrte zu finden, je älter desto größer ist das Risiko, an Brustkrebs zu erkranken und bei den mehr als 80 Jährigen ist es mit einer von zehn Frauen am höchsten.

Nüsslein-Volhard führt dazu aus, Krebs erzeugende Mutationen treten sämtlich in Genen auf, die mit Wachstum, Zelltod, DNA-Reparatur oder Kontrolle der Zellteilung beteiligt sind (Nüsslein-Volhard 2006, pg. 154-155). Tumorsupressorgene induzieren Proteine, die wachstumshemmend sind. Wenn sie durch eine Mutation verändert werden, fällt dieser Effekt weg. Mit zunehmendem Alter wird das Chromatin der Zellkerne bzw. in den Chromosomen zunehmend heterochromatinreicher (verklumpt könnte man sagen). Das ist mit Funktionsverlusten verbunden und Teil des normalen Alterns der Zellen/des Organismus. In diesen Prozess sind wahrscheinlich auch Tumorsupressorgene mit einbezogen. Sie werden in abnehmender Häufigkeit nachgewiesen. Ihr Funktionsausfall könnte die erhöhte Häufigkeit von Tumoren im Alter mit erklären.

Die Genetiker unterscheiden numerische und strukturelle Chromosomenaberrationen. Durch Austausch einer Purin- oder Pyrimidinbase kann es zu Verlust oder Einfügen von Basensequenzen kommen, die den proteinkodierenden Teil eines Gens beeinflussen, weil seine Struktur verändert ist. Mutationen können auch z.B. die Regulationsgene betreffen.

Überraschend ist allerdings die in mehreren Studien übereinstimmende Angabe, BRCA-1 und 2-Mutationsträgerinnen hätten ein Erkrankungsrisiko für Brustkrebs, dass zwischen 55 % und 85 %, nach anderen Darstellungen zwischen 60 – 86 % liegen soll wie Familienuntersuchungen gezeigt hätten. Seit 1997 werden in Deutschland in 12 Zentren i.R. eines Verbundprojektes „Familiärer Brust- und Eierstockkrebs" der Deutschen Krebshilfe (Geldgeber) Risikopatientinnen intensiv betreut.

Nach den hier referierten Ergebnissen der Studien verschiedener Nobelpreisträger überrascht dieser Befund aber gar nicht. So hatte schon McClintock gefunden, dass Regulationsgene bestimmen, ob eine Mutation auf einem Chromosom zur Ausprägung kommt oder nicht. Ihre Ergebnisse sind von den nachfolgenden Forschergruppen bestätigt worden. Sie haben zusätzlich den übergeordneten Wirkeffekt von Zytoplasmafaktoren (darunter Gradienten, RNA-Interferenz u.a.) auf bestimmte Gene gefunden und damit den Umweltfaktor im An- und Abschalten von Genen herausgestellt. Es kommt geradezu zu einer Selbstregulation der Zelle bzw. der Gene (vgl. Kennerknecht 2004).

Vgl. dazu auch J. Bauer (2007, pg. 58-65): „… tiefgreifende Erfahrungen/Erlebnisse können auch unserer Erbanlagen beeinflussen und sogar dauerhaft verändern". Solche Einflüsse stimulieren oder hemmen die neuronale Plastizität des Gehirns und steuern damit Funktion und Wachstum von Gehirnzellen. Man weiß heute auch, dass Steuerelemente außerhalb der DNS-Sequenz in Form angelagerter Methylgruppen Transkriptionsfaktoren blockieren können, wodurch das zugehörige Gen nicht mehr abgelesen werden kann (epigenetische Muster). Und umgekehrt: mütterliche Zuwendung gibt Genorte frei durch Entfernen der Methylgruppen. So wächst das Gehirn von Geburt an (vgl. Gerhardt „Why love matters. How affection (Liebe) shapes a baby's brain, 2004, in deutscher Übersetzung 2006, Bauer 2007).

Ohne Zweifel gehören i.w.S. zu den Umweltfaktoren bei Brustkrebsfällen auch lebensgeschichtliche Besonderheiten wie z.b. Trennungen vom Partner, den Kindern, dem Arbeitsplatz, erlebte eigene Kindheit, evtl. neurotische Erkrankung. Dies sollte bekannt von den Fällen sein, deren genetische Disposition sich verwirklichte mit Eintreten der Tumorerkrankung und genauso von den Fällen, bei denen es nicht zutraf. Und erst recht gilt das für Fälle mit nachgewiesener BRCA I oder II Mutation. Der Vergleich dieser Kollektive wäre sicherlich enorm aufschlussreich.

M.E. greift es zu kurz, wenn den Genträgerinnen zur Vermeidung einer Brustkrebserkrankung die operative Entfernung der gesunden Brustdrüsen und der Eierstöcke angeboten wird. Ovarialkrebs wurde in der hier vorgelegten Darstellung nicht thematisiert.

Die bio-psycho-soziale oder psychosomatische Sicht des Brustkrebses der Frau

Die bisherigen Ausführungen wollten zeigen, Gene steuern nicht nur, sie werden auch gesteuert. Sie unterliegen Einflüssen von außen, die ihre Aktivität regulieren. Gene sind mit einem Konzertflügel verglichen worden. Das Instrument allein macht noch keine Musik. Es muss von jemandem gespielt werden. Wer aber spielt auf den Genen, wer beeinflusst den Kreislauf und die Konzentration von genwirksamen Stoffen im Zytoplasma der Zellen? (vgl. Bauer 2002).

Die Antwort ist – auch sie selbst. Das hat der Psychotherapeut Joachim Bauer in seinem Buch „Das Gedächtnis der Körpers, wie Beziehungen und Lebensstile unsere Gene steuern" (2002) dargelegt. Wir wissen demnach heute wissenschaftlich verbindlich, zwischenmenschliche Beziehungen beeinflussen körperliche Abläufe bis hin zur Genregulation. Wie der geniale kanadische Forscher Meaney (in Bauer 2002 und 2007) zeigte, schützt eine intensive mütterliche Zuwendung zum Säugling dessen Stressgene im Erwachsenenalter vor Überreaktionen. Ich habe in mehreren, jahrelangen Einzelpsychotherapien junger brustkrebskranker Frauen die Einsicht gewonnen, dass die Bemutterung in der Frühkindheit bei diesen Frauen desaströs war.

Das hängt damit zusammen, dass in der frühen Kindheit Nervenzellnetzwerke angelegt werden, die eine spätere realistische und zutreffende Einschätzung der Umwelt = der Mitmenschen ermöglichen und damit eine bestimmte Beziehungsgestaltung erlauben, die dem eigenen Wohlbefinden zuträglich ist und umgekehrt. Damit wird Konfliktlösungsverhalten erleichtert. Erschwert wird es, wenn frühe Beziehungserfahrung Lieblosigkeit, Vernachlässigung, Respektlosigkeit, Misshandlung oder gar Gewalt war. Für viele Brustkrebspatientinnen trifft das nach meiner Erfahrung und Kenntnis der Literatur zu. Oft haben sie auch einen Elternteil durch Tod oder Trennung in frühen Kinderjahren verloren. Ohne auf die Ergebnisse der Nobelpreisträger St. Cohen (USA) und R. Levi-Montalcini (für ihre Entdeckung des Nervenwachstumsfaktors, Nobelpreis 1986) ausführlich einzugehen, sei gesagt: mit den fünf Sinnen aufgenommene und erlebte (!) zwischenmenschliche Situationen werden ständig während des Heranwachsens und später in biologische Signale umgewandelt mit den gleichartigen Signalen im eigenen Gefühlsspeicher, dem limbischen System verglichen. Das Ergebnis hat einen ganz massiven Einfluss auf die Bereitstellung von Transskriptionsfaktoren für den genetischen Kode und erklärt, warum seelische Erlebnisse in sehr kurzer Zeit zahlreiche Gene an- und abschalten können.

So leben viele Brustkrebspatientinnen schon vor ihrer Erkrankung in einer Angststimmung. Angst ist die Vorwegnahme verminderter Wertschätzung durch bedeutsame Beziehungspersonen etwa den Ehemann oder Partner, die Eltern, die Kinder, den Arbeitgeber.

Panik entsteht, wenn etwas zerstört wird, worauf man zuvor fest vertraut hat also etwa die Dauer einer Ehe- oder partnerschaftlichen Beziehung. Da auch Brustkrebspatientinnen oft eine schlimme Kindheit mit ähnlichen Verlusterlebnissen hatten, wird die panische Situation, der ein Kleinkind nicht entrinnen konnte, wiederbelebt mit den bekannten Gefühlen der Ohnmacht und Hilflosigkeit. Und die Betreffende möchte sich aufgeben. Die grenzenlos erlebte Verzweiflung kann in die Psychose oder Organkrankheit münden (Definitionen vgl. in Rattner 199, pg. 143 und 172).

Der Anteil von Krebspatienten, die an einer klinisch signifikanten seelischen Störung leiden, wird im Mittel auf über 40 % der Fälle angegeben ... Bereits vor der Diagnose lässt sich bei Krebserkrankten eine erhöhte Depressionsrate nachweisen ... Auch belastende Lebensereignisse in den Jahren V O R Auftreten der Erkrankung finden sich bei Frauen mit einer bösartigen Erkrankung häufiger (Bauer, Seelische Gesundheit und Krebserkrankungen, Ausdruck aus dem Internet vom 25.3.2007, pg.1-2).

Erwähnt werden soll auch der „Hormonskandal der Gynäkologen", die Tatsache, dass mit Verordnung von sog. kombinierten Hormonpräparaten zur Behandlung postmenopausaler Beschwerden, die oestrogene und gestagene

Wirksubstanzen enthielten, vermehrt Brustkrebsfälle auftraten. Dazu gibt es eine bis heute kritische Diskussion in der wissenschaftlichen Literatur (z.b. Zylka-Menhorn, 2007, Mueck und Wallwiener, 2007). Sie dürfen nunmehr nur kurzzeitig und nicht mehr wie früher viele Jahre lang angewendet werden.

Dazu ist festzustellen: es handelt sich um von außen kommende Einflüsse, denn Hormone wirken auf und durch das Genom der Zellen. In diesen Studien werden psychosomatisch wirksame Lebensereignisse etwa Scheidung vom Partner, Tod eines Kindes oder Elternteils u.a.m. gar nicht berücksichtigt. Diese Sichtweise bildet die Lebenswirklichkeit der Frauen gar nicht ab und kann deshalb die Ergebnisse verfälschen. So könnten Hormonpräparate nur bei den Frauen eine Gefährdung bedeuten, die in Lebenskrisen stehen oder standen. Für die anderen ist die Einnahme gefahrlos.

Auch kenne ich keine Studie über die Erhöhung oder Verringerung des Brustkrebsrisikos bei BRCA I und II Mutationsträgerinnen, die gleichzeitig eine Hormontherapie in der Prä- oder Postmenopause durchführen. Da diese Patientinnen oft jünger als 50 Jahre sind, müssten auch Angaben über die Einnahme von Ovulationshemmern (Antibabypillen) vorliegen.

Neurobiologische Grundlagen der psychosomatischen Betrachtungsweise

Die Nervenzellnetzwerke der Hirnrinde und des limbischen Systems im Hirnstamm bewerten laufend zwischenmenschliche Ereignisse und Erlebnisse. Dafür ist das Zentrum für emotionale Intelligenz, das limbische System in besonderer Weise zuständig (Mandelkerne/Amygdala). Gefahrensituationen führen zur Aktivierung von Genen in den Alarmzentren des Gehirns, im Hirnstamm und Hypothalamus. Bei Angst und Gefahr etwa werden Tyrosin-Hydroxylase-Gene aktiviert, deren Proteine den Alarmbotenstoff Noradrenalin bereitstellen. Dies wiederum kurbelt im ganzen Körper weitere Gene an.

Bauer (2002) beschreibt, wie der Hypothalamus bei Gefahr das Stressgen CHR (kortikotropes-releasing-hormon Gen) aktiviert. Dessen Protein lässt in der Hypophyse u.a. die Produktion von POMC (Propiomelanokortin) in Gang kommen, das wiederum ACTH (adrenokortikotropes Hormon) bereitstellt. Dies veranlasst die Nebennieren zur Bildung von Kortisol.

Dieser Ablauf beim Wahrnehmen von realer oder fantasierter Gefahr äußerer und/oder innerer Stresssituationen bis zur Aufregulation des CHR-Gens mit der

Folge des Kortisolanstiegs dauert nur wenige Minuten. Die Wirkung auf Blutdruck, Puls, Atemfrequenz etc. wird hier nicht weiter beschrieben, weil sie das vermutlich aus eigener Erfahrung kennen.

Umgekehrt aktivieren positive anregende äußere Situationen etwa angenehmer Unterricht, Freundschaft, Zärtlichkeit u.a. kein Panikorchester an Genen sondern vielmehr die, deren Proteine z.b. Wachstumsfaktoren im Gehirn bereitstellen mit der Folge einer Funktionserhöhung der Nervenzellen, einer Erhöhung ihrer Synapsenzahl. Man lernt etwas dazu, speichert angenehme emotionale Erfahrungen.

Bauer (2002) stellt die Aktivierung des CHR-Gens als Paradebeispiel für den Einfluss zwischenmenschlicher Beziehungen auf unsere Gene dar!

Seelische Belastungen, Stress wirken sich auch besonders auf die Gene des Immunsystems aus. Hier ist in den letzten zwanzig Jahren ein neues Forschungsgebiet, die Psycho-Neuro-Immunologie entstanden. Das Stresshormon Kortisol blockiert Gene, die Immunbotenstoffe wie Interleukine und den Tumornekrosefaktor freisetzen. Deshalb ist z.B. bei seelisch belasteten Menschen auch die Wundheilung verzögert.

Die neurobiologische Forschung konnte zeigen, dass bisherige Erfahrungen des mitmenschlichen Miteinanders und Muster der aktuellen Beziehung in den Nervenzellnetzwerken des Gehirns gespeichert werden. Dies beginnt bereits kurz nach der Geburt. Der Austausch von Signalen in Form der Stimme, der Mimik und Gestik, des Geruchs der Muttermilch z.B. mit der dargebotenen Brust, der Berührung führen zu einer emotionalen Vertrautheit, die als Bonding (Bindung) beschrieben wurde (vgl. in Sachs 2006 u. 2007). Nach nur wenigen Begegnungen kann deshalb der Säugling seine Mutter von anderen Personen unterscheiden und umgekehrt, die Mutter erkennt ihren Säugling an seinem Schrei und seinem Geruch, seinen Bewegungen etc.

Diese Lernvorgänge beschreibt aktuell z.B. Bergmann für Laien (2007) und zentriert auf hyperaktive Kinder, die das eben nicht erlebt haben, und ihr personales Zentrum nicht aufbauen konnten. Das Abspeichern erfolgt nicht allein in den Mandelkernen sondern wird auch durch so genannte Spiegel-Neurone (Spiegel-Nervenzellen) im Gehirn zur Reproduktion festgehalten. Der Säugling versucht mit ihrer Hilfe Laute nachzuahmen oder Mimik (vgl. Bauer 2006).

Vor allen Dingen für Gefühle gibt es im limbischen System Spiegel-Neurone. Sie ermöglichen, die Erfahrung emotionaler Anteilnahme, von Mitgefühl in

Nervenzellnetzwerken des Gehirns abzulegen. Die fantastische genetische Ausstattung des Säuglings ist gleichsam praktisch wertlos, wenn es keine Umwelt und keine zwischenmenschlichen Beziehungen gibt im Erleben, die den genetischen Apparat aktivieren.

Fehlende Beziehungen zu einer Mutter, ersatzlose Trennung von der Mutter im Kleinstkindalter (man erkennt wie brisant und fehlerhaft die Diskussion um die Krippenerziehung unter Dreijähriger ist), aus welchen Gründen auch immer, hat eine Reizverarmung für das Neugeborene oder Kleinkind Folgen, die zu schweren seelischen Entwicklungsstörungen, einem nachweisbaren Verlust von Nervenzellen im Gehirn und einer Degeneration von Nervenzellfortsätzen bis hin zum Synapsenverlust führen. Zum Beleg hierzu zitiert Bauer 2002 die Arbeiten von Rizzolatti und Poeggel, Braun, Gould, Ichikawa, Stuble u.a.

Zusammengefasst kann man sagen: die frühen Erfahrungen eines Säuglings und Kleinkindes mit seiner Mutter haben biologische Langzeitfolgen bis hin zum Umgang mit Angst und Paniksituation wie oben geschildert.

Das psychogene Risikoprofil von Brustkrebskranken

Was hat das mit Brustkrebspatientinnen zu tun? Brustkrebspatientinnen – es gibt über sie eine mehr als 100 Jahre alte fortlaufende Folge psychosomatischer wissenschaftlicher Arbeiten – waren in diesen Studien immer wieder als depressiv und hilflos beschrieben worden, und zwar oft schon viele Monate vor der Erkrankung. Bei vielen von ihnen fanden sich Verlusterlebnisse in der frühen Kindheit wie Tod eines Elternteils, Scheidung der Eltern, andere Trennungserlebnisse durch Krankenhaus- oder Heimaufenthalte. Die Depressionsforschung hat gefunden, dass aktuelle ähnliche Belastungserlebnisse wie Trennung vom Partner, Tod eines Kindes, Tod der Eltern, Tod des Partners usf., allgemein gesagt Stress, zunächst einmal im Hirnstamm, speziell in den Mandelkernen (paariges Organ) abgeglichen werden mit eigenen, früheren Erfahrungen.

Solche und andere Konflikte können von den meisten Menschen ohne lang anhaltende Depressionen bewältigt werden. Für eine bestimmte Menschengruppe stellen aber solche Ereignisse eine Dauerbelastung dar, die sie innerhalb einer überschaubaren Zeit von z.B. einem Jahr, nicht „abtrauern" können. Sie werden damit nicht fertig wie man sagt. Sie können nicht trauern, sie werden depressiv. Das sind Menschen/Frauen mit einschlägigen individuellen schlechten Erfahrungen in der Frühkindheit.

Mobilisiert eine aktuelle oder chronische Stresssituation des Erwachsenen im Hirnstamm Gefühle der Hilflosigkeit, Verzweiflung, Angst, die aus einer früheren Lebenszeit stammen, in der man sich noch nicht selbst helfen oder davonlaufen konnte, dann kommt es zu panikartiger Alarmreaktion wie beschrieben Panik= entsteht wenn etwas zerstört wird, worauf man/Frau bis dahin fest vertraut hat etwa eine mitmenschliche Beziehung.

Zunächst führt die damit verbundene Genaktivierung zu der oben skizzierten Nebennieren-Stress-Reaktion. Wissenswert ist, dass dabei zu viel produzierte Kortisol blockiert nachhaltig das Immunsystem mit der Folge, es werden weniger Interleukine und Tumornekrosefaktoren bereitgestellt und auch die Zytokine werden ebenso wie die Natural-Killer-Zellen in geringerem Maße bereitgestellt. Die Effektivität des Immunsystems, das auch für die Tumorzellabwehr mit zuständig ist, wird auf zu 50 % verringert.

Diese Abläufe sind wahrscheinlich mitunter eine hinreichende Vorbereitung zum Entstehen einer Tumorerkrankung, weil die immunologische Tumorzellabwehr stark beeinträchtigt ist (vgl. Nobelpreis an J. K. Jerne, Großbritannien, 1984, für seine Arbeiten über den spezifischen Aufbau und die Steuerung des Immunsystems).

Was folgt daraus: wenn sie in eine Konflikt- oder Stresssituation z.B. vor oder nach einer Scheidung geraten, die sie als ausweglos erleben, dann holen sie sich gesprächspsychotherapeutische Hilfe, damit sie nicht unbewusst eine Krankheit als Lösung oder Antwort auf eine/ihre (neue, andere) Lebenssituation wählen müssen.

Batt (1994), Journalistin, die Mitte dreißig selbst an Brustkrebs erkrankte, resümiert am Ende des Kapitels „Herdity, Gen hunters" ihres hervorragenden Brustkrebsbuches: „Genetische Therapien (die auf dem gewonnenen Wissen über die Brustkrebsgene aufbauen) verstärken die (zu) enge Sicht dieser Erkrankung als ein bio-medizinisches Problem. Aber die Biologie bestimmt nicht allein das Schicksal der Frauen mit dem Brustkrebsgen. Wenn wir auf die Brustkrebsgene fokussieren, dann lenken wir unsere Aufmerksamkeit und unsere (Geld-) Mittel davon ab, die Wurzeln dieser Erkrankung in unserer Kultur (Lebensweise, Kindererziehung hinzugefügt) zu suchen". Vgl. dazu auch Fischl und Feiertag 2005, Wirtschaftsfaktor Brustkrebs.

Das Buch von Frau Batt heißt: „Patient no more, the politics of breast cancer" (1994) und zeigt die gesundheitspolitische Dimension dieser Erkrankung.

M.E. hat die Autorin Recht. Vielleicht ist der Gentest sogar weitgehend überflüssig. Auf keinen Fall gibt es eine ausreichende Begründung für die präventive Maßnahme einer operativen Entfernung beider gesunder Brustdrüsen einer Frau mit nachgewiesenen BRCA-Genen, ohne ausführliche Abklärung des psychosomatischen, i.e. lebensgeschichtlichen Profils der Betroffenen. Dies habe ich in den einschlägig naturwissenschaftlichen Arbeiten vermisst. Das ist die Kategorie (Erkenntnisform) des Menschlichen, des Humanen. Sie aber ist Teil der Würde von uns allen und laut § 1 unseres Grundgesetzes unantastbar.

Der 105. Deutsche Ärztetag in Rostock (28.-31.5.2002) hat unter Tagungsordnungspunkt II, Individualisierung und Stand der Medizin, gefordert, dass psychische, soziale und psychosomatische Faktoren bei Entstehung und Behandlung chronischer Krankheiten, darunter Brustkrebs, ausreichend berücksichtigt werden und psychotherapeutische Kompetenz mit einfließen soll (vgl. z.B. in Sachs 2003, pg. 176).

Speziell den Frauenärzten wird aber die psychosomatisch-psychotherapeutische Tätigkeit via Honorarpolitik der kassenärztlichen Vereinigungen so schlecht bezahlt, dass ein Erbringen dieser Gesprächsleistungen in der ärztlichen Praxis Verdienstausfall und konkrete Geldeinbuße bedeutet (vgl. Schumann 2006, pg. 998 ff.). Eine Art Verhaltenstherapie für Kassenärzte, um ein politisches Credo durchzusetzen.

Deshalb ist es eigentlich (nicht?) überraschend, wenn immer wieder aufs Neue auch in anderen Fachbereichen versucht wird, die psychosomatische (Mit-) Pathogenese verschiedener Erkrankungen völlig auszublenden, obwohl Psychosomatik heute auch zum Lehrplan der Medizinstudenten und bei den Frauenärzten sogar zur Facharztausbildung gehört.

So konnte die Leser der Tageszeitung Lübecker Nachrichten am 20.4.2006 auf der ersten Seite dieser Zeitung groß aufgemacht z.B. lesen: 10 Millionen Euro für die Suche nach den Infarktgenen, das weltweit größte Projekt zur Vererbung (!) des Herzinfarktrisikos wird von der Uni Lübeck geleitet und trägt den Namen „Cardiogenics". Es wird für vier Jahre von der EU finanziert. Im Text steht dann: von den 10 Millionen aus der EU-Kasse für das Gesamtprojekt fließt gut ein Drittel nach Lübeck. Garniert ist der Artikel mit dem Foto sechs strahlender junger Ärzte und ihren beiden Forschungsgruppenleitern (Hollinde 2006).

Nun weiß auch der Laie, Herzinfarkte sind eine typische psychosomatische Erkrankung, sie wird landläufig als Managerkrankheit bezeichnet (vgl. Kollenbaum u. Meyer in Jores, 1996, pg. 202 ff.). Was heißt das? Erlebt haben diese Menschen in ihrer Frühkindheit einen Mangel an Sicherheit, Fürsorge und Geborgenheit, es herrschte Willkür, Enttäuschungen und Kränkungen vor. Die Kompensation, die im späteren Erwachsenenleben gelebt wird, sind äußerer Erfolg z.b. im Beruf, Besitz, Macht, die allesamt davor schützen sollen, dass sich eine solche Erfahrung wiederholt.

Diese „Sicherheiten" sind aber in vielen Fällen nur bei vermeintlich immer höherem Arbeitseinsatz zu haben (sog. Hamsterrad-Phänomen). Das bedeutet, manche der so Strukturierten arbeiten sich im wahrsten Sinn zu Tode. Dabei symbolisiert das Herz (der Herztod) gerade das, was ihnen gefehlt hat und wonach sie sich im tiefsten Grund sehnen – Liebe. Sie hat ihnen im Kleinstkindalter gefehlt. Das wurde verdrängt.

Effektive Prävention wäre Aufklärung über Wachstum seelischer Strukturen in den ersten drei Lebensjahren und danach wie das schlagwortartig Frau Gerhardt (Psychoanalytikerin und Psychotherapeutin) betont wenn sie fordert: „We need to invest in early parenting" (Gerhardt 2004, 2006).

Die Erkrankten sollten ihre Krankheit umfassend verstehen, um ihren Lebensstil zu ändern und Risikofaktoren zu meiden referiert Frau Zylka-Menhorn Vorträge vom Europäischen Kardiologenkongress in Wien 2007 im Deutschen Ärzteblatt.

Auf derselben Linie liegen Forschungen, die den Alkoholismus als Erbkrankheit typisieren wollen (NN 2006). Alkoholsucht liegt in den Genen, teilt DIE WELT ihren Lesern z.B. am 27.4.2007 auf der Titelseite und pg. 31 mit. Extrem verkürzt gesagt, ich nehme Fülle und persönliche innere Sicherheit – darunter die Fähigkeit zum Alleinsein und Miteinandersein – mit ins Leben, wenn ich in meinen ersten drei bis vier Lebensjahren liebevoll bemuttert bzw. beeltert wurde. Wenn beide Eltern tüchtig versagt haben, dann bleibt in mir ein abgrundtiefes LEEREGEFÜHL zurück, eine große Frage nach wer bin ich eigentlich und welchen Sinn hat mein Leben. Diese Leere musst gefüllt werden, z.B. mit Arbeit (Workaholics), mit ständigen Reisen (Ausflüchte), mit Alkohol, mit Rauchen (Nikotinsucht), mit Drogen usf. Auch hier kommt man letztlich zu der Erkenntnis, liebevolle Eltern sind die beste (vorbeugende) Medizin.

Ebenso wurde die Schizophrenie als Erbkrankheit benannt. Spätestens seit dem Erscheinen von J. Feldraines Buch „Wer ist aus Holz? Neue Wege der Psychiatrie" (1971) wissen wir aber, dass diese Krankheit „Lautsprecher einer

Familientragödie" ist und das Fehlverhalten der Erziehungspersonen widerspiegelt, das in die Krankheit führt (die schizophrenogene Mutter).

Foudraine zitiert den amerikanischen Psychiater Szasz, der in seinen Schriften u.a. festgestellt hat, „in der heutigen Entwicklungsphase der Menschheit dürfen wir die wirklichen Probleme (der Menschheit) und unsere Verantwortung dafür keinesfalls unter dem Schleier der Geisteskrankheit vernebeln...die Diagnose Schizophrenie leugnet, dass menschliche Irreführung durch nahe Bezugspersonen diese Verhaltens- und Erlebnisform annehmen kann".

Bauer (2007, pg. 62 f) schreibt zu Beeinflussung der Genregulation durch mütterliche Zuwendung, dass ein Staat, der Eltern nicht die ausreichende Möglichkeit einräumt, sich in der frühen Lebensphase ihrer Kinder intensiv um diese zu kümmern, später dafür einen hohen Preis dafür zahlt in Form einer Zunahme psychischer (und körperlicher/psychosomatischer) Erkrankungen, gleichartig äußern sich Gerhardt 2004, 2006 und Brazelton (amerikan. Emeritus für Kinderheilkunde, Harvard University) zitiert in Sachs 2006).

Bowlby, der Begründer der Bindungstheorie, sah das so: die Leute rauchen, sie sollten es nicht tun. Ich denke, in zwanzig Jahren wird das so sein. Ab 1.9.2007 ist z.B. in Deutschland das Rauchen praktisch verboten. Und so käme es wahrscheinlich auch zu einem Bewusstseinswandel hinsichtlich der Kleinstkindererziehung meinte er: in den ersten drei Lebensjahren darf man Eltern und Kinder möglichst nicht trennen, das würde gelebte und erlebte Norm in den Familien. Wie diese Leitidee praktikabel gemacht wird, ist eine andere Frage.

Zusammenfassung

Den Artikel von Frau Wagemann, Ausgangspunkt für diese Darlegungen, empfinde ich als Täuschung. Gene übertragen ihre Informationen aus dem Zellkern mittels Botenstoffen (RNS) zu den Ribosomen des Zellplasmas, in denen die Synthese von Proteinen (Hormonen, Enzymen) erfolgt. Die Arbeitsweise der Gene wird durch Kontrollgene verändert, die sie an- und abschalten, regulieren. Dieses An- und Abschalten erfolgt außerdem aus dem Zytoplasma auf vielfältige Weise z.B. durch Änderungen der Konzentration gebildeter Substrate, durch Mechanismen der RNA-Interferenz u.a.m. Diese Vorgänge nennt man Genregulation. Ob Mutationen, Veränderungen im Text der DNS, Desoxyribonukleinsäure, wirksam werden können oder nicht, hängt entscheidend hiervon ab. Bauer (2002) formuliert deshalb: **„Das Geheimnis der Gesundheit und Krankheit** liegt weniger im Text der Gene als vielmehr in der Regulation ihrer Aktivität".

Nur bestenfalls 5 % der Brustkrebspatientinnen haben Abweichungen im Text der DNS, die Mutationen BRCA 1 und 2 auf den Chromosomen 13 und 17. Daraus folgt, der Umweltfaktor ist in 95 % der Krebsfälle ausschlaggebend. Dieser Prozentsatz ist sogar noch höher, weil keineswegs 100 % der Genträgerinnen, von denen die Mehrzahl jünger als 50 Jahre alt ist, an Brustkrebs erkranken. Das spricht dafür, Brustkrebsgene sind keine Housekeeping genes wie die für den Knochenbau, den Stoffwechsel oder etwa die Körpertemperatur, die ständig aktiv sind, sondern sie werden reguliert. D.h. aber, sie sind von Umwelteinflüssen abhängig.

Die bio-psycho-soziale Betrachtung der Brustkrebserkrankung ist Teil der psychosomatischen Medizin. Sie ist heute Lehrfach an den Universitäten und für Frauenärzte auch Teil des Facharztkurrikulums. Diese Sichtweise behauptet, frühkindliche Erziehung schafft Verhaltens- und Erlebnismuster, die in späteren Lebenskonflikten z. B. bei Scheidungen und Tod von Angehörigen von größter Bedeutung sind. Eine sichere, fürsorgliche frühkindliche Erziehung führt zum Erwerb von Resilienz, psychischer Widerstandsfähigkeit (in Krisen), und innerseelischer Kohärenz.

Diese fehlt häufig Brustkrebspatientinnen. Sie leben oft in ständiger Angst = Vorwegnahme verminderter Wertschätzung durch wichtige Beziehungspersonen und geraten bei deren Verlust in Panik = es wird etwas zerstört worauf man fest vertraut hat. Solche Paniken werden (unbewusst) beantwortet mit dem Ausweichen in eine Psychose oder eine organische Krankheit (Organpsychose), darunter Brustkrebs. Dies deshalb, weil Brüste Organe der mitmenschlichen Beziehung sind. Die Organwahl ist auch hier kein Zufall.

Lässt man die aktuellen Lebensbezüge wie Beruf, Partnerschaft, Kindheit, Konfliktlösungsverhalten u.a. m. außer Acht und fokussiert nur auf Gene, wird den betroffenen Frauen Gewalt angetan, wenn bei nachgewiesenen BRCA 1 und 2 Mutationen (sog. klares Testergebnis) als Therapie z.B. die operative Entfernung beider gesunder Brustdrüsen empfohlen wird. Angesichts unseres Wissens über die multifaktorielle Regulation der Gene ist das nicht länger nachvollziehbar zu begründen! Die psychosomatischen Besonderheiten des Einzelfalles mit einzubeziehen ist heute „State of the art". Die Ausbildung der Ärzte und ihr Therapieverhalten werden dem erst zögernd gerecht.

Verwendete und weiterführende Literatur

Bahnsen, U. – Das TB des Lebens in: DIE ZEIT v. 14.6.2006, pg. 34-35

Batt, Sh. – Patient no more. The Politics of Breast Cancer. Scarlett Press, London, 1994

Bauer, J. – Das Gedächtnis des Körpers. Wie Beziehungen und Lebensstile unsere Gene steuern. Eichborn Verlag, Frankfurt / M, 2002

Bauer, J. – Warum ich fühle wie Du fühlst. Hoffmann & Campe, Hamburg, 2006

Bauer, J. – Unser flexibles Erbe. Gehirn und Geist 9, 2007, 58 – 65

Bauer, J. – Seelische Gesundheit und Krebserkrankungen: psychosomatische Einflüsse auf Entstehung und Verlauf von Krebserkrankungen durch depressive Erkrankungen.
http://www.psychotherapie-prof-bauer.de/inhaltsverzeichnis.htm

Bergmann, W. – Verloren in Symbolen. Warum hyperaktive Kinder sich Gespräche oft nicht merken können. Frankfurter Rundschau (FR) v. 27.8.2007, Nr. 198, pg. 12 Wissen u. Bildung

Eberhard-Metzger, Cl. – Die Gene. Tessloff Verlag Nürnberg, 2001

Elbashir, S.M., Harborth, J., Lendecke, W., Yalcin, A., Weber, K., Tuschl, Th.: Duplexes of 21 – nuceotide RNAs mediate RNA interference in mammalian cell culture. Nature 411, 2001, 494-498

Fischer, E.P. – Über das Unternehmen Wissenschaft I und II, Piper Verlag München, 1997. Bearbeitete Teilausgaben von „Aristoteles, Einstein &Co", Piper Verlag München, 1995

Fischl, F., Feiertag, A. – Wirtschaftsfaktor Brustkrebs, werden Frauen und ihre Ängste instrumentalisiert? Springer Verlag Wien, New York, 2005

Foudraine, J. – Wer ist aus Holz? Neue Wege der Psychiatrie. Piper Verlag München, 1971

Gerhardt, S. – Die Kraft der Elternliebe. Wie Zuwendung das kindliche Gehirn prägt. Patmos Verlag i. Walter Verlag, Düsseldorf 2006, deutsche Übersetzung von „Why love matters. How Affection shapes a baby's brain", Brunner-Routledge, Hove and New York, 2004

Gigerenzer, G. – Das Einmaleins der Skepsis. Über den richtigen Umgang mit Zahlen und Risiken. Berlin Verlag Berlin, 2002

Grolle, H. – Herausgeber für das deutsche Hygiene Museum München: Evolution – Wege des Lebens. Deutsche Verlags-Anstalt München, 2005

Grolle, J. – Darwins Werk, Gottes Beitrag u.a. über die Demontage der modernen Evolutionsbiologie. Der Spiegel Nr. 52, 2005, pg. 136-147

Grolle, J., Blech, J. – Interview mit D. Dennett über Darwins umstürzlerische Idee, den Ursprung der Seele und die Vertreibung Gottes durch die Naturwissenschaft. Der Spiegel Nr. 52, 2005, pg. 148-150

Hollinde, M. – 10 Millionen Euro für die Suche nach den Infarktgenen. Lübecker Nachrichten v. 20.4.2006, Titelseite u. pg.6. Weltweit größtes Projekt zur Vererbung des Herzinfarktrisikos trägt den Namen „Cardiogenics" u. wird für vier Jahre von der EU finanziert.http://www.innovations-report. De/specials/prina.php?id=2877

Jänicke, F. – Mortalitäts-Schlusslicht in Europa. Onkologe Jänicke fordert qualitätsgesicherte Behandlung. Gynäkologische Nachrichten, Zeitung für Frauenheilkunde 04/2004, Titelseite

Jores, A. – Praktische Psychosomatik. Einführung in die psychosomatische und psychotherapeutische Medizin, herausgegeben v. A-E. Meyer, H. Freyberger, M. v. Kerekjarto, R. Liedtke, H. Speidel, Huber Verlag, 1996, darin: „Koronare Herzkrankheit und Herzinfarkt" v. V-E. Kollenbaum u. W. Meyer, pg. 202-212

Karberg, S. – Ziemlich verrückt. Vor zehn Jahren hatten Andrew Fire und Craig Mello eine unerhörte Idee. Es war der Anfang einer Revolution in der Genetik, die mit dem Nobelpreis noch nicht zu Ende ist. ZEIT online v. 3.10.2006, http://www.zeit.de/online/2006/40/nobelpreis-medizin-geschichte?page=all

Katalinic, A., Bartel, C. – Epidemiologie Mammakarzinom. www.ike.uni-luebeck.de, Stand März 2006; vgl. auch Krebs in Schleswig-Holstein, Veröffentlichung des Krebsregister Schleswig-Holstein, www.krebsregister-sh.de, Band 5 – Inzidenz und Mortalität im Jahr 2003

Kennerknecht, I. – Nichtdeterminiertheit der Gene. In: Gentherapie statt Psychotherapie? Kein Abschied vom Sozialen. Dgvt Verlag Tübingen, 2004

Kiechle, M. Schmutzler, R.K., Beckmann, M.W. – Prävention: Familiäres Mamma- und Ovarialkarzinom. Dtsch. Aerztebl. 99, 2002, Heft 20 v. 17.5.2002, A-1372-1378 oder http://www.aerzteblatt.de/v4/archiv/artikel.asp?id=31632

McClintock, B. – Barbara McClintock und die springenden Gene. http://www.netzzeitung.de/genundmensch/serie/pioniere/129762.html ; Vgl. auch www.fembio.org/frauen-biographie/barbara-mcclintock.shtml

Meijers-Heiboer, H. et al. – Breast cancer after prophylactic bilateral mastectomy in women with a BRCA 1 or BRCA 2 mutation. N(ew) Engl(and) J(ournal) of M(edicine) 345, 2001, 159-164

Mueck, A. O., Wallwiener, D. – Brustkrebsrate und HRT-Verordnungen: differierende Daten aus den USA und Europa. Frauenarzt 48, 2007, Nr. 9, 812-817

Mühlhauser, I. – Mammographie-Screening – informierte Entscheidung statt verzerrter Information. In: F. Koppelin, R. Müller, A. Keil, U. Hauffe Herausgeber von: „Die Kontroverse um die Brustkrebsfrüherkennung", Huber Verlag, Programmbereich Gesundheit, Bern, 2001

Nüsslein-Volhard, Chr., in: http://www.wikipedia.org/wiki/Christiane_N%C%BCsslein-Volhard

NN – Alkoholismus als Erbkrankheit. Neue Studie: Trinkverhalten ist genetisch festgelegt. Alkoholsucht liegt in den Genen. DIE WELT v. 27.4.2006, Titelseite u. pg.31. Vgl. www.ngfn.de

NN – Datenbank Genfunktionen. Dtsch. Aerztebl. 101, 2004, Heft 19, A 1296

NN – Erkrankheit. http://de.wikipedia.org/wiki/Erbkrankheit. Erstellt 2.2.2007, Ausdruck vom 28.8.2007

NN – Im Brennpunkt. Archiv.11/05 Erbliche Veranlagung. Die Gene BRCA 1 und BRCA 2 http://www.mammakarzinom.de/deutsch/Im%20Brennpunkt/Archiv/11_05%20 Erbli.

NN – Internet-Links zu betrifft – Brust, das aktive Netz aus Schleswig-Holstein für alle Frauen. http://www.betrifft-brust.de/cms/front_content.php?idcat=17 und http://www.betrifft-brust.de/cms/front_content.php?idcat=2 und 18 und 3 und content.php ohne Zufügung Zahl

NN – Medizin-Nobelpreis für Genforscher. LN/Lübecker Nachrichten v. 4.10.2006, pg. 10

NN – Methodischer Durchbruch in der Gentechnologie: Gene gezielt abschaltbar. http://www.innovations-report.de/specials/prinat.php?id=2877

NN – Vorsorge – Brustkrebs: Familiärer Brustkrebs und prophylaktische Mastektomie bei Frauen mit Mutationen von BRCA 1 oder BRCA 2.http:///.medknowledge.de/abstract/med/med2002/02-2002-6-brustkrebs.htm

NN – Wissen im WDR. Forschung zum Beginn des Lebens. Christiane Nüsslein-Volhard, Nobelpreis für Medizin 1995. http://www.lernzeit.de/sendung.phtml?detail=363503

NN –Mastektomie http://aerteblatt.de/v4/archiv/treffer.asp=archivSchlagwort1=Mastektomie

NN zu Nobelpreisen – http://www.paetec.de/verlag/ratgeber/nobelpreist4.htm und http:://www.net-lexikon.de/Liste-der-Nobelpreistraeger-fuer-Physiologie-oder Medizin.h.

Nüsslein-Volhard, Chr. – Das Werden des Lebens, wie Gene die Entwicklung steuern. Dtv TB 34320, Reihe Wissen, dtv-Verlag München, 2006

Nüsslein-Volhard, Chr. – Von Genen und Embryonen. Reclam jun. Verlag Stuttgart, 2004

Rattner, J. – Psychologie der zwischenmenschlichen Beziehungen. Bechtermünz Verlag, genehmigte Lizenzausgabe für Weltbildverlag Augsburg, 1999

RKI (Robert-Koch-Institut) – zusammen mit statistisches Bundesamt, Gesundheitsberichterstattung des Bundes. Heft 25, Mai 2005, Themenschwerpunkt Brustkrebs. Autoren – K. Giersiepen, C. Heitmann, K. Janhsen, C. Lange

RKI und Arbeitsgemeinschaft bevölkerungsbezogener Krebsregister in Deutschland: Krebs in Deutschland, Häufigkeiten und Trends, 2. aktualisierte Ausgabe Dezember 1999, Autoren W.U. Batzler, D. Schön, C. Baumgardt-Elms, J. Schüz, B. Eisinger, Chr. Stegmaier, M. Lehnert. http://rki.de/Krebs

Sachs, H. – Brustkrebs, Somatik, Psychosomatik, Selbsthilfe, Prävention. akademos Verlag Hamburg 2003, 1-559

Sachs, H. – Mutterliebe und Stillen – das schönste Geschenk. http://www.grin.com/de/preview/74433.html, Vortragstext v. d. Fachtagung des BDL am 28.4.2007 in Fulda, pg. 1-26

Sachs, H. – Mutterliebe – das schönste Geschenk. Informationen für working mums/parents. agenda Verlag Münster 2006, 1-524

Scholten, B. – Die Ergebnisse der Humangenetik – eine Herausforderung an die klinische Psychologie. In: Gentherapie statt Psychotherapie? Kein Abschied vom Sozialen. DGVT (Deutsche Gesellschaft für Verhaltenstherapie) Verlag,Tübingen, 2004

Schumann, Cl. – Bedarf vorhanden, Kompetenz erworben – Honorierung verweigert? Frauenarzt 47, 2007, Nr. 11, 998-1000

Sentker, A. – Darwins kluge Erben. In: DIE ZEIT vom 29.9.2005, Nr. 40, pg. 37 f., Internetausdruck vom 3.10.2006, 1-9

Zinkant, K. – US-Forscher für RNA-Interferenz ausgezeichnet. DIE ZEIT online v. 3.10.2006, http://www.zeit.de/online/2006/40/nobelpreis-medizin

Zylka-Menhorn, V. – Eine Kausalität lässt sich aus den Daten nicht sicher ableiten. Dtsch. Ärztebl. 104, 2007, Heft 1-2, C 16-17

Zylka-Menhorn, V. – Alter Wein in neuen Schläuchen. Dtsch. Ärztebl. 104, 2007, Heft 12, C 633

Zylka-Menhorn, V. – Prävention ist nicht (nur) Privatsache. Dtsch. Ärztebl. 104, 2007, Heft 37, C 2113

Brustkrebs – Ein Überblick von Kim Busch

2008

1. Einleitung

Leider ist Brustkrebs ein lang totgeschwiegenes „Tabuthema". Jeder kennt zwar die Krankheit, die meisten verschließen jedoch die Augen davor. So wird eine Frau, der die Brust amputiert wurde, als eventuell unästhetisch oder gar nicht mehr als Frau angesehen. Sogar betroffene Frauen fühlen sich häufig nicht mehr weiblich. Deshalb ist es erforderlich, dass Betroffene an die Öffentlichkeit treten und ihren Mitmenschen zeigen, dass sie auch mit nur einer Brust oder keiner Brust noch vollwertige Frauen sind und zudem den Kampf gegen den Krebs besiegt haben.

In der folgenden Arbeit werde ich mich mit dem Thema Brustkrebs auseinandersetzen und zeigen, dass man sich als Frau, aber auch als Mann, mit der Krankheit auseinandersetzen sollte.

Zu Beginn möchte ich den Aufbau der Brust erklären, da meiner Meinung nach Wissen über den Aufbau für die Selbstuntersuchung von Vorteil sein kann. Zudem soll das Wort „Tumor" aufgegriffen und erklärt werden, denn nicht jeder Tumor bedeutet gleich Krebs.

Anschließend möchte ich speziell auf den Brustkrebs eingehen und hierfür eine Beschreibung geben. Zudem werden einige Risikofaktoren aufgegriffen, von denen man annimmt, dass diese das Krebsrisiko fördern. Dieser Punkt ist leider in der Wissenschaft immer noch sehr umstritten, da es zu wenige epidemiologische Anhaltspunkte gibt.

Brustkrebs ist die am häufigsten diagnostizierte Krebsart bei Frauen, doch wie viele sind wirklich jährlich davon betroffen?

Die Heilungschancen und Früherkennungsmethoden werden immer besser und die Überlebensrate steigt an. Dennoch denkt jeder, der das Wort „Krebs" hört, immer als erstes an den Tod und an Chemo- oder Strahlentherapie und die damit verbundenen Nebenwirkungen, wie z. B. Haarausfall oder Erbrechen. Aus diesem Grund möchte ich mich auf die zwei gängigsten Therapieformen in dieser Arbeit beschränken, obwohl es viele verschiedene Therapiemöglichkeiten gibt. Zudem werde ich einen kurzen Einblick in die brusterhaltenden Operationen geben.

Abschließend werde ich einen Exkurs in die Vorsorgeuntersuchungen und Selbstkontrollen machen und damit appellieren, dass es wichtig ist, diese Vorsorgemaßnahmen zu ergreifen. Nur so kann man die Krankheit in einem Frühstadium entdecken und hoffentlich besiegen.

2. Allgemein

Die Brust einer Frau ist, wie kein anderes Organ, sichtbares Zeichen der Weiblichkeit. Hierüber identifiziert sich eine Frau als Frau, nicht nur in Bezug auf die Weiblichkeit, sondern auch in Hinblick auf ihre biologische Funktion, die Mutterrolle. Denn hier dient die Brust durch das Stillen zum Ernähren des Säuglings. Zudem nimmt die Brust einer Frau in der Gesellschaft einen überragenden Platz ein. Nicht nur Säuglinge erfreuen sich der weiblichen Brust, auch Männer fühlen sich dieser hingezogen.

Auch aus dem Grund des Schönheitsideals, unterstützt durch Medien, ist es Frauen besonders wichtig, eine wohlgeformte Brust zu haben. Eine zu große, schlaffe Brust, eine zu kleine oder gar nur eine hängende Brust sind in unserer Gesellschaft, besonders unter den Männern und auch in den Medien, nicht gern gesehen. Dieses unterstreicht erneut, dass die Brust zur vollendeten Weiblichkeit dazugehört (Berg, 2007).

Obwohl die Brust die Weiblichkeit einer Frau unterstreicht, setzen sich die nur wenige Frauen oder auch Männer mit dem Aufbau einer Brust auseinander. Diese Auseinandersetzung kann jedoch von Vorteil für eventuelle Erkrankungen, Amputationen oder Schönheitsoperationen sein.

2.1 Brustaufbau

Die weibliche Brust, lateinisch „mamma", die zur Weiblichkeit einer jeden Frau zählt, besteht hauptsächlich aus Fett-, Binde- und Drüsengewebe. Das Drüsen- und Fettgewebe ist im Bindegewebe eingebettet, welches mit Lymphgefäßen, Blutgefäßen und Milchgängen durchzogen ist. (Höffken, 2003). Muskeln gibt es in der Brust nicht, sie liegt nur auf dem Brustmuskel auf. Binde- und Fettgewebe verleihen der Brust die Festigkeit und die Form. Das Drüsengewebe einer Brust besteht aus etwa zwölf bis zwanzig Drüsenläppchen, die in der Stillzeit die Muttermilch produzieren. Das Drüsengewebe ist durch ein System von Milchgängen, die rund um die Brustwarze angeordnet sind, miteinander verbunden. In diesen Gängen wird die Muttermilch gesammelt und zur Brustwarze transportiert. Die Milchgänge sind in das Brustgewebe eingebettet (Fischl, Feiertag, 2005). Die Milchsäckchen, die kurz vor der Brustwarze aus den Milchgängen münden, funktionieren beim Stillen wie eine Art Flüssigkeitspumpe. Der Warzenhof, auf dem die Mamille (Brustwarze) liegt, ist von kleinen Talgdrüsen umgeben, die in der Stillzeit ein Schmiermittel absondern. Dieses dient dazu, dass die Brustwarze beim Stillen nicht wund wird (Berg, 2007).

Das Lymphgeflecht, das mit bloßem Auge kaum wahrnehmbar ist, durchzieht die Brust mit seinen Bahnen zu den anliegenden Lymphknoten. Dieses System transportiert Gewebsflüssigkeit durch den Körper zu den Lymphknoten ab. Die Lymphbahnen dienen somit dem Immunsystem, um den Körper gesund zu halten (Höffken, 2003). Im gesunden Zustand sind die Lymphknoten etwa linsengroß, flach und kaum tastbar anders bei einer vorliegenden Erkrankung, bei der die Lymphknoten anschwellen und oftmals zu schmerzen beginnen.

Die weibliche Brust verändert sich im Laufe des Lebens so stark wie kein anderes Organ. Die Entwicklung beginnt bereits unbemerkt zwischen dem achten und zehnten Lebensjahr. In dieser Zeit werden im Körper eines Mädchens vermehrt Hormone gebildet, die zur Reifung der Eierstöcke beitragen. Erst in der Pubertät beginnen die Brüste zu wachsen. Das Wachstum wird durch die Produktion von den weiblichen Hormonen Östrogen und Progesteron angeregt. Die weiblichen Hormone Östrogen und Progesteron werden durch die die Eierstöcke produziert. Die Entwicklung der Brust, bzw. das Ende des Wachstums, ist etwa mit dem 18. Lebensjahr abgeschlossen. Jedoch kann sich Brust im Laufe des Lebens weiterhin verändern, da sie, wie bereits erwähnt, zum großen Teil aus Fettgewebe besteht. Bei Zu- oder Abnahme des Körpergewichts kann die Brust größer oder kleiner werden, da man bei Zu- oder Abnahme häufig Fett einlagert oder reduziert (Berg, 2007).

Ebenfalls unterliegt das Drüsengewebe dem weiblichen Hormonzyklus. So kann es je nach Zyklushälfte fester oder weicher sein. Bei einer Schwangerschaft steigt der Anteil des Drüsengewebes stark, um genügend Milch für den Säugling zu produzieren. Mit zunehmendem Alter sinkt der Anteil des Drüsengewebes wiederum ab, während der Anteil an Fett- und Bindegewebe zunimmt (Reinhardt, 2006).

Bis zum 20. Lebensjahr überwiegt der Bindegewebsanteil der Brust und zwischen dem 20. und 35. Lebensjahr macht das Drüsengewebe den größten Anteil aus. Nach dem 35. Lebensjahr bildet sich das Drüsengewebe zurück und das Fettgewebe nimmt zu, was die Brust im Laufe des Alters erschlaffen lässt. So kann man bei den meisten über 70 Jährigen kein Drüsen- und Bindegewebsanteil mehr verzeichnen, da dieses nicht mehr für die Versorgung eigener Kinder benötigt wird.

2.2. Ein Knoten in der Brust – gut – oder bösartig?

Jede Frau, die eine Veränderung der Brust wahrnimmt, erschrickt. Sobald man einen Knoten ertastet, wird sofort an Brustkrebs gedacht. Doch man sollte zunächst einen Arzt aufsuchen und nicht gleich in ein „tiefes Loch" fallen. „Knotige Veränderungen in der Brust treten in zahlreichen Formen auf, für die es eine verwirrende Vielzahl von medizinischen Bezeichnungen gibt" (Berg, 2007, S.28). Es muss nicht immer gleich ein bösartiger Tumor sein und wenn dieses der Fall ist, sollte man nicht vor dem Wort erschrecken, denn Tumor ist nur der lateinische Ausdruck für das deutsche Wort Geschwulst. Ein Tumor kann sowohl gutartig als auch bösartig sein. Erst bei einem bösartigen Tumor handelt es sich um Brustkrebs, auch Mammakarzinom oder Mamma – CA genannt (Roche).

Wie schon erwähnt, gibt es verschieden Arten von Tumoren, die auftreten können. Die meisten von ihnen sind gutartig. Alle drei Gewebsarten der Brust können Tumore bilden. Im Fettgewebe nennt man diese Wucherungen Lipome, die nie entarten und nur selten Beschwerden verursachen. Die Wucherungen des Bindegewebes werden als Fibrome bezeichnet. Sollte ein Fibrom zusätzlich Anteile von Drüsengewebe enthalten, wird dieses als Fibroadenom bezeichnet. Fibroadenome sind die am häufigsten auftretenden gutartigen Tumore. Diese sind oft gut tastbar. Zusätzlich zu den Fibriadenomen, zählen auch Zysten (mit Flüssigkeit gefüllte Schwellungen), Papillome (gutartige Wucherungen der Milchgänge), Blutergüsse, chronische Entzündungen und Mastopathie (mehrere Verhärtungen in der Brust) zu den gutartigen Tumoren (Berg, 2007).

„Von Brustkrebs spricht man erst dann, wenn ein Teil der Zellen der Brust bösartig verändert ist und wenn potenziell die Gefahr des Streuens besteht. Unter „streuen" versteht man die Ausbreitung von Tumorzellen" (Reinhardt, 2006, S. 14).

3. Brustkrebs

„>>Sie haben Krebs<< – dieser Satz löst bei den meisten Menschen ungeheure Angst aus" (Berg, 2007). Die Diagnose verbinden die meisten Menschen mit dem Tod und aus diesem Grund bricht oftmals über den Betroffenen eine Welt zusammen. Wenn Frauen die Diagnose „Brustkrebs" bekommen, geht es ihnen ähnlich. Zusätzlich befürchten sie, dass ihre Weiblichkeit verloren geht, wenn eine Brust oder gar beide amputiert werden müssen. Nach der Diagnose Brustkrebs wird der Körper zum Schlachtfeld, da man mit allen Mitteln versucht, gegen den Krebs zu kämpfen, um ihn schließlich zu besiegen. Es ist ein Vorurteil, dass nur Frauen von der Krankheit betroffen sind. Auch Männer können an Brustkrebs erkranken, obschon ihr Risiko weitaus geringer ist (Berg, 2007).

3.1 Definition

Brustkrebs (Mammakarzinom) ist eine bösartige Tumorerkrankung der Brustdrüse. Man spricht auch von entarteten Zellen, bei denen die Steuerung der Zellteilung und des Zellwachstum außer Kontrolle geraten ist (Drebing, Mikulsky, Heimann, Vogel, 2002).

Mit der Entartung einer Zelle scheint eine plötzliche Veränderung (Mutation) in der Erbinformation dieser Zelle vorzuliegen. In unserem Körper kommen häufig Mutationen vor, jedoch führt eine Fehlinformation zum Absterben einer solchen Zelle. Bei Tumorzellen kommt es nicht zum Absterben einer solchen Zelle und diese kann ungehindert weiter wachsen. Eine solche Mutation reicht zum Auslösen von Brustkrebs (Reinhardt, 2006).

Krebszellen, die auf unterschiedlichste Art entstehen können, haben jedoch einige typische Gemeinsamkeiten und Eigenschaften. Krebszellen sehen anders aus als gesunde Zellen und können bizarre Formen annehmen. Zudem vermehren sie sich deutlich schneller und können in umliegende Gewebe eindringen. Über die Blut- und über die Lymphbahnen können die Krebszellen sich im Körper verbreiten, also Metastasen (Tochtergeschwülste) bilden.

Wenn man sich ein Kreuz in der Brustwarze als Zentrum denkt, kann man eine Häufigkeitsverteilung in vier Quadranten vornehmen. Am häufigsten ist der obere äußere Quadrant befallen, da er den größten Teil der Brustdrüse enthält.

Brustkrebs gilt als langsam wachsender Tumor, so kann es sein, dass man unter Umständen erst Jahre später einen Knoten in der Brust ertasten kann, obwohl er schon lange vorhanden ist und wächst. In der Regel kann man einen Brusttumor erst bei einer Ansammlung von ca. eine Milliarde Tumorzellen an einer Stelle fühlen (Berg, 2007).

3.2 Ursachen/Risikofaktoren

Warum Brustkrebs entsteht, kann man bis heute nicht genau sagen. Forscher und Wissenschaftler stellen lediglich Vermutungen auf, welche Faktoren das Risiko erhöhen, an Brustkrebs zu erkranken. „Einen wesentlichen Hinweis auf Faktoren, die das Entstehen von Brustkrebs von Brustkrebs beeinflussen, geben so genannte epidemiologische Daten" (Reinhardt, 2006, S. 16).

Forscher vermuten, dass man ein erhöhtes Brustkrebsrisiko hat, wenn eine familiäre Belastung vorliegt. Besonders hoch ist das Risiko, wenn es sich um eine verwandte Person 1. Grades handelt und diese Person vor dem 50. Lebensjahr an Brustkrebs erkrankt ist. Man hat herausgefunden, dass bestimmte Gendefekte dafür verantwortlich sein können.

Neben der Veranlagung, haben Wissenschaftler drei weitere Risikobereiche für Brustkrebs ausgemacht, die eine mögliche Ursache darstellen können. Diese Ursachen bzw. Faktoren sind hormonelle Einflüsse, Umweltfaktoren und die Lebensweise (Berg, 2007). Das Einsetzen der ersten Regelblutung vor dem 12. Lebensjahr, Kinderlosigkeit bzw. späte Geburt des ersten Kindes (nach dem 30. Lebensjahr), keine bzw. geringe Stillzeiten, ungesunder Lebensstil (Alkoholismus oder Rauchen), falsche Ernährung, langfristige Hormoneinnahme, späte Menopause (nach dem 55. Lebensjahr) oder auch die Vorerkrankung sind unter den drei Faktoren einzuordnen. Ebenfalls ist Brustkrebs eine Alterserkrankung, d.h., dass etwa 80 % der erkrankten Frauen über 50 Jahre alt sind. So gilt das fortgeschrittene Lebensalter als eines der Hauptrisikofaktoren.

Einige der Ursachen kann man selbst beeinflussen, andere wiederum nicht, da sie, wie z.B. eine frühe Regelblutung, von der Natur bestimmt werden.

Ein erhöhtes Risiko zu haben, dass man an Brustkrebs erkranken kann, heißt aber nicht gleich, dass man daran erkrankt. Es kann passieren, dass vorbelastete Menschen gesund bleiben, oder auch dass Menschen, die scheinbar keinem Risiko ausgesetzt sind, an Brustkrebs erkranken. Es gibt also keine Garantie dafür, dass man gesund bleibt (Reinhardt, 2006; Höffken 2003; Roche).

3.3 Symptome

In einem frühen Stadium bereitet Brustkrebs noch keine Beschwerden oder Schmerzen, da dieser kaum bis gar nicht tastbar bzw. sichtbar ist. Erst wenn der Krebs wächst, machen sich Veränderungen bemerkbar. Es gibt einige Anzeichen, die auf Krebs hindeuten können.

Dieses sind u. a. tastbare Knoten oder Verdickungen in der Brust oder im Unterarmbereich, Veränderungen von Größe und Form der Brust, eingezogene Brustwarzen, absondern einer Flüssigkeit aus der Brustwarze, auftretende Brustschmerzen, Hautveränderungen auf der Brust (Orangenhaut, warme geschwollene und schuppige Haut) oder unterschiedliches Verhalten der Brüste beim Anheben der Arme.

Falls man einige dieser Symptome bei sich feststellt, sollte man sofort einen Facharzt aufsuchen, denn nur dieser kann eine genaue Diagnose stellen oder eine Erkrankung ausschließen. Je früher ein Krebs erkannt wird, desto größer sind die Chancen zur Heilung und zum Erhalt der Brust (Höffken, 2003).

3.4 Häufigkeit

Brustkrebs ist bei Frauen die am häufigsten diagnostizierte Krebsart. Die Zahlen der Betroffenen bzw. Neuerkrankungen steigt weltweit jährlich an. Mit 27 % macht Brustkrebs die höchste Zahl der Neuerkrankungen aller Krebserkrankungen aus. In der heutigen Zeit erkrankt etwa jede zehnte Frau an Brustkrebs, noch vor 20 Jahren betraf dieses nur jede achtzehnte.

Im Jahr 2004 gab es über 57.000 Brustkrebsneuerkrankungen allein in Deutschland. Rund 17.500 Frauen sind 2004 daran gestorben. Auch Männer können die Diagnose gestellt bekommen. Allerdings liegt hier die Erkrankungsrate mit 230 bis 500 Männern in Deutschland pro Jahr deutlich niedriger als bei Frauen.

Noch vor einigen Jahren ist Brustkrebs eine Alterserkrankung gewesen, die erst mit ca. 50 Jahren diagnostiziert wurde. Heute sind immer häufiger junge Frauen betroffen. Dieses liegt unter anderen auch daran, dass es immer bessere Früherkennungsmethoden gibt. In der Altersgruppe zwischen 40 und 50 Jahren ist Brustkrebs die am häufigsten vorkommende Krebserkrankung.

Trotz der vielen Neuerkrankungen haben sich die Heilungschancen um ein Vielfaches verbessert und Brustkrebs bedeutet nicht mehr gleich den Tod (Berg, 2007; Robert-Koch-Institut).

4. Therapiemöglichkeiten

In der heutigen Zeit gibt es verschiedene Therapiemöglichkeiten. Früher hat man umgehend eine oder gar beide Brüste amputiert, um sicherzustellen, dass der Tumor komplett entfernt wird. Heute versucht man, so brusterhaltend wie möglich vorzugehen. Es gibt mittlerweile verschiedene operative Möglichkeiten, um den Tumor zu entfernen, auch mit dem Ziel, die Brust zu erhalten.

Zudem unterscheidet man zwischen den Therapiemöglichkeiten, je nachdem, ob man eine Therapie bereits vor der Operation oder erst nach der Operation beginnt. Die Therapie, bei der bereits vor der Operation eine Chemotherapie eingeleitet wird, bezeichnet man als neoadjuvante Therapie. Mit dieser Therapie soll erreicht werden, dass der Tumor bereits vor der Operation schrumpft und somit die Brust erhalten bleiben kann. Jedoch ist diese Methode noch nicht ausreichend erforscht, um ein eindeutiges Ergebnis belegen zu können. Bei der adjuvanten Therapie handelt es sich um die Maßnahmen, die nach einer Therapie durchgeführt werden. Zu diesem Zeitpunkt ist bereits bekannt, um welche Art Tumor es sich handelt, der dann direkt bekämpft werden kann. Zu den adjuvanten Therapien zählen die Strahlen-, Chemo- Hormon- und Antikörpertherapie. Ziel dieser Therapien ist es, mögliche, im Körper noch vorhandene, Krebszellen zu zerstören, so dass ein erneutes Auftreten oder Fortschreiten der Krankheit verhindert werden kann (Roche).

4.1 Brusterhaltende Operationen

Lange hat man bei der Diagnose Brustkrebs und einer Operation die gesamte Brust abgenommen, um auch sicherzustellen, dass der Krebs entfernt ist. Heute tendiert man eher zu brusterhaltenden Methoden. Der Sitz des Tumors in der Brust kann genau bestimmt werden, um ihn entfernen zu können, während die Brust erhalten bleibt. Dieses ist jedoch nur möglich, wenn die der Tumor eine bestimmte Größe nicht überschreitet und weder die Brustwand noch die Haut betroffen sind.

Zusätzlich zur Tumorentnahme, wird ein Randsaum von einem Zentimeter entnommen, da man sicherstellen will, dass kein Tumorrest mehr vorhanden ist. Diesen Saum wird als „Sicherheitsabstand" bezeichnet (Roche).

Je nach Tumorgröße gibt es verschiedene Verfahren der Tumorentnahme. Hierzu zählen die Tumorektomie, bei der nur der Tumor selbst und der Sicherheitsabstand entfernt werden, die Segmentresektion, bei der das betroffene Brustsegment bzw. ein ganzer Drüsenlappen entfernt wird und die Quadrantenresektion, bei der ganze Quadranten der Brust entfernt werden.

Zusätzlich zur Tumorentfernung, werden auch immer Lymphknoten mit entnommen, um sicher zu stellen, dass diese nicht befallen sind. Früher hat man ca. 10 umliegende Lymphknoten entnommen, heute entnimmt man den so genannten „Wächterlymphknoten". Der „Wächterlymphknoten" ist der erste Lymphknoten in der Lymphknotenlaufbahn des Tumors. Nur wenn dieser Knoten befallen sein sollte, werden alle umliegenden, vergrößerten Knoten mit entfernt.

Wie bereits erwähnt, lässt sich nicht immer brusterhaltend operieren, da dieses abhängig von der Größe des Tumors und der Brust ist. Zudem schaut man auf das Alter der Patienten. In keinem Fall wird kosmetisch für die Patienten operiert, denn die vollständige Entfernung des Tumors und die Genesung stehen im Vordergrund (Berg, 2007, Reinhardt, 2006; Drebing, Mikulsky, Heimann, Vogel, 2002).

4.2 Chemotherapie

Bei dem Wort Chemotherapie assoziiert man sofort die Worte „Haarausfall" und „Übelkeit". Abgesehen von den Heilungschancen durch diese Therapie, hört man von ihr nicht viel Positives. Dieses liegt u. a. auch daran, dass die Zytostatika (Medikamente auf chemischer Basis) schnell die wachsenden Krebszellen angreifen. Leider greifen die extrem aggressiven Medikamente nicht nur kranke Zellen an, sondern schädigen auch gesunde Zellen, besonders die, die sich schnell teilen. Aus diesem Grund kommt es zu unangenehmen Nebenwirkungen. Besonders betroffen sind die Zellen, die für die Haare, Haut, Schleimhäute und für das Knochenmark verantwortlich sind. Dieses erklärt z.B. den raschen Haarausfall und die begleitende Übelkeit mit Erbrechen.

Zu den typischen Symptomen einer Chemotherapie, die jeder schon einmal gehört hat, kann es auch zu Allergien, Herzschäden, Nervenstörungen oder Organstörungen kommen.

Diese ganze Palette an Nebenwirkungen sollte einen jedoch nicht davon abhalten, eine Therapie zu beginnen, denn die Heilungschancen werden immer besser (Reinhardt, 2006).

4.3 Bestrahlung

Zusätzlich zur Chemotherapie, wird oftmals die Strahlentherapie eingesetzt, da sie mittlerweile einen festen Bestandteil in der Brustkrebsbehandlung bildet. Diese kann allerdings erst nach Verheilen der Operationswunde/en erfolgen. „Mit Hilfe der Strahlentherapie werden lokale Krebsneubildungen (Rezidive) verhindert, indem eventuell noch vorhandene Tumorzellen in der Brust oder im Narbenbereich zerstört werden" (Roche, S. 22).

Die heutige Strahlentherapie kann gezielt und schonend eingesetzt werden, um die Haut nicht zusätzlich in Mitleidenschaft zu ziehen. Mit der Bestrahlung soll der Zellkern der Tumorzelle, die eventuell noch vorhanden ist, geschädigt werden. Dadurch verlieren die Tumorzellen die Fähigkeit sich zu teilen und so zu vermehren.

Auch eine Strahlentherapie bringt einige Nebenwirkungen mit sich, die allerdings nach Beendigung der Therapie wieder verschwinden. So kann man z.B. beobachten, dass die bestrahlte Haut rötlich und sehr empfindlich wird. Dieses kann man in etwa mit einem schlimmen Sonnenbrand vergleichen. Zudem darf die bestrahlte Region nicht mit Wasser in Berührung kommen, sondern nur gepudert werden. Zusätzlich zur geröteten Haut, beklagen sich die Patientinnen über Müdigkeit und Unwohlsein. Diese Symptome nehmen im Laufe der Behandlung zu, klingen jedoch rasch nach Beendigung wieder ab.

Aufgrund der viel versprechenden Erfolge, sollte auf eine Strahlentherapie nach Anraten des Arztes nicht verzichtet werden. Wie auch bei der Chemotherapie werden die Heilungschancen immer besser (Roche; Reinhardt, 2006).

5. Früherkennung/Vorsorgeuntersuchung

Dank der vorschreitenden Forschungsmethoden und Untersuchungsmöglichkeiten ist es möglich, einen Tumor heute recht früh zu entdecken. Ab einem gewissen Alter zählen Vorsorgeuntersuchungen, genauso wie ein Zahnarztbesuch, zum Alltag dazu. Diese sollte man auch immer Wahrnehmen, denn nur so kann man einen Tumor ausschließen. Dennoch sollte man sich nicht immer zu 100 % auf den Arzt verlassen. Man sollte sich und seinen Körper kennen und diesen mindestens einmal im Monat gründlich untersuchen, besonders im Bereich der Brust. Nur durch das Einhalten beider Vorsorgemaßnahmen, kann man Sicherstellen, dass einen Krebs frühzeitig erkannt und behandelt wird.

5.1 Arztkontrolle/Vorsorgeuntersuchungen

Ab einem Alter von 30 Jahren stehen Frauen die kostenlosen Vorsorgeuntersuchungen zur Verfügung. Jede Frau sollte diese Krebsvorsorgeuntersuchungen in Anspruch nehmen, denn nur so kann man einen Krebs ausschließen oder frühzeitig behandeln. Bei Frauen, die familiär vorbelastet sind, werden die Vorsorgeuntersuchungen bereits vorher von den Kassen übernommen.

Die Vorsorgeuntersuchung beinhaltet das sorgfältige Abtasten beider Brüste und der Achselhöhlen auf etwaige Knoten. Sollten tastbare Knoten gefunden werden, wird eine Mammographie durchgeführt. Ebenfalls hat jede Frau zwischen dem 50. und 69. Lebensjahr alle 2 zwei Jahre Anspruch auf eine Mammographie.

Mit einer Mammographie, die ähnlich wie das Röntgen ist, lassen sich gut kleinste Tumore erkennen, die noch nicht tastbar sind. Aus diesem Grund ist eine Mammographie unerlässlich.

Bei einer Mammographie wird die Brust zwischen zwei strahlendurchlässige Plexiglasplatten gepresst. Dieses ist auch der Grund, warum sich viele Frauen davor scheuen, da es oftmals als schmerzhaft bzw. als unangenehm empfunden wird. Dabei gilt, je flacher die Brust zusammengedrückt wird, desto deutlicher und ist das Ergebnis. Von jeder Brust werden zwei Aufnahmen angefertigt, die der Arzt anschließend dadurch beurteilt, dass er einen räumlichen Eindruck von den Strukturen der Brust erhält.

Da bei der Mammographie Strahlen freigesetzt werden, sind sich die Forscher noch uneinig darüber, ob dieses nicht ebenfalls ein erhöhtes Risiko zu erkranken darstellt. Die Strahlung ist jedoch in der heutigen Zeit so gering, dass dieses kaum noch ein Risiko darstellt (Berg, 2007; Reinhardt, 2006). Meine Meinung ist, dass man sich lieber diesem geringen Risiko aussetzen sollte, da man durch diese Untersuchung einen frühen Krebs erkennen und auch heilen kann. Macht man die Mammographie nicht, wird eventuell ein Tumor übersehen und erst zu spät entdeckt, dass dieses dann vielleicht mit dem Tod endet.

5.2 Selbstuntersuchung/Selbstkontrolle

Zusätzlich zum Krebsvorsorgetermin beim Gynäkologen, sollte sich jede Frau einmal im Monat selber untersuchen bzw. abtasten. Niemand kennt seinen eigenen Körper so gut wie man selbst. Falls dieses nicht der Fall ist, sollte man seinen Körper kennen lernen, um auch eventuelle Veränderungen an der Brust wahrzunehmen. Je öfter man eine Selbstuntersuchung macht, desto besser wird das eigene Körperempfinden. Ein Facharzt kann die Brust nur von außen abtasten, spürt jedoch keine Schmerzen oder unangenehmen Gefühle. Es ist wichtig und auch vorbeugend, wenn man sich ca. ab dem 20. Lebensjahr einmal im Monat selbst abtastet. Ca. 80 % aller auffälligen Veränderungen werden von den Frauen selbst entdeckt. Der richtige Zeitpunkt für eine Selbstuntersuchung ist ca. 10 Tage nach Beginn der letzten Monatsblutung. Zu dieser Zeit ist das Gewebe einer Brust besonders weich und kann deshalb besser abgetastet werden (Höffken, 2003).

Es gibt einige Schritte zu beachten, wie man sich am besten selbst untersucht. Man sollte seinen Gynäkologen um Rat fragen und dieses eventuell mit ihm üben. Zudem gibt es eine Menge Ratgeber, die eine solche Untersuchung für zu Hause anleiten. Wichtig ist es auch, dass man seine Brust nicht nur im Stehen untersucht, sondern auch im Liegen und diese jeweils von allen betrachtet, welches auch in jedem Ratgeber zu finden ist.

Mit der Zeit kommt auch Routine in die Selbstuntersuchung und man bekommt ein Gefühl für das Gewebe. Dann dauert eine Untersuchung nur noch ca. 10 Minuten. Wenn man bedenkt, dass diese 10 Minuten im Monat einem das Leben retten können, sollte man diese investieren und auch ernst nehmen. Zudem kann man die Untersuchung auch beim Duschen oder eincremen durchführen, um Zeit zu sparen (Reinhardt, 2006).

6. Schlussfolgerung

Im Verlauf der Arbeit hat man einen Überblick über das Thema Brustkrebs bekommen. Ein Knoten in der Brust heißt nicht immer gleich Brustkrebs. Solch ein Knoten kann mehrere Ursachen haben, wie es in der Arbeit verdeutlicht worden ist. Aus diesem Grund sollte man bei einem Tastbefund Ruhe bewahren und erstmal die Diagnose vom Arzt abwarten, bevor man sich unnötige Sorgen macht.

Sollte dennoch die Diagnose „Brustkrebs" lauten, ist es wichtig, sich nicht zu verstecken, sondern dem Krebs den Kampf anzusagen. Man sollte seine Familie mit einbeziehen und sich auf diese verlassen, denn sie gibt einem in den meisten Fällen Kraft, die Krankheit zu besiegen. Ebenfalls sollte man versuchen, einen Kampfgeist zu entwickeln, denn eine positive Einstellung hilft einem im Kampf gegen den Krebs.

Jede Frau, oder auch jeder betroffene Mann, sollte die für sich geeignete Therapie mit einem Fachmann abwägen. Nicht jede Therapie kann jeden Krebs besiegen. Zudem hat eine Therapie auch viele Nachteile, da sie, wie man gesehen hat, einige an Nebenwirkungen mit sich bringt. All diese Nebenwirkungen sollten einen jedoch nicht abhalten, eine Therapie zu beginnen, denn die Heilungschancen und Erfolgsaussichten sind in den letzten Jahren enorm angestiegen. Dieses liegt unter anderen nicht nur daran, dass der Krebs immer früher entdeckt wird, sondern auch daran, dass die Forschung immer weiter voranschreitet.

Brustkrebs sollte heute kein Tabuthema mehr sein, und befindet sich, wie deutlich zu erkennen ist, in einer Wende. Man ist den Ursachen, die das Krebsrisiko erhöhen, auf der Spur. Das Umwelteinflüsse und ungesunde Lebensweisen ein erhöhtes Risiko für Krebs, und hier ist nicht nur Brustkrebs gemeint, darstellen, sollte allgemein bekannt sein. Dieses Risiko kann jeder für sich selbst senken, indem man sich z.B. regelmäßig sportlich bewegt und einer regelmäßigen gesunden Ernährung nachgeht. Zudem kann man die Zufuhr von Giften, wie z.B. Alkohol- und Zigarettenkonsum einstellen oder verringern.

Nicht zu vernachlässigen sind die regelmäßige Selbstuntersuchungen und die regelmäßigen Vorsorgeuntersuchungen beim Arzt. Auf diese Weise kann man Veränderungen sofort wahrnehmen und rechtzeitig behandeln lassen.

Literaturverzeichnis

Berg, Lilo (2007). *Brustkrebs. Wissen gegen die Angst. Das Handbuch.* Aktualisierte Neuausgabe. Vollständig überarbeitete und erweiterte Taschenbuchausgabe. München: Wilhelm Goldmann Verlag.

Drebing Dr., Verena, Mikulsky, Denise, Heimann Dr., Dierk, Vogel, Gunther (2002). *Hilfe! Brustkrebs. Das Praxis – Buch Einfach und verständlich.* Köln: Egmont vgs verlagsgesellschaft.

Fischl, Franz; Feiertag, Andreas (2005).*Wirschaftsfaktor Brustkrebs. Werden Frauen und ihre Ängste instrumentalisier?* Wien/New York: Springer Verlag

Höffken Prof. Dr. med., Klaus (2003). *Den Brustkrebs besiegen. Rechtzeitig erkennen, richtig behandeln, heilen und leben. Methoden der Früherkennung; Erfolgreiche Therapien und wirksame Nachsorge; Möglichkeiten zum Wiederaufbau der Brust.* München: Südwest Verlag.

Reinhardt Dr. med., Volker (2006). *Brustkrebs. Vorbeugen und richtig behandeln. Gesundheit aktuell.* München: Compact Verlag.

Roche Pharma AG (Jahr o. A.). *Herausforderung Brustkrebs. Durch die Brust ins Herz.* Grenzach – Wyhlen.

Deutsche Krebshilfe, (02/2008). http://www.krebshilfe.de/brustkrebs.html#c260 (Zugriffdatum: 14.08.2008).

Robert–Koch-Institut
http://www.rki.de/cln_091/nn_204078/DE/Content/GBE/DachdokKrebs/Datenbankabfragen/Neuerkrankungen/neuerkrankungen__node.html?__nnn=true (Zugriffdatum: 14.8.2008)

Entscheidungsdifferenzen von Patientinnen und ihren Ärzten bezüglich der Beurteilung des Benefits von Therapieoptionen. Ergebnisse der „Gut Informieren – Gemeinsam Entscheiden!" – Studie von Dragan Radosavac

2008

1. Zusammenfassung

Hintergrund

Bei Patientinnen mit einem primären Mammakarzinom kann mittels adjuvanter und neoadjuvanter Therapie das Gesamtüberleben gesteigert und die Rezidivrate gesenkt werden. In der palliativen Situation können unterschiedliche Therapieoptionen das Leben verlängern, Symptome mindern und die Lebensqualität verbessern. Patientinnen und ihre betreuenden Ärztinnen und Ärzte unterscheiden sich jedoch grundsätzlich in der Erwartungshaltung bezüglich des Benefits der verschiedenen Therapieoptionen, sowohl in der kurativen als auch in der palliativen Situation.

Material und Methoden

Insgesamt haben 2.065 Patientinnen (Rücklauf 24,34%) und 470 Ärztinnen und Ärzte (Rücklauf 6,8%) an der Umfrage teilgenommen. 90 Patientinnen und 55 Ärztinnen und Ärzte nutzten die Möglichkeit der Online-Teilnahme.

Ergebnisse und Beobachtungen

Die Vorstellungen bezüglich des Benefits der jeweiligen Therapieoptionen unterschieden sich signifikant ($p<0,001$) zwischen Patientinnen einerseits und onkologisch tätigen Ärztinnen und Ärzten andererseits. Ausgehend von einem 5-Jahres-Gesamtüberleben von 60% ohne Therapie, verlangten 64% der Patientinnen eine Steigerung des Gesamtüberlebens von 10% und mehr, wohingegen nur 30% der Ärztinnen und Ärzte den gleichen Benefit forderten, um die Indikation zur Chemotherapie zu stellen. Bei der endokrinen Therapie zeigten sich noch größere Unterschiede bzgl. des geforderten Benefits. 57,7% der Patientinnen wünschten einen Benefit von mehr als 10%. Dem gegenüber standen nur 17,5% der Ärztinnen und Ärzte bei gleichem Benefit.

Nach statistischer Auswertung der gewonnen Informationen können folgende Kernaussagen getroffen werden:

Circa 20% der Patientinnen würden in der kurativen Situation jede Therapieoption wählen, die auch nur einen minimalen Benefit verspricht.

Ärztinnen und Ärzte verlangen mehrheitlich, unabhängig von der Ausgangslage, einen geringeren Benefits, der zwischen 5% und 10% lag, um eine Therapieoption zu rechtfertigen.

Patientinnen wünschten mehrheitlich, unabhängig von der Ausganglage, eine Steigerung des Benefits von 10%, oft jedoch um 20% und mehr.

Für die komplementären/ alternativen Therapien reichte der Mehrheit der Ärztinnen und Ärzte eine subjektive Steigerung des Wohlbefindens, wohingegen Patientinnen in der Mehrheit mindestens von einer objektiv nachvollziehbaren Steigerung des Wohlbefindens ausgingen.

Praktische Schlussfolgerungen

Patientinnen sollte mit Hilfe verschiedener Tools und entsprechenden Aufklärungsgesprächen ein Wissen über ihre Erkrankung und der Wirksamkeit der verschiedenen Therapieoptionen mit Darstellung der Nebenwirkungen bzw. Risiken vermittelt werden, so dass eine realistische Einschätzung bezüglich der Prognose gemacht werden kann. Möglichkeiten bieten eine Anlehnung an die bestehenden Leitlinien und Empfehlungen, aber auch die Nutzung statistischer Berechnungsprogramme. Dieses sollte vor dem Hintergrund passieren, dass Patientinnen im Anschluss besser das „Für und Wider" einer Therapie (Hospitalisation, therapieinduzierte Nebenwirkungen, Steigerung der Rezidivfreiheit bzw. der Überlebenserwartung, etc.) abschätzen können. In der kurativen Situation bieten sich z.B. statistische Berechnungsprogramm wie Adjuvant! Online an. Eine Berücksichtigung individueller Patientenwünsche und Komorbiditäten findet zum gegenwärtigen Zeitpunkt nahezu keine Berücksichtigung. In der palliativen Situation sollte eine Einzelfallentscheidung auf der Grundlage der zur Verfügung stehenden klinischen Studien, der Anbindung an onkologische Zentren, der persönlicher Erfahrungswerte der behandelnden onkologisch tätigen Ärztinnen und Ärzte und individueller Patientendaten getroffen werden, solange weitere Hilfestellungen nicht zur Verfügung stehen, welche diese Faktoren berücksichtigen

2. Einleitung

2.1. Grundlegende Fragestellung

Die neoadjuvante und adjuvante Therapien der Patientin mit einem primären Mammakarzinom, d.h. operative Therapie, antihormonelle Therapie und zytostatische Therapie, Antikörpertherapie und Strahlentherapie, zeigen, dass die Rezidivrate gesenkt und das Gesamtüberleben Betroffener verbessert werden kann.

In der metastasierten Situation sind die Ziele der onkologischen Therapien die Erhaltung der Lebensqualität, die Verhinderung tumorbedingter Symptome und die Verlängerung der Überlebenszeit. Entscheidungen zur Therapie basieren auf detailliertenLeitlinienundEmpfehlungen(z.B. S3-Leitlinie [http://www.krebsgesellschaft.de/download/s3-leitlinie-mammakarzinom_korrigierte.pdf], AGO-Empfehlungen [http://www.ago-online.de], St.Gallen-Empfehlungen [Goldhirsch und al, 2007; http://www.oncoconferences.ch/2007/Resume], ASCO-Empfehlungen [http://www.asco.org]).

Zahlreiche Studien haben jedoch aufgezeigt, dass ein Großteil der Patientinnen nur ungenügend Informationen über ihre Prognose mit und ohne die jeweiligen Therapieoptionen erhalten, und grobe und häufig unrealistische bzw. nicht verständliche Schätzungen des Rezidivrisikos, der Heilungsrate oder der zu erwartenden Überlebensverlängerung in der metastasierten Situation gegeben werden.

Patientinnen sind somit häufig keine adäquat informierten Entscheidungsträgerinnen, und schwer in der Lage, die Vor- und Nachteile einer spezifischen Therapie zu erfassen, und das Für und Wider der Therapie abzuwägen. Des Weiteren liegen die Vorstellungen der Ärztinnen und Ärzte und ihrer Patientinnen häufig weit auseinander.

Jede Therapieentscheidung sollte generell individuell nach Abwägung des Vorteils gegen die Nebenwirkungen der Therapie erfolgen. Mittels existierender Berechnungsprogramme kann in der adjuvanten, d.h. in der kurativen Situation von Patientinnen mit einem Mammakarzinom, der zu erwartende Vorteil einer Therapieform anhand der bekannten Prognosekriterien (z.B. Tumorgröße, Lymphknotenstatus, Hormonrezeptorstatus, Grading), des Alters der Patientin und den Begleiterkrankungen berechnet und somit eingeschätzt werden.

Eine Möglichkeit der Prognoseberechnung wäre z.B. mit Hilfe von Adjuvant! Online (www.adjuvantonline.com) für die adjuvante Situation. Im Rahmen der onlinebasierten Menüführung werden individuelle Parameter abgefragt (Tumorgröße, Hormonstatus, geplante Therapie, etc.), und anschließend erfolgt eine grafische Gegenüberstellung der erwarteten Prognose mit und ohne Therapie.

Dieses findet jedoch in Deutschland noch keine breite Anwendung bzw. es wird noch selten zusammen mit der Patientin eingesetzt. Zudem existieren nur wenige Studien, welche sich mit der Entscheidungsfindung von Patientinnen und Ärztinnen und Ärzten zur neoadjuvanten, adjuvanten und palliativen Therapie des Mammakarzinoms beschäftigen. Es ist unklar, inwieweit Faktoren die

Indikationsstellung zur Therapie, das Aufklärungsgespräch und die Einwilligung zur Therapie beeinflussen.

2.1.1. Fragestellung

Die Arbeit hat zum Ziel, mittels eines Fragebogens detailliert zu erheben, wie Patientinnen subjektiv und individuell den Vorteil der einzelnen Therapieoptionen in der kurativen und palliativen Situation des Mammakarzinoms einschätzen, so dass sie die Indikation zur Therapie für gerechtfertigt halten.

Im folgenden Schritt soll die Qualität des Aufklärungsgespräches durch ein Instrument optimiert werden, welches die subjektive Einschätzung des notwendigen Therapievorteils und die beeinflussenden Faktoren integriert. Dieses Instrument kann dazu dienen, Aufklärungsgespräche für die folgenden Therapieoptionen in Zukunft partnerschaftlicher und individueller zu gestalten:

- die antihormonelle Therapie,
- die zytostatische Therapie,
- die Antikörpertherapie,
- die Strahlentherapie,
- komplementäre & alternative Therapieverfahren.

Letztendlich kann das Modell dazu dienen, die Patientinnen mit ihren individuellen Bedürfnissen und Erwartungen besser zu verstehen, und somit patientinnenorientierter bzw. –zentrierter Entscheidungen zu treffen.

2.2. Stand der Forschung

2.2.1. Therapieentscheidung

Es existieren meist unterschiedliche, verfügbare Optionen zur adjuvanten und palliativen Therapie der Patientin mit einem Mammakarzinom. Des Weiteren muss insbesondere in der palliativen Situation die Entscheidung zwischen keiner weiteren Therapie oder einer Chemotherapie bzw. antihormonellen Therapie mit ihren damit verbundenen Nebenwirkungen und Reduktion der Lebensqualität getroffen werden. Der erwartete Vorteil einer Therapie mit Verbesserung des krankheitsfreien als auch Gesamtüberlebens kann unterschiedlich sein.

Zum Zeitpunkt der Entscheidung müssen Patientinnen zahlreiche, zum Teil sehr komplexe medizinische Informationen verarbeiten und in einer psychisch sehr belastenden Situation kurz nach Erhalt der Diagnose wesentliche Entscheidungen treffen (Langer, 2001). Auch wenn die generelle Informiertheit über

Brustkrebs in Deutschland mit 78,8 % im Vergleich zu Amerika mit 53% relativ hoch ist (Paepke et al., 2001; Takakuwa et al., 2000), haben zahlreiche Studien aufgezeigt, dass Patientinnen meist unzureichende Informationen zu der Prognose und ihrer Veränderung durch die jeweilige adjuvante Therapie erhalten. Zudem werden oftmals ungenaue oder falsche Schätzungen gegeben (Siminoff et al., 1989; Ravdin et al., 1998).

Häufig werden Therapieentscheidungen nicht individualisiert. Zudem werden zum Teil nur wenige Tumorcharakteristika oder Prognosefaktoren verwendet, um Rezidivrisiko und Heilungsrate abzuschätzen (Langer, 2001). Ohne die richtige Information mit verständlicher Darstellung und Diskussion der jeweiligen Vor- und Nachteile sind Patientinnen inadäquat informierte Partnerinnen und Entscheidungsträgerinnen und somit nicht in der Lage die Vor- und Nachteile einer adjuvanten Therapie abzuschätzen.

Zahlreiche Studien haben aufgezeigt, dass Patientinnen mit einem Mammakarzinom aufgrund Informationsmangel das Risiko ohne weitere Therapie unterschätzen, und die Wirksamkeit der adjuvanten Therapie deutlich überschätzen (Ravdin et al., 1998). Dies kann die Therapieentscheidung deutlich beeinflussen und zu unrealistischen Vorstellung führen. Um Patientinnen zu unterstützen, ist es erforderlich, einerseits die Vor- und Nachteile einer Therapieoption zu kennen, und diese im individuellen Fall mit Einbeziehung von Begleiterkrankungen, sozialem Umfeld, Kurz- und Langzeitfolgen der Therapie und Erwartungen an die Lebensqualität verständlich darzustellen (Langer, 2001).

Paepke et al. (2001) zeigten bereits anhand einer Umfrage mit 8.400 gesunden Frauen, dass der Wunsch nach Information und Aufklärung vorhanden ist. 78,8% der Frauen hatten sich über die Brustkrebserkrankung informiert, was auch zu einem entsprechend hohen Anteil zur Teilnahme an Früherkennungsmaßnahmen führte. Informationsdefizite wiesen vor allem Frauen über 65 Jahren auf, welche auch bei Therapieentscheidungen z.T. ungenügend aufgeklärt werden bzw. häufig den Entscheidungen der Ärztinnen und Ärzten kritiklos zustimmen.

Ein häufiges klinisches Szenario ist z.B. die 65 jährige Frau mit einem hormonpositiven und lymphknotennegativen T1-Mammakarzinom. Eine endokrine Therapie mit Tamoxifen für fünf Jahre ist in der Lage die 10-Jahres-Heilungsrate von 80% um 2,4% auf 82,4% zu steigern. Eine anthrazyklinhaltige Chemotherapie gefolgt von einer antihormonellen Therapie verspricht einen Benefit von 3,6%. Es stellt sich die Frage, ob eine Patientin für einen Benefit von 1,2% die zusätzliche, z.T. nebenwirkungsreiche zusätzliche Chemotherapie erhalten sollte. Studien, welche die Einstellungen von betroffenen Patientinnen untersucht haben, haben aufgezeigt, dass einerseits einige Patientinnen die zusätzliche Chemotherapie trotz des geringen Benefits wählen würden, anderseits viele Patientinnen sich nicht für die Chemotherapie entscheiden würden (Ravdin et al., 1998; Coates und Simes, 1992).

Feldman et al. (2002) untersuchten den Einfluss einer Prognosetabelle, mit der jeweils anhand des Tumorstadiums zu erwartenden Benefits einer Chemotherapie und/ oder antihormonellen Therapie, auf die Therapieentscheidungen englischer Frauen mit einem Mammakarzinom. Im Vergleich zwischen den Jahren 1999 (301 Patientinnen) und 2000 (288 Patientinnen; Therapieentscheidung mit Hilfe der Tabelle) stieg der Prozentsatz der Patientinnen mit Chemotherapie und einem zu erwarteten Vorteil von 6% durch die adjuvante Chemotherapie von 86% auf 89%. Die größte Veränderung zeigte sich bei den Patientinnen mit einem zu erwartenden Vorteil von 4%; hier stieg der Prozentsatz mit adjuvanter Chemotherapie von 42% auf 64%. Bei den Patientinnen mit einem zu erwartenden Vorteil von nur 2% fiel der Prozentsatz mit adjuvanter Chemotherapie von 20% auf 14%. Feldman et al. präsentierten anhand der Studie auf eindrucksvolle Weise, dass die Nutzung von Tabellen im Aufklärungsgespräch einen wesentlichen Einfluss auf die Entscheidungen von Patientinnen und Ärztinnen und Ärzten haben können.

Die Verbesserung des Gesamtüberlebens und die Reduktion des Risikos eines Lokalrezidivs oder Fernmetastasierung müssen gegen die Nebenwirkungen einer Chemotherapie oder antihormonellen Therapie abgewogen werden, wie z.B. Alopezie, Nausea, Hyperemesis, Fatigue-Syndrom, Infektionsrisiken, Reduktion der Lebensqualität oder Knochenmarksaplasie (Hurny et al., 1996). Zudem treten diese Nebenwirkungen meist früh im Rahmen der Therapie auf, wobei die Langzeitfolgen moderner Therapieschema zum Teil noch unbekannt bzw. im individuellen Fall nicht vorhersagbar sind.

Umso wichtiger ist es, dass die Patientin ihre persönlichen Präferenzen in die Therapieentscheidung einfließen lassen und mit Hilfe der Ärztin oder des Arztes Vorteile und Nachteile gegeneinander abwiegen kann. Um die Patientin mehr in den Entscheidungsprozess zu integrieren, sind zahlreiche Ansätze erforderlich. Neben gezielter Information der Bevölkerung über das Mammakarzinom im Allgemeinen, müssen Programme entwickelt werden, um Patientinnen individuell in der jeweiligen Situation zu informieren und zu unterstützen. Des Weiteren werden Instrumente zur Unterstützung der individuellen Entscheidungsfindung benötigt. Aktuell ist unklar, welche Faktoren die Entscheidungen von deutschen Frauen beeinflussen. Zudem ist zum größten Teil unbekannt, welche Auswirkungen moderne anthrazyklin- und/ oder taxanhaltige Therapien und die antihormonelle Therapie auf die Beurteilung der Rechtfertigung der Therapie aus Patientinnensicht haben. Die Analyse der Sicht und Einstellungen von Patientinnen, welche bereits die unterschiedlichen Therapieoptionen erhalten haben, kann deutlich dazu beitragen, die Erwartungen und die Entscheidung beeinflussenden Faktoren besser zu verstehen, um in Zukunft das ärztliche Aufklärungsgespräch individueller und mit größerem Verständnis für die Wünsche der Patientinnen gestalten zu können.

2.2.2. Entscheidungsfindung mittels Berechnungsprogrammen

Mit der Entwicklung von Berechnungsprogrammen ist es möglich geworden, Risiken individueller abzuschätzen. Diese sind vor allem in der Prävention von Erkrankungen verbreitet.

Im Allgemeinen ist ein Risiko definiert als das Verhältnis von Wahrscheinlichkeiten, ein Ereignis zu erleiden. Eine ideale Bezifferung eines Risikos würde in den beiden sich ausschließenden Aussagen resultieren:

a) ja, das Ereignis wird eintreten oder,

b) nein, das Ereignis wird nicht eintreten.

Im Rahmen der Berechnung von Erkrankungsrisiken an einem Mamma- und/ oder Ovarialkarzinom werden Risikoberechnungsprogramme bereits im klinischen Alltag eingesetzt, z.B. das Gail-Model, welches das Risiko zur Entstehung eines Mammakarzinoms berechnen kann (Constantino et al., 1999). Eine Übersicht der vorhandenen Risikoberechnungsprogramme gibt die Tabelle 1 (Fasching et al., 2004; Lux et al., 2005).

Lebenszeitrisiko Mammakarzinom	
Gail-Modell	Computerprogramm
Tyrer-Cuzick-Modell	Computerprogramm
BRCAPRO	Stammbaumprogramm
MLINK (Cyrillic 2.1.3)	Stammbaumprogramm
Claus-Modell	Berechnungstabellen
BRCA1-Mutation	
MLINK (Cyrillic 2.1.3)	Stammbaumprogramm
Couch-Modell	Tabellen
Shattuck-Eidens-Modell	Berechnungsformel
Tyrer-Cuzick-Modell	Computerprogramm
BRCAPRO	Stammbaumprogramm
BRCA2-Mutation	
MLINK (Cyrillic 3.0 + Parigiani)	Stammbaumprogramm
Frank-Modell	Berechnungsformel
Shattuck-Eidens-Modell II	Berechnungsformel
Tyrer-Cuzick-Modell	Computerprogramm
BRCAPRO	Stammbaumprogramm

Tabelle 1: Risikoberechnungsmodelle für die Entstehung eines Mammakarzinoms oder das Vorliegen einer prädisponierenden Mutation (Fasching et al., 2004; Lux et al., 2005)

Mittels dieser Programme konnten verschiedene Risikofaktoren identifiziert werden. Vergleicht man Frauen, die einem speziellen Risikofaktor ausgesetzt sind, mit denen, die ohne diesen Risikofaktor leben, so kann ein so genanntes relatives Risiko errechnet werden. Die Grundlage zur Bestimmung solcher Risikofaktoren sind große Datenbanken, die diese Parameter festhalten (Fasching et al., 2004).

In der klinischen Praxis, besonders im Rahmen von Tumorrisikosprechstunden, stellt sich für Ärztinnen, Ärzte und gesunde Ratsuchende die Frage nach dem individuellem Lebenszeitrisiko zur Erkrankung bei individuell gegebenen Risikofaktoren oder das nach dem Vorliegen von Mutationen, welche zu einer genetischen Belastung der Patientin mit deutlich erhöhtem Erkrankungsrisiko führt. Ziel bei dieser Risikoschätzung auf der Grundlage dieser Daten ist es, innerhalb der bekannten Daten eine Gruppe von Frauen zu identifizieren, die in Bezug auf die zu betrachteten Parameter den individuellen Parametern der ratsuchenden

Frau am ähnlichsten sind, um entsprechend Maßnahmen zur individualisierten und intensivierten Früherkennung und medikamentösen und chirurgischen Prävention einzuleiten.

Im klinischen Alltag werden Berechnungsprogramme zur Ermittlung des Vorteils einer Therapie und zur Unterstützung eines Aufklärungsgespräches in Deutschland noch nicht verwendet, obwohl evidenzbasierte Therapieentscheidung mehr und mehr eine wesentliche Rolle spielt. Dieser Trend entsteht zu einer Zeit, in der die Ergebnisse klinischer Studien, welche die Effektivität und Sicherheit therapeutischer Optionen analysieren, kaum noch überschaubar sind. Paradoxer Weise sind die computergestützten Programme in der Lage, die Medizin menschlicher und individueller zu gestalten. Anhand von Graphiken und verständlichen Datenpräsentationen können zu erwartende Ergebnisse einer Therapieentscheidung Patientinnen dargestellt und erklärt werden. Somit kann die Patientin zu einer informierten Partnerin werden, welche die Wirksamkeit unterschiedlicher Therapieoptionen nachvollziehen und mit entscheiden können. Berechnungsprogramme haben ein großes Potential Therapieentscheidungen in der adjuvanten Therapie des primären Mammakarzinoms zu unterstützen.

Eine Möglichkeit dazu biete Adjuvant! Online. Bei Adjuvant! Online (http://www.adjuvantonline.com) handelt es sich um ein online- Berechnungsprogramm, entwickelt von Ravdin et al. (2001). Ziel dieses Programms ist es, den Therapieerfolg von Patientinnen mit einem Mammakarzinom abzuschätzen. Dazu werden statistische Analysen durchgeführt, welche auf den Überlebensdaten, den epidemiologischen Grundlagen und den Ergebnissen zahlreicher randomisierter Studien zur adjuvanten Therapie des Mammakarzinoms

aufbauen. Die Schätzungen werden mittels eines Prognosefaktor-Impact-Kalkulator berechnet, welches auf der Bayes-Methode basiert, um Berechnungen anhand der relativen Risiken und Prävalenzen positiver Testergebnisse durchzuführen (Abb. 1 und 2).

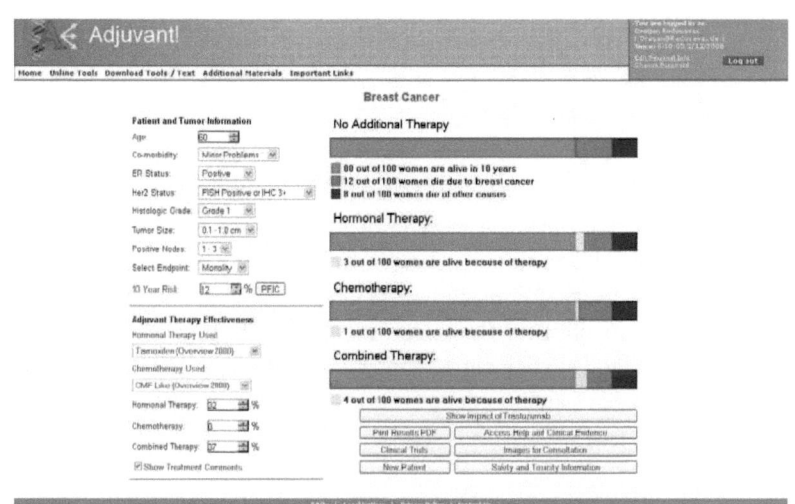

Abb. 1: Graphische Gegenüberstellung der Überlebenswahrscheinlichkeit verschiedener Therapieoptionen mit Hilfe von Adjuvant! Online (*Ersterkrankung*) http://www.adjuvantonline.com/index.jsp

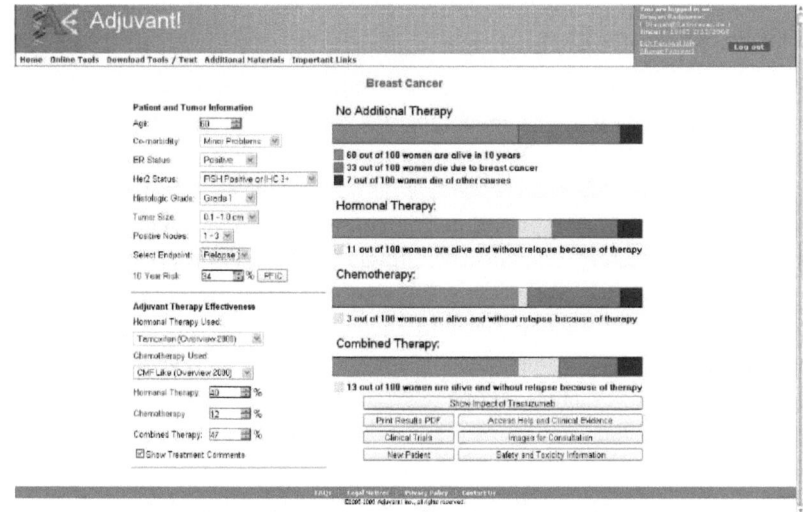

Abb. 2: Graphische Gegenüberstellung der Überlebenswahrscheinlichkeit verschiedener Therapieoptionen mit Hilfe von Adjuvant! Online (*Rezidiv*)

2.3. Leitlinien

2.3.1 St. Gallen Consensus-Meeting

Das St. Gallen Consensus-Meeting existiert seit 1978. Das Panel besteht aus Studienärztinnen und -ärzten, die die Ergebnisse ihrer eigenen klinischen Studien mit Erkenntnissen der evidenzbasierten Medizin beurteilen.

Im Jahr 2005 hat das Panel die anstehenden Fragen im Ted-Verfahren abgestimmt. Auch wenn es keinen vollständigen Konsens gibt, zeigt sich im Großen und Ganzen eine Übereinstimmung. Aufgrund der internationalen Beteiligung wird bei der internationalen Konferenz „Primary Therapy of Early Breast Cancer" in St. Gallen lediglich ein Minimalkonsens erreicht. Die nationalen Organisation sind folgend aufgefordert, diesen als Grundlage für lokale Empfehlungen zu verwenden.

2.3.2. St. Gallen-Konferenz 2003 und 2005

Die Indikationsstellung zur systemischen Therapie richtet sich laut den St. Gallen Empfehlungen von 2003 nach den Faktoren wie Lymphknotenstatus, Hormonrezeptorstatus, Tumorgröße, Grading und Alter (Kaufmann et al., 2004). Anhand der Risikokonstellation wurden Empfehlungen zur adjuvanten Therapie für Patientinnen mit einem hormonempfindlichen und hormonunempfindlichen Mammakarzinom entwickelt.

Im Rahmen der St. Gallen-Konferenz 2005 wurde eine neue Risikoklassifikation eingeführt. Die neue Risikoeinteilung beruht vor allem Dingen darauf, dass neben der vaskulären Invasion/Lymphangiosis der Nachweis von Her2/neu als klinisch relevanterRisikofaktorakzeptiertwurde(Kaufmannetal.,2005).Als hormonsensibel werden alle Tumoren mit positiven Östrogenrezeptor und/oder Progesteronrezeptor eingestuft. Eine unsichere/fragliche Hormonsensibilität liegt dann vor, wenn eine niedrige oder mittlere Expression vorliegt, der Tumor trotz positiver Rezeptoren als G3 eingestuft wird und/oder Her-2/neu-Positivität vorliegt. Die Aromatasehemmer wurden neben Tamoxifen als neuer Standard in der adjuvanten TherapiedesMammakarzinomsaufgenommen.Bezüglichdes optimalen Einsatzpunktes bestand naturgemäß keine Einigkeit, da ein direkter Vergleich noch aussteht.

2.3.3. St. Gallen 2007

Die Risikoklassifikation blieb im Vergleich zu den Empfehlungen von 2005 unverändert und gliedert sich weiterhin in eine Dreiteilung der Risikocharakteristika und in die Abstufung der „endocrine responsive".

Risikogruppe	„endocrine responsive"	„endocrine non-responsive"
Low risk	Nodal negativ und pT<1cm oder alle folgenden Kriterien: N0, HR+, pT<2cm, G1, Alter >35 Jahre, Her2/neu, VI0	Nicht anwendbar
Intermediate risk	Nodal negativ und HR+ und 1 weiteres Risiko: pT>2cm, G2-3., Her2/neu +, VI0 oder Nodal positiv und HR+ und kein weiteres Risiko	Nicht zutreffend (ER und PR neg.)
High risk	Nodal-positiv (≥4) oder 1-3 Nodal-positiv und weiteres Risiko oder HR- (ohne weiteres Risiko)	Alle (ER und PR neg.)

Tabelle 2: Risikokonstellation von St. Gallen 2007 (Beckmann et al., 2007)

Der Einsatz von Oncotype DX®, MammaPrint® und Adjuvant! Online® wurde unter der Zielvorstellung diskutiert, ob eine Chemotherapie für spezifische Patientinnengruppen vermieden werden kann. Eine allgemeine Empfehlung zur Nutzung der Tools wurde nicht ausgesprochen.

2.3.4. S3-Leitlinie

Das Informationszentrum für Standards in der Onkologie (ISTO) der Deutschen Krebsgesellschaft e.V. (DKG) erstellt und aktualisiert seit 1996 Leitlinien zu Diagnostik, Therapie, Nachsorge, Rehabilitation und Palliation onkologischer Erkrankungen. Bisher sind über 50 Leitlinien entwickelt worden. Aufgrund der klinischen Bedeutung des Versorgungsaspekts der Frau mit einem Mammakarzinom (häufigste Krebserkrankung der Frau in Deutschland) beschloss die Kommission Qualitätssicherung der Deutschen Krebsgesellschaft, auf einen im Vorfeld erstellten ersten Entwurf aufbauend, eine Leitlinie zu erstellen, die den methodischen Anforderungen der Entwicklungsstufe 3 entspricht – die S3-Leitlinie „Diagnostik, Therapie und Nachsorge des Mammakarzinoms der Frau" (Version: Juni 2004).

Die Koordination der Leitlinienentwicklung wurde Prof. Kreienberg (Ulm) übertragen. Diese umfasste Projektplanung, Einberufung der Leitlinienarbeitsgruppen, Mitarbeit in Leitlinienarbeitsgruppen, Zusammenführung der Ergebnisse sowie Entwurf und Überarbeitung der Leitlinienmanuskripte. Als Ausgangspunkt für eine Literaturrecherche erfolgten eine inhaltliche Rahmenbildung der Leitlinie und die Identifikation von Schlüsselaussagen durch interdisziplinäre Konsensusprozesse. Es wurde ein abschließendes Konsensusverfahren der gesamten Leitliniengruppe nach Recherche und Bewertung der Literatur durchgeführt. Als Evidenz- und Empfehlungsgradschema wurde die Einteilung des Centre for Evidence-based Medicine aus Oxford (Mai 2001) gewählt [Levels of Evidence and Grades of Recommendation (LoE), 2001]. Es wurden aus den Leitlinien diejenigen Empfehlungen, welche mit Evidenzlevel oder mit einem Empfehlungsgrad bewertet waren, in eine Datenbank übertragen. Der Vergleich erfolgte in 4 Schritten:

a) Vergleich der Statements der einzelnen Leitlinien (Inhalt und Formulierung),

b) Gegenüberstellung der Evidenzlevel und Empfehlungsgrade,

c) GegenüberstellungderfürdieVergabedesEvidenzniveaus ausgewählten Literatur und Vergleich des Level of Evidence,

d) Transformation der in den Leitlinien angewandten Graduierungsschemata für Evidenzlevel und Empfehlungsgrade auf das Oxford-Schema.

Bei der Erarbeitung der S3-Leitlinie waren die folgenden Fachgesellschaften beteiligt:

- Arbeitsgemeinschaft Gynäkologische Onkologie,
- Arbeitsgemeinschaft Internistische Onkologie (AIO),
- Arbeitsgemeinschaft Radiologische Onkologie (ARO),
- Deutsche Gesellschaft für Chirurgie (DGCh),

- Deutsche Gesellschaft für Gynäkologie und Geburtshilfe (DGGG),
- Deutsche Gesellschaft für Hämatologie und Onkologie (DGHO),
- Deutsche Gesellschaft für Pathologie (DGP),
- Deutsche Gesellschaft für Radiologische Onkologie (DEGRO),
- Deutsche Röntgengesellschaft (DRG),
- Deutsche Gesellschaft für Senologie (DGS),
- und die Vereinigung Deutscher Plastischer Chirurgen (VDPC).

Somit gelang es erstmals bei der Erarbeitung der evidenzbasierten S3-Leitlinie die für die Versorgung von Frauen mit Brustkrebs maßgeblichen Gesellschaften und Institutionen an einen Tisch zu bringen. Die schließlich im Juni 2004 vorgelegte Leitlinie hat zum Ziel, die Therapie von Patientinnen mit einem Mammakarzinom zu optimieren, die Sterblichkeit der Patientinnen mit Brustkrebs zu senken und deren Lebensqualität zu erhöhen. Sie gibt detaillierte Empfehlungen zur kurativen als auch palliativen Therapie der Patientin mit einem Mammakarzinom, und ermöglicht somit einen nationalen, flächendeckenden Empfehlungsstandard. Aufgrund neuer wissenschaftlicher Erkenntnisse erfolgte in einem aufwendigen Konsensusverfahren eine Überarbeitung der 2004 erstellten Empfehlungen. Die zum gegenwärtigen Zeitpunkt aktuellen Empfehlungen wurden im Februar 2008 veröffentlicht.

2.3.5. AGO-Leitlinien

Prämenopausale Frauen erhalten in der Adjuvanz bei rezeptorpositiven Status unabhängig von der Indikation zur Chemotherapie eine endokrine Therapie (Kantelhardt und Thomssen, 2008). Die Standardtherapie erfolgt mit Tamoxifen über fünf Jahre. Falls eine Chemotherapie durchgeführt wird, erfolgt diese vor der endokrinen Therapie. Eine ovarielle Suppression mit GnRH-Analoga für zwei Jahre in Kombination mit Tamoxifen kann ähnlich wirksam sein wie eine adjuvante Chemotherapie mit anschließender Tamoxifentherapie. Eine primäre ovarielle Suppression nach Chemotherapie kann nur für Patientinnen unter 40 Jahre eventuell empfohlen werden. Andernfalls sollte eine Einbindung in prospektive Studien erfolgen.

Postmenopausalen Frauen wird ebenfalls eine adjuvante endokrine Therapie empfohlen. Aromatasehemmer für fünf Jahre oder die Sequenz von Tamoxifen für zwei Jahre, gefolgt von drei Jahren Aromatasehemmer, gelten als Standardtherapie.

Für die adjuvante Chemotherapie gelten antrazyklinhaltige Kombinationen als Standard. Hier wird die französische FEC-Version favorisiert (FE100C*6q3w). Bei Frauen mit einem nodalpositiven Karzinomen sollten Taxane eingesetzt werden. Unter taxanhaltigen Schemata werden die FEC-Docetaxel Sequenz und die BCIRG-Kombination Docetaxel-AC (DAC oder TAC) favorisiert.

Die adjuvante Behandlung mit Trastuzimab für ein Jahr bei Patientinnen mit Tumoren mit HER2/neu-Überexpression in Kombination mit einer Chemotherapie, oder danach, ist immer indiziert.

Eine neoadjuvante Chemotherapie sollte bei Patientinnen mit lokal fortgeschrittenen Tumoren und inflammatorischen Mammakarzinom durchgeführt werden. Die Rate an brusterhaltenden Therapien (BET) kann dadurch erhöht werden.

Die Operation in „den neuen Grenzen" gilt als vertretbar, solange tumorfreie Resektionsränder histologisch dokumentiert werden. Die Sentinellymphknoten-Exzision vor oder nach neoadjuvanter Chemotherapie ist technisch durchführbar. Da der klinische Stellenwert zum gegenwärtigen Zeitpunkt noch nicht geklärt ist, sollte dieses Verfahren vor allem Studien, z.B. SENTINA, vorbehalten sein (Kantelhardt und Thomssen, 2008).

Die BET ist die Standardtherapie für die meisten Mammakarzinome, vorausgesetzt, dass eine vollständige Exzision der Läsion möglich ist. Ausgeschlossen von der BET sind Patientinnen mit multizentrischen und inflammatorischen Karzinomen. Die Axilladissektion ist immer notwendig bei positivem Sentinellymphknoten, vorausgegangenen größeren Operationen der Brust oder Axilla, nach primär systemischer Therapie sowie bei inflammatorsichem Mammakarzinom. Sie muss nicht durchgeführt werden bei Patientinnen mit DCIS, Patientinnen mit sehr kleinen invasiven Läsionen (<1mm), älteren Patientinnen mit kleinem (<2cm), gut differenzierten, klinisch nodalnegativen, rezeptorpositiven Tumoren (G1).

Im Falle eines DCIS gilt unverändert die operative Therapie mit Resektion der Läsion mit ausreichend weitem Mantel gesunden Gewebes als Standard. Mit Hilfe der postoperativen Radiatio kann unabhängig von Ausdehnung, Grading und chirurgischem Ergebnis eine Reduktion der intramammären Rezidivrate erreicht werden. Ein Überlebensvorteil konnte allerdings bisher nicht gezeigt werden (Kantelhardt und Thomssen, 2008).

Die Radiatio gilt als Teil des Therapiekonzeptes bei der BET. Die Boostbestrahlung des Tumorbettes nach der Homogenbestrahlung der betroffenen Brust gilt vor allem bei Frauen unter 50 Jahren als vorteilhaft.

Nach Mastektomie sowie Befall von mehr als 3 axillären Lymphknoten und/oder bei T3-/T4-Tumoren gilt die Strahlentherapie weiterhin als Standard. Bei ausgedehntem Lymphknotenbefall ist ebenfalls eine Bestrahlung der supraclaviculären Lymphabflusswege indiziert.

In der palliativen Situation sollten Monotherapien den Kombinationstherapien vorgezogen werden. Im Falle einer notwendigen schnellen Remission und ausreichend gutem Allgemeinzustand sollten Polychemotherapien in Erwägung gezogen werden. Eine Überlegenheit der Polychemotherapie gegenüber einem sequentiellen Einsatz einer Substanz ist bisher nicht bewiesen (Kantelhardt und Thomssen, 2008).

2.3.6. Leitlinien und individuelle Patientencharakteristika

Auch wenn sich der Großteil der europäischen Entscheidungen zur kurativen Therapie der Patientin mit einem Mammakarzinom auf den St. Gallen- Empfehlungen stützt, beinhalten die Empfehlungen in der Regel keine Stellungnahme zur Art und Weise der Aufklärung als auch zum Wunsch der Patientin. In der S3-Leitlinie wir ausdrücklich ausgeführt, dass „alle Patientinnen über mögliche Nebenwirkungen und Spätfolgen aufgeklärt werden" sollen (Kreienberg et al., 2008). Die Verwendung des zurzeit am besten etablierten Berechnungsprogramm Adjuvant! Online wurde vom Konsensus nicht empfohlen. Alternativen wurden nicht genannt, auch wenn aktuell ein Defizit in der Vermittlung von Informationen und des Aufklärungsgespräches zu den jeweiligen Therapieoptionen besteht. Der Wunsch der Patientin wurde bei den Empfehlungen nicht berücksichtigt, auch wenn dieser einen signifikanten Einfluss auf die Durchführung der Therapie hat. Eine Berücksichtigung individueller Patientencharakteristika, wie z.B. Komorbiditäten, findet in den Leitlinien und Empfehlungen in der Regel ebenfalls keine, oder geringe Berücksichtigung. Darüber hinaus verleiten Leitlinien und Empfehlungen dazu, das Interesse auf lediglich die zu berücksichtigenden Parameter zu fokussieren, ohne das klinische Bild der Patientin in der Gesamtheit zu berücksichtigen. Weitere Studien zur Analyse der Wünsche der Patientinnen als auch den Einflussfaktoren von Patientinnen, Ärztinnen und Ärzten und detaillierte Empfehlungen zur Durchführung von Aufklärungsgesprächen, Risiko- und Benefitberechnungen und Informationsvermittlungen sind dringend erforderlich.

2.4. Beteiligung der Patientinnen – Shared Decision

2.4.1. Definition und Aktualitätsabschätzung

In der Medizinsoziologie wird zwischen drei grundlegenden Modellen der Arzt-Patienten-Beziehung unterschieden.

Das klassische Arzt-Patienten Verhältnis spiegelt ein paternalistisches Verhältnis dar, in dem die Ärztin bzw. der Arzt aufgrund seiner Ausbildung dominant, autonom und einzig dafür verantwortlich ist, Entscheidungen zu Behandlungen zu treffen (Brody, 1980). Sie stellen den Gesundheitszustand der Patientin bzw. des Patienten fest und entscheiden über die diagnostischen und therapeutischen Maßnahmen, die aus professioneller Sicht am besten geeignet sind, den Gesundheitszustand wiederherzustellen. Die Ärztin bzw. der Arzt wird für fähig gehalten, Patientenpräferenzen zu erkennen und danach zu handeln (Deber, 1994). Das informative Modell wird auch als Konsumentenmodell bezeichnet (Charles et al., 1999; Emanuel und Emanuel, 1992). Die Aufgabe der Ärztin bzw. des Arztes besteht darin, den Patientinnen oder den Patienten alle medizinischen Informationen zur Verfügung zu stellen, damit diese eine informierte Entscheidung treffen können. Den Abwägungsprozess durchläuft die Patientin bzw. der Patient allein, in dem Selbstwissen dass die zur Verfügung gestellten Informationen zusammengeführt werden. Die Ärztin bzw. der Arzt hat sich aus der Abwägung und aus der Entscheidungsfindung herauszuhalten, er setzt lediglich anschließend um, was die Patientin bzw. der Patient entschieden hat.

Die stärkere Beteiligung von Patientinnen und Patienten an medizinischen Entscheidungsfindungen ist plausibel und notwendig. Die Mehrheit der Patientinnen und Patienten verlangt umfassende Informationen bezüglich der Erkrankung und möchte bei Therapieentscheidungen mit einbezogen werden (Bruera et al., 2002; Raisa et al., 2007). Derzeit fühlen sich in Deutschland nur knapp die Hälfte der Patientinnen bzw. Patienten ausreichend an den Therapieentscheidungen beteiligt (Bieber et al., 2007). Eine entsprechend aktivere Rolle im Behandlungsprozess einzunehmen, angeregt durch den gesellschaftlichen gewachsenen Trend zu mehr Autonomie, Selbstbestimmung und Eigenverantwortung, ist ebenfalls ein wichtiger Faktor (Bertelsmann Stiftung und Zentrum für Sozialpolitik, 2005). In welchem Ausmaß die Beteiligung am Entscheidungsprozess stattfindet, hängt jedoch stark vom Krankheitsbild ab, und wie vertraut man mit Symptomen, Ursachen und Risiken einer Krankheit ist.

Shared Decision Making („partizipative Entscheidungsfindung") beschreibt ein in den 1990ern Jahren entwickeltes Konzept, in dem Ärztinnen bzw. Ärzte und

Patientinnen und Patienten als gleichberechtigte Partner gemeinsam über anstehende medizinische Behandlungen entscheiden. Die Ärztin oder der Arzt legt nicht selbst für ein anstehendes Problem oder eine Erkrankung die nach medizinischem Wissen optimale Therapie fest, sondern bezieht die Vorstellungen, Bedenken und Erwartungen der Patientin bzw. des Patienten mit ein.

Die Patientin bzw. der Patient bringt Informationen über die Wahl der Behandlung in die Diskussion mit ein, die der Ärztin bzw. dem Arzt nicht zur Verfügung stehen. Jedes Individuum hat unterschiedliche Vorstellungen bezüglich des gesundheitlichen Befindens, Schmerzschwellen und Zukunftsperspektiven (Weinberg et al., 1988).

Die auf dieser Basis gefundenen Entscheidungen sollten zu den wünschenswerten Ergebnissen für die Patientinnen und Patienten führen (Eddy, 1990, Jansen et al., 2005). Da sowohl Ärztin und Arzt als auch Patientin und Patient aktiv am Entscheidungsprozess teilnehmen, ergeben sich daraus mehrere Vorteile. Die Ärztin und der Arzt müssen alle möglichen Behandlungen in Betracht ziehen und der Patientin und dem Patienten anbieten. Dadurch wird die Qualität der Behandlungsentscheidungen erhöht und die Patientinnen und Patienten sind eher bereit sich an die Behandlungsbedingungen zu halten, wenn sie wissen, dass sie an der Entscheidung zur Behandlung beteiligt waren (Brody, 1980).

Shared Decision Making (SDM) nimmt eine Mittelstellung ein zwischen der paternalistischen Entscheidungsfindung, bei der in erster Linie Ärztinnen und Ärzte über Informationen verfügen und Behandlungsentscheidungen treffen, und dem Autonomie-Modell, bei dem Patientinnen und Patienten auf Grundlage gezielter Informationen eigenständige Entscheidungen treffen (Härter et al., 2005). *Shared Decision Making* soll die Akzeptanz von Behandlungen und Compliance der Patientinnen und Patienten gegenüber der notwendigen Behandlung erhöhen, ihre Zufriedenheit steigern und die Behandlungsergebnisse verbessern (Jansen et al., 2005). Informationen fließen in beide Richtungen, beide Partner bringen ihre Entscheidungskriterien aktiv in den Abwägunsprozess ein und übernehmen gemeinsam die Verantwortung für die getroffenen Entscheidungen (Härter et al., 2005). Typischerweise erfolgt das Umsetzen des *Shared Decision Making* im Arzt-Patienten Gespräch und kann als Abfolge verschiedener Schritte gesehen werden (Tabelle 3).

Prozessschritte bei der Partizipativen Entscheidungsfindung
1. Mitteilung, dass eine Entscheidung ansteht,
2. Angebot der partizipativen Entscheidungsfindung; Rollen erklären und Gleichberechtigung der Partner formulieren,
3. Aussage über das Vorliegen verschiedener Wahlmöglichkeiten,
4. Information über Wahlmöglichkeiten und ihrer Vor- und Nachteile,
5. Rückmeldung der/des Patient/In über Verständnis der Wahlmöglichkeiten und Erfragen weiterer Optionen,
6. Ideen, Bedenken und Erwartungen bezüglich der Intervention explorieren; Präferenzen ermitteln,
7. Aushandeln,
8. Gemeinsam entscheiden,
9. Plan zu Umsetzung der Entscheidung.

Tabelle 3: Prozessschritte bei der Partizipativen Entscheidungsfindung (Loh & Härter, 2005, S.15; Elwyn Edwards & Rhydderch, 2005, S.7)

2.4.2. Patientenbeteiligung – Realität und Wunsch

Der Ausmaß der Beteiligung am Entscheidungsfindungsprozess ist von der Art der Erkrankung abhängig. So zeigte eine Studie in der 102 Patientinnen mit einem Mammakarzinom insgesamt 117 Arztgespräche zwischen 40 und 60 Minuten führten, dass 47% der Patientinnen eine passive Rolle einnahmen und der Ärztin bzw. dem Arzt die Entscheidung überließen. 38% nahmen eine aktive Rolle ein und trafen selbst die Entscheidung bezüglich der anstehenden Behandlungsoptionen und in 15% kam es zu einer gemeinsamen Entscheidungsfindung (Bruera, 2006). Den größten Einfluss auf den Entscheidungsprozess hatten die behandelnden Onkologinnen und Onkologen. Die Familie, Ehepartner oder Hausärztin/ Hausarzt hatten eine untergeordnete Rolle in der Entscheidung, ob eine Chemotherapie durchgeführt werden soll oder nicht. Die Entscheidung, ob eine Chemotherapie durchgeführt werden soll oder nicht, war hauptsächlich das Resultat der gemeinsamen Entscheidungsfindung zwischen den Onkologinnen bzw. Onkologen und den Patientinnen (Bruera, 2006).

Ein Umfrage im Rahmen der GAEA-Studie (Gathering Information On Adjuvant Endocrine Therapie, 2007) bei der 547 postmenopausale Frauen über Ihre Kenntnisse und Einstellung zur antihormonellen Therapie interviewt wurden, kam zu ähnlichen Ergebnissen. Die Befragung war auf Patientinnen mit der

Diagnose einer Brustkrebserkrankung im Frühstadium fokussiert. Der größte Teil der Patientinnen (47%) gab an am Entscheidungsprozess über die Durchführung einer antihormonellen Therapie nicht beteiligt gewesen zu sein. Knapp ein Viertel (22%) war entweder vollständig oder zumindest in einem hohen Maße am Entscheidungsprozess beteiligt, welches somit dem Modell der partizipativen Entscheidungsfindung entspricht (Abb. 3).

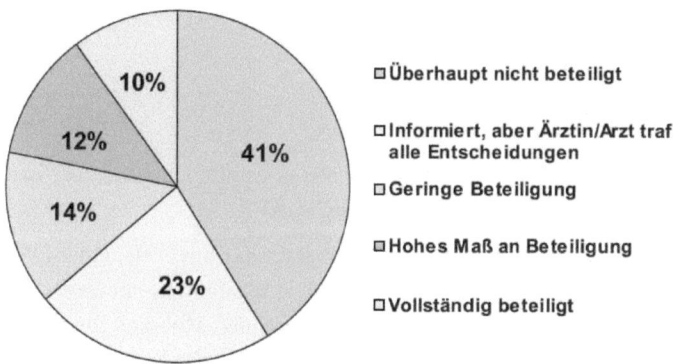

Abb. 3: Grad der Beteiligung der Patientinnen an der Entscheidung über die Einleitung einer antihormonellen Therapie (GAEA 2007)

In der gleichen Studie wurde ebenfalls erfragt wie hoch der Bekanntheitsgrad über die verschiedenen Behandlungsmöglichkeiten ist, eine unabdingbare Voraussetzung, um überhaupt eine gemeinsame Entscheidungsfindung durchführen zu können. Die Mehrzahl der Patientinnen (47%) war über die verschiedenen Behandlungsmöglichkeiten, die ihnen zur Verfügung standen, nicht informiert (Abb. 4).

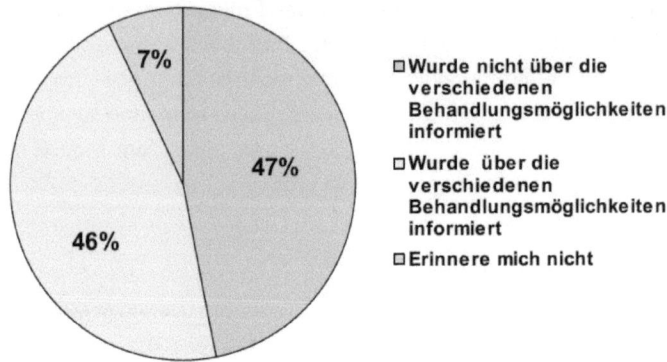

Abb. 4:Bekanntheitsgrad der Behandlungsmöglichkeiten bei den Patientinnen zum Zeitpunkt der Diagnosestellung (GAEA 2007)

Eine Befragung von 9.000 Patientinnen zwischen 2001 und 2004 durch die Bertelsmann Stiftung zum Thema Entscheidungsfindung im medizinischen Behandlungsprozess stelle einen klaren Wunsch der Mehrheit zur gemeinsamen Entscheidungsfindung fest. Es sprachen sich 58% der Patientinnen für eine gemeinsame Entscheidungsfindung mit der Ärztin bzw. dem Arzt aus. 25% überließen die Entscheidung lieber ganz den Ärztinnen und Ärzten, und 17% der Befragten möchten alleine über die Therapie entscheiden, nachdem die Ärztin oder der Arzt sie über entsprechende Vor- und Nachteile aufgeklärt hat.

2.4.3. Faktoren, welche die Entscheidung der Patienten beeinflussen

Die Teilnahme zur partizipativen Entscheidungsfindung variiert nach soziodemographischen Variablen. Vor allem jüngere Menschen sowie Versicherte aus der Oberschicht mit höherer Schulbildung favorisieren das 6'0. Außerdem tendieren Frauen eher als Männer zum 6'0. In der Altersgruppe der 33-45 Jährigen ist die Bereitschaft zur Teilnahme am 6'0 am ausgeprägtesten (64%). Sowohl ältere Befragte als auch Patientinnen und Patienten mit einer Arzt-Patienten Beziehung die länger als 5 Jahr dauert, legen weniger Wert auf eine gemeinsame Entscheidungsfindung und überlassen die Therapie eher den Ärztinnen und Ärzten. Keinen Unterschied gibt es zwischen Gesunden, leicht akut und chronisch Kranken. Hier sind jeweils 58% für eine gemeinsame Entscheidungsfindung. Schwer akut Erkrankte verlassen sich dagegen lieber auf die Entscheidung der Ärztin oder des Arztes. Dieses beruht wohl darauf, dass in einer entsprechenden Notfallsituation zum einen keine Zeit für eine gemeinsame

Entscheidungsfindung bleibt, und zum anderen Patienten und Patientinnen in diesen Ausnahmesituationen überfordert sind (Bertelsmann Stiftung, 2005).

2.4.4. Ärztliche Bereitschaft zur Teilnahme am Shared Decision Model

In einer Befragung von 500 befragten Haus- und Fachärztinnen und -ärzten fand das Konzept des 6'0 eine große Zustimmung. 68% der Mediziner bevorzugten eine partizipative Entscheidungsfindung, wohingegen 21% dem klassischen paternalistischem Modell folgten, und 8% der Patientin bzw. dem Patienten die Entscheidung überließen. Vor allem jüngere Ärztinnen und Ärzte (bis 45 Jahre) sprachen sich für das Modell des 6'0 aus, ältere Ärztinnen und Ärzte (über 55 Jahre) waren dem gegenüber ablehnender (76% vs. 62%). Ein geschlechtsspezifischer Unterschied konnte nicht festgestellt werden (Bertelsmann Stiftung, 2005).

Obwohl das Konzept des 6'0 von den meisten Ärztinnen und Ärzten theoretisch befürwortet wird, spiegelt der Alltag ein anderes Bild wieder. Es zeigt sich, dass die Bereitschaftzur Durchführung der partizipativen Entscheidungsfindung von soziodemographischen Faktoren abhängig ist. Nur 33% der Frauen ab 71 Jahren wurden über die verschiedenen Behandlungsmöglichkeiten im Rahmen einer Brustkrebserkrankung informiert, während im Vergleich 55% der Frauen bis 60 Jahre über ihre Behandlungsmöglichkeiten Informationen erhielten. Über die Hälfte der Frauen (57%) über 71 Jahren wurde überhaupt nicht in die Entscheidung über die Einleitung einer antihormonellen Therapie einbezogen. Dagegen wurden nur 22% der Frauen bis 50 Jahre nicht an der Entscheidung beteiligt. Insgesamt wurden jüngere Frauen, Frauen mit höherem Bildungsniveau und Frauen mit Internetzugang eher aktiv in die Entscheidung einbezogen (GAEA, 2007).

2.4.5. Effekte auf die Behandlungsqualität und Krankenhausdauer

In einer im anglo-amerikanischen Raum durchgeführten Studien konnte der Beweis erbracht werden, dass das 6'0 nachweislich positive Effekte auf die Compliance, den Behandlungserfolg und die Patientenzufriedenheit hat. Dieses belegen u.a. Studien von Schulmann (1979), McAlister et al. (2000) und Steel (2000) über die Behandlung von Patientinnen und Patienten mit erhöhtem Blutdruck, oder Protheroe und Kollegen (2000) über den unterschiedlichen Abwägungsprozess beim Einsatz von Antikoagulanzien in der Behandlung von Vorhofflimmern. Passive Patientinnen und Patienten, die lediglich den Anweisungen der Ärztinnen und Ärzten folgten, waren weniger darauf bedacht, den

Behandlungsplan wirksam im Tagesablauf zu integrieren (Greenfield und Kaplan, 1985).

Eine Studie von Patientinnen und Patienten nach Koronararterien-Bypass Operationen zeigte, dass Patientinnen und Patienten mit einer höheren Entscheidungsautonomie sowie einer intensiveren Beteiligung an ihren Therapien auch kürzere Krankenhausaufenthalte nach den Operationen hatten (Mahler und Kulik, 1990). Ob sich diese Ergebnisse auch in der deutschen Gesundheitsversorgung zeigen werden, ist zurzeit noch Forschungsprojekt des Bundesinnenministeriums für Gesundheit und Soziale Sicherung im Rahmen des Förderschwerpunktes „Der Patient als Partner im medizinischen Entscheidungsprozess".

2.5. Aufbau und Struktur der Studie

Im Rahmen der Forschungsarbeit wurden entsprechende Fragebögen entwickelt, die unter 9.1.3. und 9.1.9. näher einzusehen sind. Als Grundlage dienten Studien, welche bereits in der Vergangenheit die Fragestellung in kleinen kollektiven unterschiedlicher Nationalität untersucht haben (Coates und Simes, 1992; Ravdin et al., 1998; Langer, 2001). Die Studien konzentrierten sich meist auf die Indikationsstellung einer Chemotherapie in der adjuvanten Situation der Patientin mit einem Mammakarzinom. Die vorliegende Arbeit integriert zusätzlich die antihormonelle Therapie, die Antikörpertherapie, die Strahlentherapie, die Bisphosphonate und komplementäre/alternative Therapieoptionen, als auch die Einschätzung des Vorteils einer Therapie in der adjuvanten und palliativen Situation.

In den Fragebögen werden neben anamnestischer Daten (Alter, Beruf, soziales Umfeld),Tumorcharakteristika (Erstdiagnose, bilateraler Befall, Stadium, Rezeptorstatus, metastatische Absiedelung, Rezidiv, etc.) und Therapienebenwirkungen abgefragt, welche einen Effekt auf die Therapieindikation und subjektive Einschätzung des Vorteils haben. Aufgrund der Menge der erhobenen Daten und der Größe des Patientinnenkollektivs kannvon repräsentativen und statistischen signifikanten Ergebnissen ausgegangen werden. Die erste Version des Fragebogens wurde an 50 Patientinnen aus der Tumornachsorgeambulanzdes Universitäts-BrustzentrumsFrankendes Universitätsklinikums Erlangen ausgegeben (siehe 3.1.2.). Mittels zusätzlich ausgegebener Evaluierungsbögen wurden die Fragebögen auf Verständlichkeit und Validität überprüft (siehe 3.1.4.), und zudem wurde ein Begleitschreiben entwickelt, welches den Patientinnen die Hintergründe und Zielsetzung näher erläutern sollte (siehe 9.1.1., Anhang Anlage 1).

In einem weiteren Schritt wurden neben Selbsthilfegruppen in Deutschland, Österreich und der deutschsprachigen Schweiz bundesweit sämtliche nach DKS/DKG zertifizierte Brustzentren angeschrieben, um eine Unterstützung für das Projekt einzuholen. (siehe 3.2.2. und 3.2.4).

Parallel zu der Erhebung der Anamnese- und Therapiedaten und der Einschätzung der Patientinnen über den notwendigen Therapievorteil der unterschiedlichen Optionen erhielten onkologisch tätige Ärztinnen und Ärzte einen Fragebogen mit den gleichen Fallbeispielen und der Frage nach dem notwendigen Therapievorteil einer Option, so dass sie diese für gerechtfertigt hielten. Zusätzlich wurden von den Ärztinnen und Ärzten anamnestische Daten, Details zur Berufserfahrung und zum Arbeitsumfeld erhoben.

Zielsetzungen der vorliegenden Arbeit sind:

• Erhebung der Einflussfaktoren der Einschätzungen einesnotwendigen Benefits von Patientinnen,

• ErhebungderEinflussfaktorenderEinschätzungeinesnotwendigen Benefits von onkologisch tätigen Ärztinnen und Ärzten,

• Analyse der Differenzen zwischen den Einschätzungen von Patientinnen und Ärztinnen und Ärzten,

• Entwicklung von Empfehlungen zur Therapieentscheidungen basierend auf den subjektiven Einflussfaktoren von Patientinnen und Ärztinnen und Ärzten. Die Einflussfaktoren welche die Einschätzung eines Benefits sowohl der Patientinnen und Patienten als auch der Ärztinnen und Ärzte beeinflussen, werden in weiteren Promotionsarbeiten intensiv erörtert.

3 Material und Methoden

3.1. Pilotphase

3.1.1. Projektentwicklung

Einschätzung des Vorteils einer Therapie durch betroffene Frauen und Analyse der beeinflussenden Faktoren.

Zur Befragung von Patientinnen, welche bereits an einem metastasierten bzw. nicht metastasierten Mamakarzinom bzw. an einem DCIS erkrankt waren oder sind, wurde ein detaillierter Fragebogen entwickelt (Anlage erste Version des Patientinnenfragebogens). Dieser Fragebogen wurde konzipiert, um zu erheben, wie groß der Vorteil einer Therapieoption sein muss, damit sich die Patientinnen für die entsprechende Therapieoption entscheiden. Hierzu wurden 18 Fallbeispiele in adjuvanter und palliativer Situation dargestellt, an denen die Befragten die Indikation zur jeweiligen Therapieform beurteilen sollten. Zudem werden mittels des Fragebogens Covariablen erhoben, die einen Einfluss auf diese Einschätzung haben könnten.

Begleitend zum Fragebogen wurde ein Anschreiben verfasst, welches die Patientinnen über die Hintergründe und Ziele des Forschungsvorhabens informiert (Anlage erste Version Anschreiben an Patientinnen).

Im Einzelnen werden die folgenden Punkte mittels des Fragebogens erfragt:

• Einschätzung des Benefits in kurativer und palliativer Situation von:

- Rantihormoneller Therapie,

- Rzytostatischer Therapie,

- RStrahlentherapie,

- Rund komplementäre/ alternative Therapien.

• beeinflussende Faktoren:

- Ranamnestische Daten, z.B. Alter, Ausbildung, Beruf, Familie, soziale Unterstützung,

- RTumorcharakteristika,

- RArt der durchgeführten Therapien,

- RDauer der Therapie,

- Raufgetretene Nebenwirkungen,

- RArt und Länge des Aufklärungsgespräches und der Betreuung unter der Therapie.

Einschätzung des Vorteils einer Therapie durch behandelnde Ärztinnen und Ärzte und Analyse der beeinflussenden Faktoren

Zur Befragung von Ärztinnen und Ärzten, welche Patientinnen mit einer Mammakarzinomerkrankung oder einem DCIS betreuen und behandeln, wurde ein detaillierter Fragebogen entwickelt (Anlage erste Version des Ärztinnen und Ärzte Fragebogens). Dieser Fragebogen wurde konzipiert, um zu erheben, wie groß der Vorteil einer Therapieoption sein muss, damit Ärztinnen und Ärzte subjektiv die Indikation für eine Therapieoption stellen würden. Hierzu wurden 18 Fallbeispiele in adjuvanter und palliativer Situation dargestellt, an denen die

Befragten die Indikation zu einer der Therapieformen beurteilen mussten. Der Fragebogen wurde analog zum Fragebogen für Patientinnen konzipiert, um einen direkten Vergleich der Einschätzungen in der gleichen Therapiesituation und eine vergleichbare statistische Analyse zu ermöglichen. Zudem werden mittels des Fragebogens Covariablen erhoben, welche einen Einfluss auf diese Einschätzung haben können. Begleitend zum Fragebogen wurde ein Anschreiben verfasst, welches die Ärztinnen und Ärzte über die Hintergründe und Ziele des Forschungsvorhabens informiert (Anlage erstes Anschreiben an Ärztinnen und Ärzte).

Im Einzelnen werden die folgenden Punkte mittels des Fragebogens erfragt:

• Einschätzung des Benefits in kurativer und palliativer Situation von:

* Rantihormoneller Therapie,

* Rzytostatischer Therapie,

* RAntikörpertherapie,

* RStrahlentherapie,

* Rund komplementäre/ alternative Therapien.

• beeinflussende Faktoren:

* Ranamnestische Daten, z.B. Alter und Geschlecht

* Rberufliche Faktoren

- persönlicher Ausbildungsstand

- Fachgebiet

- Position

- Dauer der onkologischen Tätigkeit

RArt, Größe und Schwerpunkt des Krankenhause/ Praxis

RAusmaß der Betreuung von Mammakarzinompatientinnen vor und während der Therapien

Evaluierung der Fragebögen

Um die Fragebögen auf Plausibilität und Verständnis zu überprüfen, wurde sowohl für Patientinnen als auch für Ärztinnen und Ärzte ein Evaluierungsbogen entwickelt, mit dem die Verständlichkeit des Fragebogens überprüft wurde. Auf einer Skala von eins (nicht verständlich) bis 10 (sehr verständlich) wurden die einzelnen Fragen des Fragebogens überprüft. Mittels eines Freitextfeldes konnten Kommentare und Anregungen mitgeteilt werden, um somit die Fragebögen auf die Zielkollektive angepasst zu gestalten.

3.1.2. Durchführung

Im Rahmen der Pilotphase, welche im Oktober 2005 stattfand, wurden Fragebögen und Evaluierungsbögen an 50 Patientinnen des Universitäts- Brustzentrums Franken des Universitätsklinikums Erlangen ausgehändigt, welche im Rahmen der routinemäßigen Nachsorge die Tumorambulanz besuchten.

Zudem wurden der Fragebogen für Ärztinnen und Ärzte und der Evaluationsbogen an 100 gynäkologisch-onkologische oder internistisch tätige Ärztinnen und Ärzte gesendet.

Der Rücklauf betrug bei den Patientinnen 96,0% (n=48) und bei den Ärztinnen und Ärzten 23,0% (n=23).

Eine Übersicht der Projektplanung ist in Abbildung fünf dargestellt:

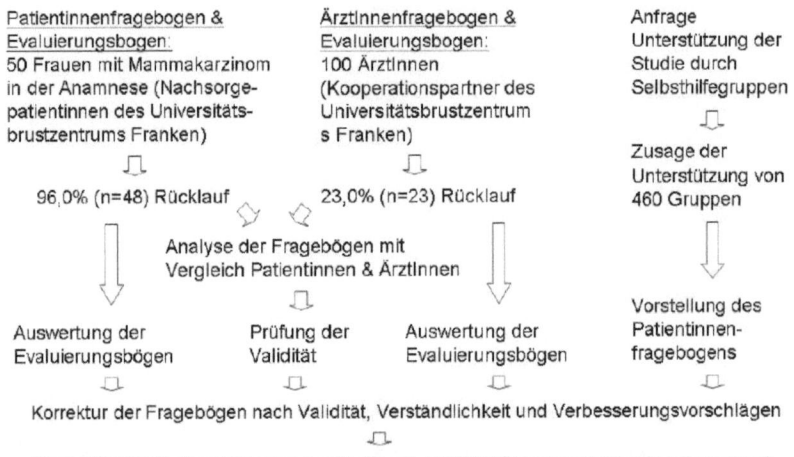

Abbildung 5: Flow-Chart der Pilotphase

3.1.3. Ergebnisse der Pilotphase

Von den teilnehmenden Patientinnen, waren 47 Patientinnen an einem Mammakarzinom und eine Patientin an einem DCIS erkrankt. 12,5% der Patientinnen hatten bereits ein Rezidiv. 12,5% der Frauen wurden mit einer neoadjuvanten und 47,9% mit einer adjuvanten Chemotherapie behandelt. 93,8% der Patientinnen hatten eine Radiotherapie und 58,3% eine antihormonelle Therapie erhalten. 8,3% der Patientinnen waren metastasiert. Die Charakteristika des Patientinnenkollektivs und des Kollektivs der Ärztinnen und Ärzte sind in den Abbildungen sechs und sieben dargestellt.

Alter/ Erkrankungsalter	55,0 Jahre/ 50,8 Jahre (Median)	
Familienstand	64,6% verheiratet 6,3% Single 4,2% geschieden	18,8% verwitwet 6,3% fester Partner
Höchster Ausbildungsgrad	2,1% kein Abschluß 6,3% Abitur 16,7% mittlere Reife	29,8% Hauptschule 29,2% Ausbildung 14,6% Hochschule
Personen im Haushalt	22,9% alleine 58,4% = zwei	16,7% eine
Tumorstadium	20,8% T1 2,1% T3 33,3% unbekannt	18,8% T2 2,1% T4 22,9% keine Angabe
Lymphknotenstatus	56,3% negativ 16,7% keine Angabe	27,1% positiv
ER	22,9% positiv 47,9% unbekannt	10,4% negativ 18,8% keine Angabe
PR	8,3% positiv 62,5% unbekannt	4,2% negativ 25,0% keine Angabe

Abbildung 6: Kollektiv Patientinnen der Pilotphase

Geschlecht	52,2% weiblich	74,8% männlich
Fachgebiet	95,7% Gynäkologie	4,3% Allgemeinmedizin
Ausbildungsstand	95,2% FachärztIn	4,8% AssistenzärztIn
zertifiziertes Brustzentrum	91,3% kooperierend	8,7% integriert
Teilnahme DMP	78,3% teilnehmend	21,7% keine Teilnahme
Beteiligung an Therapieentscheidung	13,0% alleine 43,5% beratend	21,7% interdisz. Konferenz 17,4% nicht beteiligt
Anzahl MaCa/Jahr	8,7% < 20 34,8% 50-100 13,0% keine Angabe	30,4% 20-49 13,0% >100
Durchführung Chemotherapien	26,1% ja	73,9% nein
Durchführung Nachsorge	95,7% ja	4,3% keine Angabe
Betreuung Chemotherapie	60,8% immer - fast immer	39,1% selten - fast nie
Betreuung Antihormontherapie	100% immer - fast immer	
Betreuung Strahlentherapie	50% immer - fast immer	50,0% selten - fast nie

Abbildung 7: Kollektiv der Ärztinnen und Ärzte der Pilotphase

Die Analyse der subjektiven Einschätzung des notwendigen Therapievorteils führte zu interessanten Ergebnissen. In der Adjuvanz wählten 41,7% der Frauen eine Chemotherapie, wenn die 5-Jahres-Überlebenswahrscheinlichkeit 60% und der zusätzliche Benefit " 10% wäre [Ärztinnen und Ärzte 77,3% (p=0,003)]. 33,3% der Frauen bräuchten eine Verbesserung des Überlebens um > 20%. Bei den Ärztinnen und Ärzten waren es hier lediglich 9,0% (Abbildung 8).

Die antihormonelle Therapie wählten bereits 46,9% der Frauen bei einem Benefit ≤ 10% [Ärztinnen und Ärzte 86,4% (p<0,001)] (Abbildung 8).

Fallbeispiele 1 & 3: Wenn aufgrund einer Mammakarzinomerkrankung die 5-Jahres- Überlebenswahrscheinlichkeit bei 60% läge, um wie viel Prozent müsste sich die Überlebenswahrscheinlichkeit mindestens erhöhen, damit Sie sich für eine Chemo-/ Antihormontherapie entscheiden?

Anstieg der ÜLW von 60% um...	Chemotherapie			Antihormontherapie		
	Patientinnen	ÄrztInnen	p	Patientinnen	ÄrztInnen	p
< 5%	30,6% (n=11)	13,6% (n=3)	0,003	34,4% (n=11)	31,8% (n=7)	<0,001
5%-10%	11,1% (n=4)	63,7% (n=14)		12,5% (n=4)	54,6% (n=12)	
10%-20%	25% (n=9)	13,6% (n=3)		12,5% (n=4)	9,1% (n=2)	
20%-30%	22,2% (n=8)	4,5% (n=1)		25% (n=8)	4,5% (n=1)	
>30%	11,1% (n=4)	4,5% (n=1)		15,6% (n=5)	0,0% (n=0)	

Abbildung 8: Ergebnisse der Pilotstudie – Adjuvante Situation

Im Falle der Strahlentherapie würden 57,2 % der Frauen diese Option wählen, wenn das Rezidivrisiko 60% und die Reduktion des Risikos " 10% wäre (Abbildung 9). Hier war die Einschätzung der Ärztinnen und Ärzte höher [81,0% (p=0,008)].

Fallbeispiele 5 & 7: Wenn aufgrund einer Mammakarzinomerkrankung die 5-Jahres- Wahrscheinlichkeit für Rezidivfreiheit/ Überleben bei 60% läge, um wie viel Prozent müsste sich diese Wahrscheinlichkeit mindestens erhöhen, damit Sie sich für eine Strahlentherapie entscheiden?

Anstieg der ÜLW von 60% um...	Rezidivfreiheit			Überleben		
	Patientinnen	ÄrztInnen	p	Patientinnen	ÄrztInnen	P
< 5%	40,0% (n=14)	14,3% (n=3)	0,008	40,0% (n=14)	20,0% (n=4)	0,007
5%-10%	17,2% (n=6)	66,7% (n=14)		14,3% (n=5)	60,0% (n=12)	
10%-20%	14,3% (n=5)	14,3% (n=3)		11,5% (n=4)	15% (n=3)	
20%-30%	17,1% (n=6)	4,8% (n=1)		32,8% (n=8)	5,0% (n=1)	
>30%	11,4% (n=4)	0,0% (n=0)		11,4% (n=4)	0,0% (n=0)	

Abbildung 9: Ergebnisse der Pilotstudie – Strahlentherapie

In der palliativen Situation wählten 18,4% der Frauen und 47,7% der Ärztinnen und Ärzte bei einer Lebenserwartung von sechs Monaten eine Chemotherapie, wenn dadurch eine Lebensverlängerung von " sechs Monaten erreicht werden würde (p=0.003). 57,9% der Frauen (eine ÄrztIn) würden die Chemotherapie erst bei einer Lebensverlängerung um > zwei Jahre wählen (Abbildung 10).

Fallbeispiele 11 & 13: Wenn aufgrund einer fortgeschrittenen Mammakarzinomerkrankung

die Lebenserwartung 6 Monate wäre, um wie viel Zeit müsste sich diese verlängern, damit Sie sich für eine Antihormontherapie/sechsmonatige Chemotherapie entscheiden?

Benefit	Chemotherapie			Antihormontherapie		
	Patientinnen	ÄrztInnen	p	Patientinnen	ÄrztInnen	p
< 1 Monat	10,5% (n=4)	4,8% (n=1)	0,003	18,8% (n=6)	20,0% (n=4)	0,140
1-6 Monate	7,9% (n=3)	42,9% (n=9)		12,5% (n=4)	35,0% (n=7)	
6-24 Monate	23,7% (n=9)	47,7% (n=10)		18,8% (n=6)	35,0% (n=7)	
24 Monate bis 10 Jahre	36,9% (n=14)	4,8% (n=1)		40,6% (n=13)	10,0% (n=2)	
> 10 Jahre	21,0% (n=8)	0,0% (n=0)		9,4% (n=3)	0,0% (n=0)	

Abbildung 10: Ergebnisse der Pilotstudie – Palliation

3.1.4. Überprüfung der Fragebögen auf Verständlichkeit und Validität

Auf einer Skala zwischen eins (nicht verständlich) und 10 (sehr verständlich) lag der mediane Wert der Verständlichkeit für Patientinnen bei 8,28 (7,73-8,95) [Ärztinnen und Ärzte 8,72 (8,10-9,48)]. Aufgrund der Größe der Kollektive der Pilotstudie wurden weitere, die Entscheidung beeinflussende Faktoren nicht untersucht.

Die Pilotphase präsentierte, dass der Fragebogen verständlich und schlüssig ist. Betroffene Frauen und Ärztinnen und Ärzte begrüßten Fragebogen und Projekt. Erste Ergebnisse zeigten enorme und bereits im kleinen Kollektiv bestehende statistisch signifikante Unterschiede auf, so dass die Fortsetzung der Studie im großen Kollektiv beschlossen wurde.

3.2. Durchführung der Umfrage

Die folgende Tabelle präsentiert den zeitlichen Ablaufprozess der Studie „Gut Informieren – Gemeinsam Entscheiden!":

Projektschritt		Zeit
1.	Entwicklung Projektziele und Projektablauf	Oktober 2005
2.	Entwicklung Fragebögen Patientinnenversion	
3.	Entwicklung Begleitschreiben Patientinnenversion	
4.	Entwicklung Fragebögen Arzt-/Ärztinnenversion	
5.	Entwicklung Begleitschreiben Arzt-/Ärztinnenversion	
6.	Anfrage Selbsthilfegruppen zur Frage nach Unterstützung des Forschungsprojektes	
8.	Anfrage kassenärztliche Vereinigungen zur Frage nach Unterstützung des Forschungsprojektes	
8.	Testdurchlauf Fragebögen anhand von 50 Patientinnen mit Evaluierung des Bogens	November – Dezember 2005
9.	Testdurchlauf Fragebögen anhand von 50 Ärztinnen und Ärzten mit Evaluierung des Bogens	
10.	Prüfung der Evaluierung, Modifikation der Fragebögen	Februar – März 2006
11.	Druck der Fragebögen und Anschreiben	
12.	Versenden der Fragebögen und Anschreiben	April – Juli 2006
13.	Dokumentation und Eingabe der Fragebögen	August 2006 – Januar 2007
14.	Rekrutierung mit Anschreiben von Brustzentren zur Studienteilnahme(s. 2.2.4)	Januar 2007
15.	Versenden der Anschreiben	Januar – Februar 2007
16.	Dokumentation und Eingabe der Fragebögen der zweiten Durchführung	Februar 2007 – April 2007

17.	Dokumentation der Tumorcharakteristika und Therapieentscheidungen der Mammakarzinompatientinnen	
18.	Statistische Analyse der Fragebögen	September – November 2007
20.	Zusammenfassung der Ergebnisse	November 2007
21.	Veröffentlichung der Ergebnisse	Frühjahr 2008

Tab. 4: Zeitlicher Ablauf der Studie „Gut Informieren – Gemeinsam Entscheiden!":

3.2.1. Fallzahlabschätzung

Um ein repräsentatives Ergebnis der Umfrage zu erhalten und eine Subgruppenanalyse, insbesondere für die Auswertung des Einflusses von anamnestischen Daten, Tumorcharakteristika und erhaltenen Therapien der Befragten, zu erhalten, wurde die geplante Fragebogenanzahl für Patientinnen auf 10.000 Fragebögen festgelegt. Bei einem zu erwartenden Rücklauf von 30% entsprechend der in der Literatur publizierten Erfahrungen (Renfroe et al., 2002; Matsuda et al., 2004; Angus et al., 2003), wurden 3.000 teilnehmende Patientinnen kalkuliert.

Die Teilnahmequote der Ärztinnen und Ärzte weist eine große Variabilität auf. In der Literatur werden Teilnahmequoten an nicht honorierten Umfragen zwischen 16,7% und 74% beschrieben (O´Connor et al., 1999; Moses and Clark, 2004; Jepson et al., 2005), wobei ein direkter Zusammenhang zwischen der Rücklaufquote und Umfang der der Befragung besteht. Somit wurde aufgrund des komplexen Fragebogens eine Fragebogenanzahl von 7.000 Fragebögen kalkuliert, um einen Rücklauf von 1.000 Fragebögen zu erhalten.

3.2.2. Rekrutierung von Patientinnen

Aufgrund der geplanten Anzahl an teilnehmende Frauen wurde die Unterstützung von Selbsthilfegruppen erfragt. Es wurden Selbsthilfegruppen aus den Deutschland, Schweiz und Österreich angeschrieben [Anhang angeschriebene Selbsthilfegruppen].

Parallel wurde die Unterstützung der Frauenselbsthilfe nach Krebs e.V. gesucht. Diese hat folgend die Unterstützung der Studie zugesagt und zudem die Schirmherrschaft für die Studie übernommen. Durch die Übernahme der

Schirmherrschaft wurde eine Steigerung der Teilnahme erwartet, da diese die Patientinnenorientierung der Studie unterstrich. Zudem stellte die Frauenselbsthilfe nach Krebs e.V. die Adresse aller 444 Selbsthilfegruppen der Frauenselbsthilfe nach Krebs e.V. zur Verfügung. In einem eigenen Schreiben [Anlage 1] erbat der Bundesvorstand die Teilnahme der Patientinnen der Selbsthilfegruppen an der Studie.

Zudem wurden betroffene Frauen direkt über die Nachsorgeambulanz der Frauenklinik des Universitätsklinikums Erlangen um Teilnahme gebeten. Pro Jahr werden hier ca. 2.000 Nachsorgeuntersuchungen bei 800 betroffenen Frauen durchgeführt.

3.2.3. Rekrutierung von Ärztinnen und Ärzten

Im Rahmen der Studie wurden Gynäkologen und onkologisch-tätige Internisten gewählt. Die Adressen wurden nach entsprechender Anfrage durch die Kassenärztliche Vereinigung zur Verfügung gestellt. Die Auswahl der Bundesländer wurde auf diejenigen beschränkt, welche die benötigten Adressen kostenfrei zur Verfügung stellten.

Die Aufteilung nach Bundesländern ist in Tabelle 5 dargestellt:

Bundesland	Anzahl der beteiligen Ärztinnen/ Ärzte
Schleswig-Holstein	48
Bremen	91
Mecklenburg Vorpommern	190
Niedersachsen	990
Sachsen	339
Sachsen Anhalt	134
Bayern & Baden Würtenberg	1.625
Nordrhein Westfalen	2.390
Hessen	846
Brandenburg	285
Gesamt	**6938**

Tabelle 5: Angeschriebene Ärztinnen und Ärzte nach Bundesland

Zudem hatten Ärztinnen und Ärzte die Möglichkeit auf der www.gutinformieren.de an der Umfrage online teilzunehmen.

3.2.4. Rekrutierung von teilnehmenden Brustzentren

Um weitere betroffene Frauen für die Teilnahme an der Studie zu gewinnen, wurde alle Brustzentren (n=184), welche durch die onkozert e.V. zertifiziert sind, angeschrieben und um Unterstützung der Studie gebeten (www.onkozert.de) [Anlage 7: Anschreiben Brustzentren]. Als Gegenleistung war die Nennung der unterstützenden Zentren auf der Internetseite der Studie www.gutinformieren.de möglich. Folgende Brustzentren haben die Unterstützung mit folgender Anzahl an Fragebögen zugesagt:

Brustzentrum	angeforderte Bögen
Brustzentrum Altmark	30
Brustzentrum am St. Vincenz und Elisabeth Hospital	150
Brustzentrum am UKE	50
Brustzentrum Amberg	200
Brustzentrum an der Klinik St. Marienstift	100
Brustzentrum Chemnitz - Frauenklinik Mittweida	50
Brustzentrum Dachau	25
Brustzentrum des Universitäts-Klinikums Freiburg	30
Brustzentrum Klinikum Hanau	30
Brustzentrum Medizinische Hochschule Hannover	100
Brustzentrum Uniklinik Mainz	50
Brustzentrum Weiden-Marktredwitz	100
Brustzentrum-City	50
Dietrich-Bonhoeffer-Klinikum Neubrandenburg	30
Frauenklinik Halle	100
Frauenklinik Klinikum Landshut	50
Helios Brustzentrum Erfurt	20
Interdisziplinäres Brustzentrum der Frauenklinik am Klinikum Nürnberg	50
Interdisziplinäres Brustzentrum Jena	150
Interdisziplinäres Tumorzentrum TUM	100
Kooperatives Brustzentrum Südostbayern	30
Nordwestsächsisches Brustzentrum	50
Oldenburger Brustzentrum	10
St. Elisabeth Krankenhaus	100
Zentrum für Brusterkrankungen Südbaden	20
Zentrum für Brusterkrankungen Südbaden	50
Gesamt	**1725**

Tabelle 6: Brustzentren mit Zusage zur Unterstützung der Gut Informieren – Gemeinsam Entscheiden!- Studie

3.2.5. Entwicklung der Internetseite

Um eine umfassende Information über die Hintergründe der Studie und Ergebnisse der Pilotphase zu informieren, wurde die Internetseite www.gutinformieren.de entwickelt (Abbildung 10).

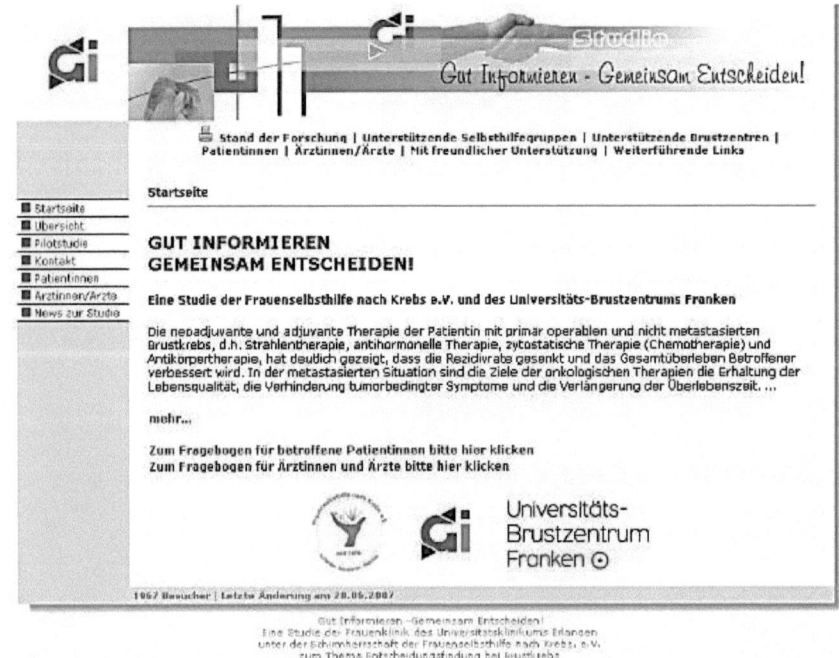

Abbildung 10: Startseite der Internetseite www.gutinformieren.de

Auf der Internetseite wurden alle unterstützenden Selbsthilfegruppen als auch Brustzentren genannt.

Zudem wurden weitere Kontaktdaten kommuniziert, um Rückfragen zu ermöglichen.

Auf der Internetseite hatten betroffene Frauen die Möglichkeit an der Umfrage online teilzunehmen (Abbildung 11).

Aktuelles Datum: 23.06.2007-11.51 Uhr Insgesamt 163 Fragen	
Allgemeine Daten	
1) Geburtsdatum (Tag / Monat / Jahr)	▼ ▼ ▼
2) Was ist Ihre Postleitzahl?	
3) Wie ist Ihr Familienstand? Sind Sie zur Zeit:	○ verheiratet ○ geschieden ○ Single und niemals in einer festen Partnerschaft ○ in einer festen Partnerschaft ○ Single ○ verwitwet
4) Welches ist der höchste Grad der Ausbildung, den Sie abgeschlossen haben?	○ kein Abschluss ○ Hauptschule / Volksschule ○ mittlere Reife ○ Abitur ○ Ausbildung ○ Hochschulabschluss ○ Promotion ○ Habilitation
	Löschen Weiter

Gut Informieren -Gemeinsam Entscheiden!
Eine Studie der Frauenklinik des Universitätsklinikums Erlangen
unter der Schirmherrschaft der Frauenselbsthilfe nach Krebs, e.V.
zum Thema Entscheidungsfindung bei Brustkrebs

Developed by Hübner-MC Internet Technologies ©

Abbildung 11: Online-Fragebogen der Patientinnen

Die Möglichkeit der online-Teilnahme an der Studie bestand auch für Ärztinnen und Ärzte (Abbildung 12). Die Arbeitsgemeinschaft Gynäkologische Onkologie e.V. konnte zudem dafür gewonnen werden, per Mailverteiler die Mitglieder zur Teilnahme an der online-Umfrage aufzurufen.

Aktuelles Datum: 23.06.2007-11.56 Uhr Insgesamt 67 Fragen	
Allgemeine Daten:	
1) Geburtsdatum (Tag/ Monat/ Jahr)	▼ ▼ ▼
2) Geschlecht	○ weiblich ○ männlich
3) In welchem Jahr haben Sie Ihre Approbation erhalten?	
	Löschen Weiter

Gut Informieren -Gemeinsam Entscheiden!
Eine Studie der Frauenklinik des Universitätsklinikums Erlangen
unter der Schirmherrschaft der Frauenselbsthilfe nach Krebs, e.V.
zum Thema Entscheidungsfindung bei Brustkrebs

Developed by Hübner-MC Internet Technologies ©

Abbildung 12: Online-Fragebogen Ärztinnen und Ärzte

3.2.6. Anpassung der Fragebögen

Nach Auswertung der Evaluierungsbögen und Prüfung der Validität der Pilotstudie fand eine Korrektur der Fragebögen nach Validität, Verständlichkeit und Verbesserungsvorschlägen statt.

Zudem wurden Aspekte, Kommentare und Wünsche der unterstützenden Selbsthilfegruppen, der teilnehmenden Ärztinnen und Ärzte und der Patientinnen der Pilotstudie berücksichtigt.

In gemeinsamer Erarbeitung mit dem Bundesvorstand der Frauenselbsthilfe nach Krebs wurde Formulierungen für die betroffenen Frauen verständlicher gestaltet. Zudem wurden die Fallbeispiele auf 26 Fälle erhöht, wobei Fragen zum Einsatz der Bisphosphonate und detailliertere Fragen zum Einsatz der Aromatasehemmer erarbeitet wurden [Anlage 8: endgültiger Fragebogen Patientinnen; Anlage 9: endgültiger Fragebogen und Ärztinnen und Ärzte].

3.2.7. Aussenden der Fragebögen

Patientinnen

Die unterstützenden Selbsthilfegruppen erhielten im Mai 2006 die endgültigen Fragebögen mit dem Begleitschreiben [siehe 9.1.8., Anlage 8]. Diese wurden über die Selbsthilfegruppen an die betroffenen Frauen ausgegeben oder mittels der bereitgestellten frankierten Umschläge an die betroffenen Frauen gesandt. Zudem wurde ein frankierter Rückumschlag ausgegeben, so dass die Patientinnen den Fragebogen kostenfrei an die Frauenklinik des Universitätsklinikums Erlangen zurück senden konnten. Die Fragebögen an die teilnehmenden Brustzentren wurden mit jeweils einem gestellten frankierten Rückumschlag von Mai 2007 bis Juni 2007 versendet [siehe Punkt 3.2.4].

In der Nachsorge der Frauenklinik des Universitätsklinikums Erlangen wurden weitere Fragebögen verteilt.

Im Einzelnen wurde folgende Anzahl an Fragebögen versendet (Tab. 13):

Anfordernde Institution	angeforderte Bögen
Frauenselbsthilfe nach Krebs (444 Selbsthilfegruppen á 10 Fragebögen)	4440
Brustzentren (s.3.2.4)	1725
Nachsorgezentrum der Friedrich Alexander Universität	815
Weitere Selbsthilfegruppen	2020
Gesamt	**9000**

Tabelle 7: Gesamtzahl der verschickten Fragebögen

Ärztinnen und Ärzte

Es wurden bundesweit 6.938 Fragebögen an Ärztinnen und Ärzte im November 2006 geschickt. Die Adressen wurden von der Kassenärztlichen Vereinigung zur Verfügung gestellt [Punkt 3.2.3].

3.2.8. Rücklauf

Der Rücklauf der Patientinnenfragebögen, welche im ersten Durchlauf verschickt wurden, war im Dezember 2006 abgeschlossen. Die anschließend durchgeführte Nacherhebung mit Beteiligung der unter 3.2.4 aufgeführten Brustzentren sowie der Tumornachsorgeambulanz des Universitätsklinikums Erlangens war im April 2007 abgeschlossen.

Der Rücklauf der Ärztefragebögen war im Juli 2007 abgeschlossen. Es wurden insgesamt 6938 Ärztinnen und Ärzte angeschrieben. Der Gesamtrücklauf betrug 7,57% (n=525). 6,77% (n=470) beteiligten sich postalisch und 0,79% (n=55) nutzten die Möglichkeit der Eingabe über das Internetportal.

Darüber hinaus wurden 168 (2,42%) unvollständige Eingaben über das Internetprotal registriert. Eine Rückverfolgung warum es zur unvollständigen Eingabe kam (z.B. Benutzerabbruch oder Serverfehler) war im Nachhinein nicht möglich. Diese Eingaben wurden in der Statistik nicht berücksichtigt.

Zusammenfassend wurden im Rahmen der Studie von Oktober 2006 bis August 2007 9000 Patientinnen kontaktiert. Der gesamte Rücklauf betrug 23,94% (n= 2155). 22,94% (n=2065) beteiligten sich postalisch und 1% (n=90) nutzten die Möglichkeit der Eingabe über unser Internetportal.

Darüber hinaus wurden 201 (2,23%) unvollständige Eingaben über das Internetprotal registriert. Eine Rückverfolgung, warum es zur unvollständigen Eingabe kam (z.B. Benutzerabbruch oder Serverfehler), war im Nachhinein nicht möglich. Diese Eingaben wurden in der Statistik nicht berücksichtigt.

Die Tabelle 7 gibt eine Übersicht des Rücklaufs, unterteilt nach Ärztinnen/Ärzten und Patientinnen, bzw. schriftlicher und elektronischer Teilnahme.

	Ausgabe an Fragebögen (n=)	Rücklauf postalisch (n=)	Teilnahme online (n=)	Rücklauf gesamt (in %)
Patientinnen	9000	2065	90	22,94
Ärzte/Ärztinnen	6938	470	55	7,57

Tabelle 8: Teilnahme und Rücklauf der Patientinnen bzw. Ärztinnen/Ärzte

3.2.9. Statistische Auswertung

Alle Daten der zurückgesendeten Fragebögen wurden in eine Datenbank (SPSS Version 15.0) eingegeben und verwaltet. Die Daten der Online-Umfrage wurden nach Abschluss der Studie in die Datenbank transferiert.

4 Ergebnisteil

4.1 Anamnestische Patientinnen-Daten

Gesamtrücklauf		n	%
	Verschickte Bögen	9000	100
	Rücklauf	2.155	23,9
Alter			
	Rücklauf	1.826	84,7
	59,1 Jahre im Mittel		
Familienstand			
	Verheiratet	1.440	66,8
	Geschieden	158	7,3
	Single und keine Partnerschaft	58	2,7
	In fester Partnerschaft	108	5,0
	Single	116	5,4
	Verwitwet	245	11,4
	Fehlende Angabe	30	1,4
Abschluss			
	Keinen Abschluss	13	0,6
	Hauptschule	403	18,7
	mittlere Reife	649	30,1
	Abitur	120	5,6
	Ausbildung	557	25,8
	Hochschulabschluss	331	15,4
	Promotion	35	1,6
	Habilitation	4	0,2
	Fehlende Angabe	43	2,0
Beruf			
	in Ausbildung	3	0,1
	Arbeitslos	84	3,9
	Leitende Angestellte	117	5,4
	Studium	4	0,2
	Arbeiterin	43	2,0
	Beamtin	67	3,1
	Hausfrau	970	45,0
	Einfache Angestellte	382	17,7
	Selbstständig	119	5,5
	Rentnerin	204	9,5
	Fehlende Angabe	162	7,5
Personen im Haushalt			
	1	338	15,7
	2	915	42,5
	3	277	12,9
	4 und mehr	178	8,3
	Fehlende Angabe	447	20,7

Tabelle 9: Darstellung anamnestischer Patientinnen Daten

Anzahl der Kinder		n	%
	Keine	397	18,4
	1 Kind	589	27,3
	2 Kinder	790	36,7
	3 Kinder	270	12,5
	4 und mehr Kinder	76	3,5
	Fehlende Angabe	33	1,5
Minderjährige Kinder			
	Kein minderjähriges Kind	1435	66,6
	Minderjähriges Kind	246	11,4
	Fehlende Angabe	474	22,0
Besuch Selbsthilfegruppe			
	Nie	566	26,3
	Gelegentlich bis Selten	269	12,5
	Regelmäßig	1285	59,6
	Fehlende Angabe	35	1,6
Erkrankung Mamma-Ca			
	Einseitig	1.989	92,3
	Beidseitig	116	5,4
	Fehlende Angabe	50	2,3
Tumorstadium			
	T1	676	31,4
	T2	590	27,4
	T3	163	7,6
	T4	38	1,8
	Fehlende Angabe	688	31,9
Nodalstatus			
	N-	1.381	64,1
	N+	645	29,9
	Fehlende Angabe	129	6,0
DCIS			
	Ja	436	20,2
	Nein	1205	55,9
	Fehlende Angabe	514	23,9
DCIS Lage			
	Einseitig	420	19,5
	Beidseitig	16	0,7
	Fehlende Angabe	1719	79,8
LCIS			
	Ja	280	13,0
	Nein	1084	50,3
	Fehlende Angabe	791	36,7
LCIS Lage			
	Einseitig	265	12,3
	Beidseitig	15	0,7
	Fehlende Angabe	1875	87,0

Tabelle 9: Darstellung anamnestischer Patientinnen Daten

ER-Status rechts		n	%
	Positiv	540	25,1
	Negativ	134	6,2
	Unbekannt	246	11,4
	Fehlende Angabe	1235	57,3
ER-Status links			
	Positiv	496	23,0
	Negativ	140	6,5
	Unbekannt	297	13,8
	Fehlende Angabe	1222	56,7
PR-Status rechts			
	Positiv	303	14,1
	Negativ	120	5,6
	Unbekannt	208	9,7
	Fehlende Angabe	1524	70,7
PR-Status links			
	Positiv	283	13,1
	Negativ	144	6,7
	Unbekannt	344	16,0
	Fehlende Angabe	1384	64,2
Her2/neu-Status rechts			
	Negativ	219	10,2
	1+	72	3,3
	2+	75	3,5
	3+	90	4,2
	Unbekannt	487	22,6
	Fehlende Angabe	1212	56,2
Her2/neu- Status links			
	Negativ	214	9,9
	1+	78	3,6
	2+	40	1,9
	3+	89	4,1
	Unbekannt	573	26,6
	Fehlende Angabe	1161	53,9
Rezidiv			
	Ja	238	11,0
	Nein	1778	82,5
	Fehlende Angabe	139	6,5
Metastasen			
	Ja	182	8,4
	Nein	1618	75,1
	Fehlende Angabe	355	16,5

Tabelle 9: Darstellung anamnestischer Patientinnen Daten

OP		n	%
	BET rechts	607	28,2
	BET links	637	29,6
	Mastektomie rechts	499	23,2
	Mastektomie links	496	23,0
	Wiederaufbau rechts	158	7,3
	Wiederaufbau links	165	7,7
Keine Axilla-Operation			
	Nein	1917	89,0
	Rechts	71	3,3
	Links	64	3,0
	Beidseitig	10	0,5
	Fehlende Angabe	93	4,3
Axilla Standard			
	Nein	333	15,5
	Rechts	794	36,8
	Links	860	39,9
	Beidseitig	76	3,5
	Fehlende Angabe	92	4,3
Axilla Sentinel Node			
	Nein	1772	82,2
	Rechts	153	7,1
	Links	131	6,1
	Beidseitig	5	0,2
	Fehlende Angabe	94	4,4
Chemotherapie			
	Ja	1.221	56,7
	Nein	865	40,1
	Fehlende Angabe	69	3,2
Antikörpertherapie			
	Ja	152	7,1
	Nein	1653	76,7
	Fehlende Angabe	350	16,2
Strahlentherapie			
	Ja	1533	71,1
	Nein	523	24,3
	Fehlende Angabe	99	4,6
Strahlentherapie komplett			
	Ja	1486	69,0
	Nein	53	2,5
	Fehlende Angabe	616	28,6
Antihormonelle Therapie			
	Ja	1.420	65,9
	Nein	565	26,2
	Fehlende Angabe	170	7,9

Tabelle 9: Darstellung anamnestischer Patientinnen Daten

Tamoxifen		n	%
	Ja	1213	56,3
	Nein	227	10,5
	Fehlende Angabe	715	33,2
Anastrazol			
	Ja	383	17,8
	Nein	1056	49,0
	Fehlende Angabe	716	33,2
Exemestan			
	Ja	143	6,6
	Nein	1297	60,2
	Fehlende Angabe	715	33,2
Letrozol			
	Ja	185	8,6
	Nein	1255	58,2
	Fehlende Angabe	715	33,2
Fulvestrant			
	Ja	19	0,9
	Nein	1420	65,9
	Fehlende Angabe	716	33,2
Komplementäre alternative Medizin			
	Ja	1296	60,1
	Nein	684	31,7
	Fehlende Angabe	175	8,1
Studienteilnahme			
	Ja	319	14,8
	Nein	1.545	71,7
	Fehlende Angabe	291	13,5

Tabelle 9: Darstellung anamnestischer Patientinnen Daten

Die Tabelle neun gibt eine Gesamtübersicht der gewonnenen anamnestischen Patientinnen Informationen wieder. Von den kontaktierten 9000 Personen nahmen 23,9% (n=2155) an der Umfrage teil. Der Altersdurchschnitt zum Zeitpunkt der Befragung betrug 59,1 Jahre. Der größte Teil (66,8%) war entweder verheiratet oder verwitwet (11,4%). Bezüglich des Schulabschlusses gab circa ein Drittel (30,1%) die mittlere Reife als Schulabschluss an, 25,8% absolvierten eine Ausbildung und 15,4% der Befragten gaben einen Hochschulabschluss an.

„Hausfrau" war die führende Tätigkeit (45%), gefolgt von einer Arbeit als einfache Angestellte (17,7%).

Die meisten Patientinnen gaben an, dass zwei Personen im Haushalt lebten (42,5%), wobei 20,7% keine Angabe zu dieser Frage machten.

36,7% hatten 2 Kinder. Der Anteil mit minderjährigen Kinder war insgesamt mit 11,4% deutlich geringer gegenüber dem Anteil der Patientinnen mit volljährigen Kindern (66,6%; fehlende Angabe 22%). Mehr als zwei Drittel der Patientinnen (69,6%) besuchte regelmäßig eine Selbsthilfegruppe. 26,3% nahmen nie an Treffen der Selbsthilfegruppen teil, und 12,5% nahmen gelegentlich bis selten an den Treffen Teil.

Die meisten Patientinnen gaben einen einseitigen Befall (92,3%), ein frühes Erkrankungsstadium (T1 31,4%) und einen fehlenden Lymphknotenbefall (64,1%) an. An einem DCIS erkrankten insgesamt 20,2% und an einem LCIS 13% der Befragten. 23,9% (DCIS) bzw. 36,7% (LCIS) gaben bei dieser Frage jedoch keine Angabe an.

In Bezug auf den Rezeptorstatus konnten im Durchschnitt deutlich über 50% keine Auskunft geben (Östorgenrezeptor 57%, Progesteronrezeptor 67,5%, Her2/neu 55,5%).

Zum Zeitpunkt der Fragestellung waren 82,5% (fehlende Angabe 6,5%) noch Rezidiv- und 75,1% (fehlende Angabe 16,5%) metastasenfrei.

Die BET war mit 57,8% die bevorzugte Operationsvariante und die Axilla wurde bei 89% (fehlende Angabe 4,3%) der Patientinnen operiert. Im Falle einer Axilla-OP war das Standardverfahren (80,1%) führend.

Über die Hälfte der Patientinnen erhielten eine Chemotherapie (56,7%), und sowohl die Radiatio (71,1%) als auch die antihormonelle Therapie (65,9%) haben weit über die Hälfte der Patientinnen erhalten. Eine Antikörpertherapie erhielten lediglich 7,1% (fehlende Angabe 16,2%). Begleitend zur konventionellen Therapie haben 60,1% eine komplementäre/alternative Therapie genutzt. Eine Studienteilnahme verneinten insgesamt 71,7% der befragen Patientinnen (fehlende Angabe 13,5%).

4.2 Anamnestische Ärztinnen- und Arzt-Daten

Alter		n	%
	im Mittel 49.7a	462	88
	fehlend	63	12
Geschlecht			
	weiblich	279	52,9
	männlich	243	46,1
	fehlend	5	0,9
Zeit seit Approbation			
	23,2	458	86,9
	fehlend	69	13,1
Fachgebiet			
	Gynäkologie	495	93,9
	Chirurgie	3	0,6
	Allgemeinmedizin	4	0,8
	Strahlentherapie	2	0,4
	Hämatoonkologie	15	2,8
	fehlend	8	1,5
Position			
	Fachärztin	432	82,0
	Chefärztin	39	7,4
	Oberärztin	20	3,8
	Assistenzärztin	16	3,0
	leitende Oberärztin	10	1,9
	fehlend	10	1,9
Tätigkeit			
	Praxis	426	80,8
	KH Grund-/Regelv.	38	7,2
	KH Maximalversorg.	12	2,3
	Schwerpunkt KH	15	2,8
	Fachkrankenhaus	10	1,9
	Uni-Klinik	17	3,2
	fehlend	9	1,7
Arbeit am zertifiziertem Brustzentrum			
	ja	64	12,2
	nein	429	81,6
	fehlend	33	6,3
Kooperation mit zertifiziertem Brustzentrum			
	ja	435	82,5
	nein	78	14,8
	fehlend	14	2,7

Tabelle 10: Darstellung berufsspezifischer Informationen der Ärztinnen/Ärzte

		n	%
DMP Brustzentrum			
	ja	98	18,6
	nein	398	75,5
	fehlend	31	5,9
DMP Ärztin			
	ja	374	71,0
	nein	144	27,3
	fehlend	9	1,7
Durchführung Chemotherapie			
	ja	116	22,0
	nein	400	75,9
	fehlend	11	2,1
Durchführung Therapiestudie			
	ja	163	31,0
	nein	347	66,0
	fehlend	16	3
Funktion in Therapiestudie			
	LKP	34	6,5
	Co-/Subinvestigator	52	9,9
	keine Teilnahme aber Mitbetreuung	88	16,7
	fehlend	352	66,9
onkologische Tätigkeit			
	ja	373	70,8
	nein	143	27,1
	fehlend	11	2,1
Prozent onkologische Tätigkeit der Gesamtarbeit			
	im Mittel 21.3%	364	69
Jahre onkologische Tätigkeit			
	unter 1 a	9	1,7
	1-2 a	5	1,0
	2-3 a	9	1,7
	3-5 a	20	3,8
	5 a	332	63,1
	fehlend	151	28,7
Beteiligung bei Therapieentscheidung			
	allein	58	11,0
	interdiszipl. Konferenz	218	41,4
	keine Entscheidung aber Entscheidungsfindung	185	35,1
	nicht beteiligt	50	9,5
	fehlend	16	3,0

Tabelle 10: Darstellung berufsspezifischer Informationen der Ärztinnen/Ärzte

Primäre Mamma-Carcinome behandelt pro Jahr		n	%
	im Mittel 67,2	481	91,3
Primäre Mamma-Carcinome behandelt pro Woche			
	im Mittel 7,4	484	91,8
Metastasierte Mamma-Carcinome pro Jahr			
	im Mittel 22,4	469	89
Metastasiertes Mamma-Carcinome pro Woche			
	im Mittel 2,8	429	81,4
Nachsorge			
	ja	466	88,6
	nein	44	8,4
	fehlend	16	3,0

Tabelle 10: Darstellung berufsspezifischer Informationen der Ärztinnen/Ärzte

Die Tabelle 10 spiegelt die erhobenen berufsspezifischen Daten der befragten Ärztinnen und Ärzte wider. Der Altersdurchschnitt der befragten Ärztinnen und Ärzte betrug 49,7 Jahre. 52,9% waren weiblich und 46,1% männlich (fehlende Angabe 0,9%). 93,9% sind hauptsächlich gynäkologisch tätig (HämatoonkologInnen 2,8%), und lediglich drei Prozent hatten keinen Facharztstatus (fehlende Angabe 1,5%).

80,8% übten ihre berufliche Tätigkeit in einer Praxis aus, die übrigen verteilten sich auf Krankenhäuser der Grund- & Regelversorgung (7,2%), der Maximalversorgung (2,3%), Schwerpunktkrankenhäuser (2,8%), Fachkrankenhäuser (1,9%) und Universitätskliniken (3,2%).

Der weitaus größte Teil der befragten Ärztinnen und Ärzte arbeitete zwar nicht an einem zertifizierten Brustzentrum (81,6%; fehlende Angabe 6,3%), kooperierte jedoch mit einem entsprechendem Brustzentrum (82,5%; fehlende Angabe 2,7%). Onkologisch tätig waren insgesamt 70,8% der Ärztinnen und Ärzte, und der Anteil der onkologischen Tätigkeit der Gesamtarbeit betrug im Mittel 21,3%. Eine onkologische Tätigkeit über fünf Jahre gaben 63,1% (fehlende Angabe 28,7%) an. Zwei Drittel der Ärztinnen und Ärzte verneinten eine Teilnahme an Therapiestudien, und darüber hinaus entschieden lediglich 11% eigenständig über die anstehende Therapie. Der größte Teil war entweder im Rahmen einer interdisziplinären Konferenz (41,4%) oder im Rahmen des Entscheidungsfindungsprozesses (35,1%) an der Therapieplanung beteiligt.

Im Jahr wurden im Mittel 67,2, und in der Woche im Mittel 7,2 Patientinnen mit einem primären Mammakarzinom seitens der Ärztinnen und Ärzte behandelt. Der Anteil der behandelten Patientinnen mit einemmetastasierten Mammakarzinom war mit 2,8 pro Woche im Mittel deutlich geringer.

Eine Nachsorge führten 88,6% der Ärztinnen und Ärzte durch (fehlende Angabe 3,0%).

4.3. Gegenüberstellung der fallbezogenen Patientinnen- und ärztlichen Entscheidung

4.3.1. Entscheidung zur kurativen Chemotherapie (CTX) bei einem Gesamtüberleben (OS) von 60% (5 Jahre) ohne Therapie

Im Fallbeispiel 1 wurden Patientinnen und Ärztinnen und Ärzte folgendes gefragt: „Wenn Sie aufgrund einer Brustkrebserkrankung ohne Chemotherapie eine Wahrscheinlichkeit von 60% hätten, 5 Jahre zu leben, um wie viel Prozent müsste sich Ihre Überlebenswahrscheinlichkeit mindestens erhöhen, damit Sie sich für eine Chemotherapie entscheiden?"

Verbesserung des Benefits in %	Patientin	Ärztin/Arzt	p
um 1% auf 61%	15,9% (n=239)	3,7% (n=18)	$4,36 \times 10^{-92}$
um 2% auf 62%	0,3% (n=4)	1,4% (n=7)	
um 3% auf 63%	0,8% (n=12)	6,7% (n=33)	
um 4% auf 64%	0,7% (n=10)	1,4% (n=7)	
um 5% auf 65%	6,9% (n=104)	30,0% (n=147)	
um 10% auf 70%	11,3% (n=170)	26,7% (b=131)	
um 15% auf 75%	4,9% (n=74)	8,0% (n=39)	
um 20% auf 80%	19,0% (n=286)	13,7% (n=67)	
um 25% auf 85%	5,9% (n=89)	2,9% (n=14)	
um 30% auf 90%	18,4% (n=277)	3,5% (n=17)	
um mehr als 30%	15,8% (n=238)	2,0% (n=10)	
Gesamt gültige	**n=1503**	**n=490**	

Tab. 11 (Fb.1): Entscheidung zur kurativen CTX wenn das 5-Jahres-OS von 60% ohne Therapie um X Prozent steigt

Bei einer Steigerung des OS um bis 20% befürworteten der größte Teil der Ärztinnen und Ärzte (90,6%) die CTX. 42,2% waren außerdem bereits mit einem Zugewinn von bis zu fünf Prozent zufrieden. Dahingegen würden sich der größte Teil der Patientinnen (75,3%) ab einem Benefit von 20% und mehr für die CTX entscheiden. Der Gipfel bei den Patientinnen lag ab einem Zugewinn von 25% und mehr (40,1%).

4.3.2. Entscheidung zur kurativen CTX bei einem OS von 80% (5 Jahre) ohne Therapie

Im Fallbeispiel 2 wurden Patientinnen und Ärztinnen und Ärzte folgendes gefragt: „Wenn Sie aufgrund einer Brustkrebserkrankung ohne Chemotherapie eine Wahrscheinlichkeit von 80% hätten, 5 Jahre zu leben, um wie viel Prozent müsste sich Ihre Überlebenswahrscheinlichkeit mindestens erhöhen, damit Sie sich für eine Chemotherapie entscheiden?"

Verbesserung des Benefits in %	Patientin	Ärztin/Arzt	p
um 1% auf 81%	16,2% (n=238)	3,5% (n=17)	$4,36 \times 10^{-92}$
um 2% auf 82%	0,7% (n=11)	2,2% (n=11)	
um 3% auf 83%	0,7% (n=10)	4,5% (n=22)	
um 4% auf 84%	1,2% (n=17)	2,7% (n=13)	
um 5% auf 85%	9,5% (n=139)	24,9% (n=122)	
um 10% auf 90%	25,8% (n=379)	33,7% (n=165)	
um 15% auf 95%	21,2% (n=311)	15,5% (n=76)	
um mehr als 15%	24,8% (n=364)	12,9% (n=63)	
Gesamt gültige	**n=1469**	**n=489**	

Tab. 12 (Fb. 2): Entscheidung zur kurativen CTX wenn das 5-Jahres-OS von 80% ohne Therapie um X Prozent steigt

Bei einer Zunahme des 5-Jahres-OS von 80% um 10%-15% wäre sowohl der größte Teil der Patientinnen (47%) als auch der Ärztinnen und Ärzte (49,2%) für die CTX. Ärztinnen und Ärzte tendierten aber eher bereits bei niedrigerem Benefit zur CTX. 37,8% wären bereits mit einem Benefit von bis zu 5% zufrieden.

Die Anteile der Patientinnen, die sich mit einem Benefit von bis zu fünf Prozent (28,3%), und ab einer Zunahme von 15% (24,8%) und mehr zufrieden geben würden, unterschieden sich kaum.

4.3.3. Entscheidung zur kurativen fünfjährigen Antihormonetherapie bei einem OS von 60% (5 Jahre) ohne Therapie

Im Fallbeispiel 3 wurden Patientinnen und Ärztinnen und Ärzte folgendes gefragt: „Wenn Sie aufgrund einer Brustkrebserkrankung ohne antihormonelle Therapie eine Wahrscheinlichkeit von 60% hätten, 5 Jahre zu leben, um wie viel Prozent müsste sich Ihre Überlebenswahrscheinlichkeit mindestens erhöhen, damit Sie sich für eine fünfjährige Antihormontherapie (AHT) entscheiden?"

Verbesserung des Benefits in %	Patientin	Ärztin/Arzt	p
um 1 auf 61%	21,3% (n=316)	15,1% (n=74)	$7{,}67 \times 10^{-38}$
um 2% auf 62%	0,7% (n=10)	5,5% (n=27)	
um 3% auf 63%	1,4% (n=21)	10,2% (n=50)	
um 4% auf 64%	0,5% (n=8)	2,0% (n=10)	
um 5% auf 65%	8,6% (n=128)	28,8% (n=141)	
um 10% auf 70%	9,8% (n=146)	21,0% (n=103)	
um 15% auf 75%	3,6% (n=54)	3,9% (n=19)	
um 20% auf 80%	16,0% (n=237)	6,1% (n=30)	
um 25% auf 85%	4,8% (n=72)	2,4% (n=12)	
um 30% auf 90%	17,8% (n=265)	2,9% (n=14)	
um mehr als 30%	15,4% (n=228)	2% (n=10)	
Gesamt gültige	n=1485	n=490	

Tab. 13 (Fb. 3): Entscheidung zur kurativen fünfjährigen AHT, wenn das 5-Jahres-OS von 60% ohne Therapie um X Prozent steigt

Zur Einleitung einer Antihormontherapie wäre der Hauptteil der Ärztinnen und Ärzte (61,6%) ab einem Zugewinn des 5-Jahres-OS um insgesamt 5% auf 65% bereit. Die Mehrheit der Patientinnen (54%) hingegen wäre erst ab einer Steigerung des 5-Jahres-OS auf 80% und mehr zur Durchführung einer Antihormontherapie bereit. Circa ein Fünftel der Patientinnen (21,3%) wären mit einer Steigerung des Benefits um einen Prozent zufrieden, bei den Ärztinnen und Ärzte entschieden sich 15,1% bei selben Benefit dazu.

4.3.4. Entscheidung zur kurativen fünfjährigen Antihormontherapie bei einem OS von 80% (5 Jahre) ohne Therapie

Im Fallbeispiel 4 wurden Patientinnen und Ärztinnen und Ärzte folgendes gefragt: „Wenn Sie aufgrund einer Brustkrebserkrankung ohne antihormonelle Therapie eine Wahrscheinlichkeit von 80% hätten, 5 Jahre zu leben, um wie viel Prozent müsste sich Ihre Überlebenswahrscheinlichkeit mindestens erhöhen, damit Sie sich für eine fünfjährige Antihormontherapie entscheiden?"

Verbesserung des Benefits in %	Patientin	Ärztin/Arzt	p
Um 1% auf 81%	20,9% (n=308)	15,9% (n=78)	2,97x10⁻⁴⁷
Um 2% auf 82%	0,9% (n=13)	4,7% (n=23)	
Um 3% auf 83%	1,2% (n=17)	8,3% (n=41)	
Um 4% auf 84%	0,9% (n=13)	2,6% (n=13)	
Um 5% auf 85%	11,3% (n=167)	27,2% (n=134)	
um 10% auf 90%	22,2% (n=327)	24,4% (n=120)	
um 15% auf 95%	20,0% (n=295)	8,1% (n=40)	
um mehr als 15%	22,6% (n=332)	8,7% (n=43)	
Gesamt gültige	n=1472	n=492	

Tab. 14 (Fb. 4): Entscheidung zur kurativen fünfjährigen Antihormontherapie wenn das 5-Jahres-OS von 80% ohne Therapie auf um X Prozent steigt

Zur fünfjährigen Antihormontherapie würden sich 20,9% der Patientinnen bei einer Verbesserung des 5-Jahres-OS um einen Prozent von 80% auf 81% entscheiden (Ärztinnen und Ärzte 15,9%). Ein großer Teil der Patientinnen (42,6%)

war ab einem Zugewinn von mehr als 10 Prozent für eine fünfjährige Antihormontherapie (Ärztinnen und Ärzte 16,8%).

Der größte Teil (58,7%) der Ärztinnen und Ärzte entschieden sich bereits ab einer Steigerung des 5-Jahres-OS um fünf Prozent auf 85% für die Therapie. Nimmt man das Kollektiv aller der Ärztinnen und Ärzte, die sich mit einem Zugewinn um einem Prozent bis 10% zufrieden gaben, so waren es 83,1%.

4.3.5. Entscheidung zur kurativen fünfjährigen Aromatasehemmertherapie bei einem OS von 92% (5 Jahre) mit Tamoxifen

Im Fallbeispiel 5 wurden Patientinnen und Ärztinnen und Ärzte folgendes gefragt: „Wenn Sie aufgrund einer Brustkrebserkrankung mit einer fünfjährigen Tamoxifengabe eine Wahrscheinlichkeit von 92% hätten, 5 Jahre zu leben, um wie viel Prozent müsste sich die Wahrscheinlichkeit mindestens erhöhen, damit sie sich alternativ für eine fünfjährige Therapie mit einem Aromatasehemmer entscheiden?"

Verbesserung des Benefits in %	Patientin	Ärztin/Arzt	p
um 1% auf 93%	24,5% (n=346)	10,9% (n=53)	$1,35 \times 10^{-49}$
um 2% auf 94%	1,2% (n=17)	3,9% (n=19)	
um 3% auf 95%	6,5% (n=92)	15,8% (n=77)	
um 4% auf 96%	2,5% (n=36)	4,1% (n=20)	
um 5% auf 97%	10,1% (n=143)	29,4% (n=143)	
um 6% auf 98%	7,2% (n=102)	9,7% (n=47)	
um 7% auf 99%	8,4% (n=119)	11,3% (n=55)	
um 8% auf 100%	39,6% (n=560)	14,8% (n=72)	
Gesamt gültige	**n=1415**	**n=486**	

Tb. 15 (Fb. 5): Entscheidung zur kurativen fünfjährigen AHT wenn das 5-Jahres-OS von 92% mit Tamoxifen auf X Prozent steigt

Bei den Patientinnen gibt es zwei Hauptgruppen. Bei einem 5-Jahres-OS von 92% ohne Therapie waren einerseits 24,5% der Patientinnen mit einer Steigerung des Benefits des 5-Jahres-OS um ein Prozent auf 93% zufrieden, andererseits entschied sich ein großer Teil (39,6%) erst ab einer Steigerung von 8% (5-Jahres-OS-100%) für die kurative fünfjährige Aromatasehemmertherapie

Circa ein Drittel der Ärztinnen und Ärzte (29,4%) entschieden sich ab einem Zugewinn von 5% für die Aromatasehemmertherapie. Die zweitgrößte Gruppe (15,8%) lag bei Ärztinnen und Ärzten, die mit einem Benefit von drei Prozent (Steigerung des 5-Jahres-OS auf 95%) zufrieden waren.

4.3.6. Entscheidung zur kurativen fünfjährigen Aromatasehemmertherapie bei einem OS von 82% (10 Jahre) mit Tamoxifen und anschließender Gabe eines Aromatasehemmers

Im Fallbeispiel 6 wurden Patientinnen und Ärztinnen und Ärzte folgendes gefragt: „Wenn Sie aufgrund einer Brustkrebserkrankung nach einer fünfjährigen Tamoxifengabe eine Wahrscheinlichkeit von 82% hätten, 10 Jahre zu leben, um wie viel Prozent müsste sich die Wahrscheinlichkeit mindestens erhöhen, damit sie sich nach Abschluss der Tamoxifentherapie für eine weitere fünfjährige Therapie mit einem Aromatasehemmer entscheiden?"

Verbesserung des Benefits in %	Patientin	Ärztin/Arzt	p
um 1 auf 61%	22,7% (n=295)	6,1% (n=29)	1,74x10⁻⁷⁴
um 2% auf 62%	0,7% (n=9)	3,5% (n=17)	
um 3% auf 63%	1,7% (n=22)	8,4% (n=40)	
um 4% auf 64%	1,1% (n=14)	2,1% (n=10)	
um 5% auf 65%	10,2% (n=133)	29,4% (n=141)	
um 10% auf 70%	9,5% (n=123)	24,0% (n=115)	
um 15% auf 75%	4,0% (n=52)	8,4% (n=40)	
um 20% auf 80%	15,6% (n=203)	10,2% (n=49)	
um 25% auf 85%	6,0% (n=78)	3,5% (n=17)	
um 30% auf 90%	14,5% (n=189)	2,3% (n=11)	
um mehr als 30%	13,9% (n=181)	2,1% (n=10)	
Gesamt gültige	**n=1299**	**n=479**	

Tb. 16 (Fb. 6): Entscheidung zur kurativen fünfjährigen AHT wenn das 10-Jahres-OS von 82% um X Prozent steigt

Die Patientinnen stimmten einer kurativen fünfjährigen Aromatasehemmertherapie größten Teils (64,8%) erst ab einem Zugewinn von 10% und mehr zu (Ärztinnen und Ärzte 45%). Im Gegensatz dazu bildete sich das Hauptfeld bei den Ärztinnen und Ärzten (51%) bei einem Zugewinn der zwischen 5% und 10% lag, d.h. Steigerung des 10-Jahres-OS auf Werte zwischen 87% und 97%. Tendenziell waren die Ärztinnen und Ärzte im Vergleich zu den Patientinnen mit einem niedrigeren Benefit zufrieden, wobei jedoch 12,2% der Patientinnen bereits mit einem Benefit von 1% zufrieden waren (Ärztinnen und Ärzte 8,2%).

4.3.7. Entscheidung zur kurativen einjährigen Antikörpertherapie bei einem OS von 60% (5 Jahre) ohne Therapie

Im Fallbeispiel 7 wurden Patientinnen und Ärztinnen und Ärzte folgendes gefragt: „Wenn Sie aufgrund einer Brustkrebserkrankung ohne Antikörpertherapie [z.B. Trastuzumab (Herceptin®)] eine Wahrscheinlichkeit von 60% hätten, 5

Jahre zu leben, um wie viel Prozent müsste sich Ihre Überlebenswahrscheinlichkeit mindestens erhöhen, damit Sie sich für eine einjährige Antikörpertherapie entscheiden?"

Verbesserung des Benefits in %	Patientin	Ärztin/Arzt	p
um 1 auf 61%	22,7% (n=295)	6,1% (n=29)	$1,74 \times 10^{-74}$
um 2% auf 62%	0,7% (n=9)	3,5% (n=17)	
um 3% auf 63%	1,7% (n=22)	8,4% (n=40)	
um 4% auf 64%	1,1% (n=14)	2,1% (n=10)	
um 5% auf 65%	10,2% (n=133)	29,4% (n=141)	
um 10% auf 70%	9,5% (n=123)	24,0% (n=115)	
um 15% auf 75%	4,0% (n=52)	8,4% (n=40)	
um 20% auf 80%	15,6% (n=203)	10,2% (n=49)	
um 25% auf 85%	6,0% (n=78)	3,5% (n=17)	
um 30% auf 90%	14,5% (n=189)	2,3% (n=11)	
um mehr als 30%	13,9% (n=181)	2,1% (n=10)	
Gesamt gültige	**n=1299**	**n=479**	

Tab. 17 (Fb. 7): Entscheidung zur kurativen einjährigen Antikörpertherapie, wenn das 5-Jahres-OS ohne Therapie von 60% um X Prozent steigt

Bei einem 5-Jahres-OS von 60% reichte über einem Fünftel der befragten Patientinnen (22,7%) ein Benefit von einem Prozent aus (Ärztinnen und Ärzte 6,1%) zur Durchführung einer kurativen einjährigen Antikörpertherapie. Genau 50% der Patientinnen waren jedoch erst ab einem Zugewinn von 20% und mehr zu einer einjährigen Antikörpertherapie bereit (Ärztinnen und Ärzte 18,1%).

Der Hauptteil der Ärztinnen und Ärzte (53,4%) stellte die Indikation zur Antikörpertherapie ab einem erwarteten Benefit der zwischen fünf Prozent und 10% (Steigerung des 5-Jahres-OS auf 65% bis 70%) lag (Patientinnen 19,7%).

4.3.8. Entscheidung zur kurativen einjährigen Antikörpertherapie bei einem OS von 80% (5 Jahre) ohne Therapie

Im Fallbeispiel 8 wurden Patientinnen und Ärztinnen und Ärzte folgendes gefragt: „Wenn Sie aufgrund einer Brustkrebserkrankung ohne Antikörpertherapie [z.B. Trastuzumab (Herceptin®)] eine Wahrscheinlichkeit von 80% hätten, 5 Jahre zu leben, um wie viel Prozent müsste sich Ihre Überlebenswahrscheinlichkeit mindestens erhöhen, damit Sie sich für eine einjährige Antikörpertherapie entscheiden?"

Verbesserung des Benefits in %	Patientin	Ärztin/Arzt	p
um 1% auf 81%	21,4% (n=278)	5,9% (n=28)	$3{,}34 \times 10^{-38}$
um 2% auf 82%	0,7% (n=9)	2,3% (n=11)	
um 3% auf 83%	2,0% (n=26)	8,4% (n=40)	
um 4% auf 84%	2,2% (n=28)	4,0% (n=19)	
um 5% auf 85%	11,9% (n=155)	27,2% (n=130)	
um 10% auf 90%	23,4% (n=304)	30,3% (n=145)	
um 15% auf 95%	17,8% (n=231)	12,1% (n=58)	
um mehr als 15%	19,9% (n=258)	9,8% (n=47)	
Gesamt gültige	n=1299	n=478	

Tab.18 (Fb. 8): Entscheidung zur kurativen einjährigen Antikörpertherapie wenn das OS von 5 Jahren ohne Therapie von 80% auf X Prozent steigt

Auch bei einem 80%igen 5-Jahres-OS entschieden sich über ein Fünftel der Patientinnen (21,4% vs. 5,9% Ärztinnen und Ärzte) bereits bei einer Steigerung von einem Prozent des Gesamtüberlebens zur kurativen einjährigen Antikörpertherapie.

61,1% der Patientinnen waren erst ab einem Zugewinn von 10% und mehr zur Therapie bereit (ÄrztInnen 52,2%).

Der größte Teil der Ärztinnen und Ärzte (57,5%) war hier ebenfalls wie in 3.2.7. mit einem Zugewinn der zwischen fünf Prozent und 10% lag zur Durchführung einer einjährigen Anitkörpertherapie bereit, bei den Patientinnen waren es bei gleichem zu erwartetem Benefit 35,3%.

4.3.9. Entscheidung zur kurativen Radiatio zur Steigerung der Rezidivfreiheit von 60% (5 Jahre) ohne Therapie

Im Fallbeispiel 9 wurden Patientinnen und Ärztinnen und Ärzte folgendes gefragt: „Wenn Sie aufgrund einer Brustkrebserkrankung ohne Strahlentherapie eine Wahrscheinlichkeit von 60% hätten, dass nach 5 Jahren kein Krebs in der Brust aufgetreten ist (Rezidiv), um wie viel Prozent müsste sich die Wahrscheinlichkeit mindestens erhöhen, um sich für eine Strahlentherapie der Brust/Brustwand zu entscheiden?"

Verbesserung des Benefits in %	Patientin	Ärztin/Arzt	p
um 1% auf 61%	21,8% (n=325)	6,0% (n=29)	$5,48 \times 10^{-80}$
um 2% auf 62%	1,0% (n=15)	3,1% (n=15)	
um 3% auf 63%	1,5% (n=22)	7,2% (n=35)	
um 4% auf 64%	0,5% (n=8)	3,1% (n=15)	
um 5% auf 65%	9,7% (n=145)	30,0% (n=146)	
um 10% auf 70%	9,5% (n=142)	25,5% (n=124)	
um 15% auf 75%	4,1% (n=61)	6,4% (n=31)	
um 20% auf 80%	14,8% (n=220)	9,9% (n=48)	
um 25% auf 85%	5,4% (n=80)	2,9% (n=14)	
um 30% auf 90%	16,5% (n=246)	3,5% (n=17)	
um mehr als 30%	15,1% (n=225)	2,7% (n=13)	
Gesamt gültige	N=1489	n=487	

Tab. 19 (Fb. 9): Entscheidung zur kurativen Radiatio der Brust/Brustwand wenn 5 Jahres Rezidivfreiheit ohne Therapie von 60% um X Prozent steigt

Zur kurativen Radiatio der Brust/Brustwand waren 21,8% der Patientinnen ab einem Zugewinn von einem Prozent bei einer 5-Jahres-Wahrscheinlichkeit der Rezidivfreiheit von 60% bereit (Ärztinnen und Ärzte 6,0%). Ein weiterer Block war bei einem erwarteten Benefit von 30% und mehr zu sehen (31,6% vs. Ärztinnen und Ärzte 6,2%). Bei den Ärztinnen und Ärzten sahen über die Hälfte (55,5%) die Indikation zur Radiatio der Brust/Brustwand ab einem Benefit zwischen fünf Prozent und 10% (Patientinnen 19,2%).

4.3.10. Entscheidung zur kurativen Radiatio zur Steigerung der rezidivfreiheit von 80% (5 Jahre) ohne Therapie

Im Fallbeispiel 10 wurden Patientinnen und Ärztinnen und Ärzte folgendes gefragt: „Wenn Sie aufgrund einer Brustkrebserkrankung ohne Strahlentherapie eine Wahrscheinlichkeit von 80% hätten, dass nach 5 Jahren kein Krebs in der Brust aufgetreten ist (Rezidiv), um wie viel Prozent müsste sich die Wahrscheinlichkeit mindestens erhöhen, um sich für eine Strahlentherapie der Brust/Brustwand zu entscheiden?"

Verbesserung des Benefits in %	Patientin	Ärztin/Arzt	p
um 1% auf 81%	21,7% (n=320)	5,3% (n=26)	$1,04 \times 10^{-45}$
um 2% auf 82%	1,2% (n=17)	2,5% (n=12)	
um 3% auf 83%	1,6% (n=23)	6,8% (n=33)	
um 4% auf 84%	1,6% (n=24)	2,9% (n=14)	
um 5% auf 85%	10,9% (n=161)	28,9% (n=141)	
um 10% auf 90%	22,7% (n=334)	31,4% (n=153)	
um 15% auf 95%	17,9% (n=264)	14,3% (n=70)	
um mehr als 15%	22,4% (n=329)	8,0% (n=39)	
Gesamt gültige	**n=1472**	**n=488**	

Tab. 20 (Fb. 10): Entscheidung zur kurativen Radiatio der Brust/Brustwand, wenn die Rezidivfreiheit von 80% ohne Therapie auf X Prozent steigt

Im Falle einer 5-Jahres-Rezidivfreiheitswahrscheinlichkeit von 80% waren 21,7% der Patientinnen zur kurativen Radiatio bei einem erwartetem Zugewinn von einem Prozent bereit (Ärztinnen und Ärzte 5,3%). Der größte Teil der Patientinnen (63%) würde sich erst ab einer Steigerung des Benefits von 10% und mehr zur kurativen Radiatio entscheiden (Ärztinnen und Ärzte 53,7%).

Die Ärztinnen und Ärzte wären im Gegensatz dazu zum größten Teil (60,3%) bereits mit einer Steigerung der Rezidivfreiheitswahrscheinlichkeit zufrieden, welche zwischen fünf Prozent und 10% (Steigerung Wahrscheinlichkeit der Rezidivfreiheit auf 85% bis 90%) liegt (Patientinnen 33,6%).

4.3.11. Entscheidung zur kurativen Radiatio zur Steigerung des OS von 60% (5 Jahre) ohne Therapie

Im Fallbeispiel 11 wurden Patientinnen und Ärztinnen und Ärzte folgendes gefragt: „Wenn Sie aufgrund einer Brustkrebserkrankung ohne Strahlentherapie eine Wahrscheinlichkeit von 60% hätten, 5 Jahre zu leben, um wie viel Prozent müsste sich Ihre Überlebenswahrscheinlichkeit mindestens erhöhen, damit Sie sich für eine Strahlentherapie entscheiden?"

Verbesserung des Benefits in %	Patientin	Ärztin/Arzt	p
um 1% auf 61%	23,1% (n=338)	7,4% (n=36)	$2,05 \times 10^{-81}$
um 2% auf 62%	0,8% (n=11)	5,0% (n=24)	
um 3% auf 63%	1,7% (n=25)	9,1% (n=44)	
um 4% auf 64%	0,9% (n=13)	2,9% (n=14)	
um 5% auf 65%	9,8% (n=143)	29,8% (n=144)	
um 10% auf 70%	9,5% (n=139)	21,7% (n=105)	
um 15% auf 75%	4,4% (n=64)	8,1% (n=39)	
um 20% auf 80%	14,7% (n=215)	7,6% (n=37)	
um 25% auf 85%	5,0% (n=73)	2,7% (n=13)	
um 30% auf 90%	15,6% (n=228)	3,9% (n=19)	
um mehr als 30%	14,5% (n=212)	1,9% (n=9)	
Gesamt gültige	n=1461	n=484	

Tab. 21 (Fb. 11): Entscheidung zur kurativen Radiatio, wenn 5-Jahres-OS ohne Therapie bei 60% liegt und um X Prozent steigt

Bei einem 5-Jahres-OS von 60% waren 23,1% der befragten Patientinnen zur Durchführung einer kurativen Radiatio bereit, wenn der Benefit ein Prozent betrug (Ärztinnen und Ärzte 7,4%). Knapp ein Drittel der Patientinnen (30,1%) wäre dahingegen erst ab einer Steigerung der 5-Jahres-OS auf Werte um 30% und mehr (5-Jahres-OS größer als 90%) zur kurativen Radiatio bereit. Bei den Ärztinnen und Ärzte waren es 5,8% für den gleichen Zugewinn. Ärztinnen und Ärzte waren zum größten Teil (51,5%) zur kurativen Radiatio bereit, wenn der Zugewinn zwischen fünf Prozent und 10% lag.

4.3.12. Entscheidung zur kurativen Radiatio zur Steigerung des OS von 80% (5 Jahre) ohne Therapie

Im Fallbeispiel 12 wurden Patientinnen und Ärztinnen und Ärzte folgendes gefragt: „Wenn Sie aufgrund einer Brustkrebserkrankung ohne Strahlentherapie eine Wahrscheinlichkeit von 80% hätten, 5 Jahre zu leben, um wie viel Prozent müsste sich Ihre Überlebenswahrscheinlichkeit mindestens erhöhen, damit Sie sich für eine Strahlentherapie entscheiden?"

Verbesserung des Benefits in %	Patientin	Ärztin/Arzt	p
um 1% auf 81%	22,2% (n=323)	6,4% (n=31)	$1,43 \times 10^{-50}$
um 2% auf 82%	1,0% (n=15)	4,3% (n=21)	
um 3% auf 83%	1,9% (n=27)	7,0% (n=34)	
um 4% auf 84%	1,6% (n=23)	4,9% (n=24)	
um 5% auf 85%	11,6% (n=169)	29,7% (n=144)	
um 10% auf 90%	22,3% (n=325)	28,5% (n=138)	
um 15% auf 95%	17,7% (n=258)	12,6% (n=61)	
um mehr als 15%	21,8% (n=318)	6,6% (n=32)	
Gesamt gültige	**n=1458**	**n=485**	

Tab. 22 (Fb. 12): Entscheidung zur kurativen Radiatio, wenn 5-Jahres-OS ohne Therapie von 5 Jahren von 80% auf X Prozent steigt

Im Falle eines 80%-igen 5-Jahres-OS zeigte sich ein ähnliches Verhältnis wie bei dem 60%-igen 5-Jahres-OS. 22,2% der Patientinnen (6,4% Ärztinnen und

Ärzte) entschieden sich zur kurativen Radiatio bei einem Zugewinn von einem Prozent.

61,8% der Patientinnen waren zur Durchführung einer kurativen Radiatio erst bereit, wenn der Benefit über 10% und mehr stieg (Ärztinnen und Ärzte 47,7%). Der größte Teil (58,2%) der Ärztinnen und Ärzte sah im Falle einer Steigerung um fünf Prozent bis 10% (5-Jahres-OS 85% bis 90%) einen ausreichenden Benefit zur Durchführung einer kurativen Radiatio. Bei den Patientinnen stimmten 33,9% im Falle des gleichen Zugewinns.

4.3.13. Entscheidungsgrundlage zur komplementären/alternativen Therapie in der kurativen Situation

Einschätzung der komplementären/alternativen Medizin (heilbare Situation)	Patientin	Ärztin/Arzt	p
Einsatz braucht keinen nachweislichen Vorteil	6,6% (n=105)	1,6% (n=7)	$1,38 \times 10^{-52}$
Sollte subjektiv zum besseren Wohlbefinden beitragen	33,2% (n=525)	72,9% (n=328)	
Sollte objektiv zum besseren Wohlbefinden beitragen	19,6% (n=311)	15,6% (n=70)	
Sollte die Heilungsrate von Brustkrebs nachweislich erhöhen	40,5% (n=642)	10,0% (n=45)	
Gesamt gültige	n=1583	n=450	

Tab. 23: Entscheidungsgrundlage zur komplementären/alternativen Therapie in der kurativen Situation

Die Tabelle 19 vergleicht die Erwartungshaltung an eine komplementäre/alternative Therapie (kurative Situation) zwischen Patientinnen und Ärztinnen und Ärzten. Patientinnen erhofften sich mindestens einen objektiv nachvollziehbaren Erfolg der Therapie (60,1% vs. 25,6% Ärztinnen und Ärzten). Ärztinnen und Ärzten hielten im Falle einer subjektiven Besserung des Wohlbefindens die komplementäre/alternative Therapie für gerechtfertigt (72,9% vs. 33,2% Patientinnen).

Keinen nachweisbaren Vorteil benötigten 6,6% der Patientinnen und 1,6% der Ärztinnen und Ärzten zur Durchführung einer komplementären/alternativen Therapie. Geht man davon aus, dass die Heilungsrate von Brustkrebs nachweislich erhöht werden soll, so unterschied sich die Einschätzung der Patientinnen und Ärztinnen und Ärzten deutlich.

40,5% der Patientinnen erwarteten eine entsprechende Erhöhung der Heilungsrate, wohingegen 10% der Ärztinnen und Ärzten eine Erhöhung der Heilungsrate durch die komplementäre/alternative Therapie erwarteten.

4.3.14. Entscheidung zur kurativen komplementären Therapie zur Steigerung des OS von 60% (5 Jahre) ohne Therapie

Im Fallbeispiel 13 wurden Patientinnen und Ärztinnen und Ärzte folgendes gefragt: „Wenn Sie aufgrund einer Brustkrebserkrankung ohne komplementäre/alternative Therapie eine Wahrscheinlichkeit von 60% hätten, 5 Jahre zu leben, um wie viel Prozent müsste sich Ihre Überlebenswahrscheinlichkeit mindestens erhöhen, damit Sie sich für eine komplementäre/alternative Therapie entscheiden?"

Verbesserung des Benefits in %	Patientin	Ärztin/Arzt	p
um 1% auf 61%	22,5% (n=335)	13,3% (n=64)	5,19x10⁻³⁷
um 2% auf 62%	1,6% (n=24)	5,4% (n=28)	
um 3% auf 63%	1,4% (n=21)	5,8% (n=28)	
um 4% auf 64%	0,7% (n=11)	1,2% (n=6)	
um 5% auf 65%	8,7% (n=130)	18,1% (n=87)	
um 10% auf 70%	8,4% (n=126)	12,1% (n=58)	
um 15% auf 75%	3,0% (n=45)	1,7% (n=8)	
um 20% auf 80%	8,6% (n=129)	4,6% (n=22	
um 25% auf 85%	3.6% (n=54)	1,5% (n=7)	
um 30% auf 90%	9,9% (n=147)	0,4% (n=2)	
um mehr als 30%	8,4% (n=126)	1,7% (n=8)	
nicht in Prozent messbar	23,1% (n=344)	34,3% (n=165)	
Gesamt gültige	**N=1492**	**n=481**	

Tab. 24 (Fb. 13): Entscheidung zur komplementären Therapie (kurativ), wenn 5-Jahres-OS ohne Therapie bei 60% liegt und auf X Prozent steigt

Bei einem 5-Jahres-OS von 60% erwarteten 22,5% der Patientinnen (Ärztinnen und Ärzte 13,3%) einen Benefit von einem Prozent, um sich für die kurative komplementäre Therapie zu entscheiden. Sowohl bei den Patientinnen als auch bei den Ärztinnen und Ärzten war der Anteil, der angab, dass keine Prozentangabe messbar ist, am größten (Patientinnen 23,1% vs. ÄrztInnen 34,3%). Eine Steigerung des OS um 30% und mehr verlangten 18,3% der Patientinnen (Ärztinnen und Ärzte 2,1%).

4.3.15. Entscheidung zur kurativen komplementären Therapie zur Steigerung des OS von 80% (5 Jahre) ohne Therapie

Im Fallbeispiel 14 wurden Patientinnen und Ärztinnen und Ärzte folgendes gefragt: „Wenn Sie aufgrund einer Brustkrebserkrankung ohne komplementäre/alternative Therapie eine Wahrscheinlichkeit von 80% hätten, 5 Jahre zu leben, um wie viel Prozent müsste sich Ihre Überlebenswahrscheinlichkeit mindestens erhöhen, damit Sie sich für eine komplementäre/alternative Therapie entscheiden?"

Verbesserung des Benefits in %	Patientin	Ärztin/Arzt	p
um 1% auf 81%	21,1% (n=314)	12,9% (n=62)	$5,70 \times 10^{-21}$
um 2% auf 82%	1,7% (n=25)	4,8% (n=23)	
um 3% auf 83%	2,1% (n=31)	4,8% (n=23)	
um 4% auf 84%	1,3% (n=20)	1,5% (n=7)	
um 5% auf 85%	9,9% (n=147)	18,1% (n=87)	
um 10% auf 90%	19,2% (n=286)	13,8% (n=66)	
um 15% auf 95%	10,0% (n=148)	4,0% (n=19)	
um mehr als 15%	10,3% (n=153)	3,8% (n=18)	
nicht in Prozent messbar	24,3% (n=361)	36,5% (n=175)	
Gesamt gültige	**n=1485**	**n=480**	

Tab. 25 (Fb. 14): Entscheidung zur komplementären Therapie (kurativ) wenn 5-Jahres-OS bei 80% ohne Therapie liegt und auf X Prozent steigt

Im Falle eines 5-Jahres-OS von 80% zeigt sich eine ähnliche Verteilung wie unter 3.2.14. Die meisten Befragten gaben an, dass die Entscheidung zur komplementären Therapie nicht in Prozent messbar sei (Patientinnen 24,3% vs. Ärztinnen und Ärzte 36,5%). Der Anteil der Patientinnen die sich mit einem Benefit von einem Prozent zufrieden gaben, ist vergleichbar mit Fallbeispiel 13 und einem 5-Jahres-OS von 60% (22,5% [5-Jahres-OS 60%] vs. 21,1% [5-Jahres-OS 80%]). Bei den Ärztinnen und Ärzten war ebenfalls kein wesentlicher Unterschied im Falle einer Steigerung des Benefits um ein Prozent(13,3% [5-Jahres-OS 60%] vs. 12,9% [5-Jahres-OS 80%]) festzustellen.

4.3.16. Entscheidung zur palliativen CTX bei einer Lebenserwartung von 6 Monaten ohne Therapie

Im Fallbeispiel 15 wurden Patientinnen und Ärztinnen und Ärzte folgendes gefragt: „Wenn Sie aufgrund einer fortgeschrittenen Brustkrebserkrankung ohne Chemotherapie eine Lebenserwartung von 6 Monaten hätten, um wie viel Zeit müsste sich die Lebenserwartung mindestens verlängern, damit Sie sich für eine sechsmonatige Chemotherapie entscheiden?"

Lebenszeitverlängerung	Patientin	Ärztin/Arzt	p
< 1 Monat	4,1% (n=60)	1,7% (n=8)	$3,26 \times 10^{-99}$
1 Monat	1,4% (n=21)	3,1% (n=15)	
2 Monate	0,2% (n=3)	3,3% (n=16)	
3 Monate	1,1% (n=16)	11,0% (n=53)	
4 Monate	0,3% (n=5)	1,7% (n=8)	
5 Monate	0,1% (n=2)	1,2% (n=6)	
6 Monate	7,6% (n=112)	24,3% (n=117)	
9 Monate	0,8% (n=12)	4,6% (n=22)	
12 Monate	15,5% (n=228)	25,3% (n=122)	
18 Monate	4,8% (n=71)	9,3% (n=45)	
24 Monate	12,1% (n=178)	7,5% (n=36)	
3 Jahre	13,7% (n=202)	5,0% (n=24)	
5 Jahre	17,0% (n=250)	1,0% (n=5)	
10 Jahre	9,6% (n=141)	0,6% (n=3)	
15 Jahre	2,8% (n=42)	0% (n=0)	
> 15 Jahre	8,9% (n=131)	0,4% (n=2)	
Gesamt gültige	**n=1474**	**n=482**	

Tab. 26 (Fb. 15): Entscheidung zur palliativen CTX mit Lebenszeitgewinn X bei einer Lebenserwartung von 6 Monaten ohne Therapie

In der palliativen Situation mit einer Lebenserwartung von sechs Monaten hielten 46,3% der Ärztinnen und Ärzte einen Lebenszeitgewinn von bis zu sechs Monaten gerechtfertigt, um die Indikation zur palliativen CTX zu stellen (Patientinnen 22,3%). Im Falle einer Steigerung der Lebenszeit von neun Monaten bis maximal zwei Jahren wären 46,7% der Ärztinnen und Ärzte und 33,2% der Patientinnen für eine CTX. Ab eine Zugewinn von 5 Jahren und mehr würden 38,3% der Patientinnen eine CTX durchführen (Ärztinnen und Ärzte 2%). 93% der Ärztinnen und Ärzte hielten einen Benefit von bis zu 2 Jahren für ausreichend (48% Patientinnen).

4.3.17. Entscheidung zur palliativen sechsmonatigen CTX bei einer Lebenserwartung von 2 Jahren ohne Therapie

Im Fallbeispiel 16 wurden Patientinnen und Ärztinnen und Ärzte folgendes gefragt: „Wenn Sie aufgrund einer fortgeschrittenen Brustkrebserkrankung ohne Chemotherapie eine Lebenserwartung von 2 Jahren hätten, um wie viel Zeit müsste sich die Lebenserwartung mindestens verlängern, damit Sie sich für eine sechsmonatige Chemotherapie entscheiden?"

Lebenszeitverlängerung	Patientin	Ärztin/Arzt	p
< 1 Monat	4,7% (n=69)	1,3% (n=6)	$5,19 \times 10^{-37}$
1 Monat	1,4% (n=21)	1,9% (n=9)	
2 Monate	0,5% (n=8)	1,0% (n=5)	
3 Monate	0,6% (n=9)	6,3% (n=30)	
4 Monate	0,3% (n=4)	2,3% (n=11)	
5 Monate	0,2% (n=3)	0,6% (n=3)	
6 Monate	6,9% (n=102)	25,6% (n=123)	
9 Monate	0,9% (n=14)	5,2% (n=25)	
12 Monate	12,0% (n=178)	24,0% (n=115)	
18 Monate	2,1% (n=31)	6,0% (n=29)	
24 Monate	10,4% (n=153)	10,8% (n=52)	
3 Jahre	11,3% (n=167)	5,8% (n=28)	
5 Jahre	21,2% (n=314)	7,7% (n=37)	
10 Jahre	14,6% (n=216)	1,3% (n=6)	
15 Jahre	4,5% (n=66)	0% (n=0)	
> 15 Jahre	8,3% (n=123)	0,2% (n=1)	
Gesamt gültige	**n=1478**	**n=480**	

Tab. 27 (Fb. 16): Entscheidung zur palliativen sechsmonatigen CTX mit Lebenszeitgewinn X bei Lebenserwartung von 2 Jahren ohne Therapie

Für eine sechsmonatige palliative CTX entschieden sich 14,6% der Patientinnen und 40% der Ärztinnen und Ärzte bei einer Steigerung der Lebenserwartung von bis zu sechs Monaten im Falle eines OS von zwei Jahren. 48,6% der Patientinnen (Ärztinnen und Ärzte 9,2%) würden sich erst ab einem Benefit von fünf Jahren und mehr für die palliative CTX entscheiden. 12,8% der Patientinnen (Ärztinnen und Ärzte 0,2%) sahen die palliative CTX erst ab einem Verlängerung der Lebenszeit ab 15 Jahren und mehr gerechtfertigt.

4.3.18. Entscheidung zur palliativen antihormonellen Therapie bei einer Lebenserwartung von 6 Monaten ohne Therapie

Im Fallbeispiel 17 wurden Patientinnen und Ärztinnen und Ärzte folgendes gefragt: „Wenn Sie aufgrund einer fortgeschrittenen Brustkrebserkrankung ohne antihormonelle Therapie eine Lebenserwartung von 6 Monaten hätten, um wie viel Zeit müsste sich die Lebenserwartung mindestens verlängern, damit Sie sich für eine antihormonelle Therapie entscheiden?"

Lebenszeitverlängerung	Patientin	Ärztin/Arzt	p
< 1 Monat	10,3% (n=149)	12,5% (n=60)	$1,1210^{-86}$
1 Monat	5,6% (n=81)	18,5% (n=89)	
2 Monate	1,1% (n=16)	7,5% (n=36)	
3 Monate	3,5% (n=50)	18,3% (n=88)	
4 Monate	0,7% (n=10)	1,2% (n=6)	
5 Monate	0,5% (n=7)	0,2% (n=1)	
6 Monate	11,0% (n=159)	20,0% (n=96)	
9 Monate	1,1% (n=16)	3,1% (n=15)	
12 Monate	13,9% (n=201)	10,6% (n=51)	
18 Monate	2,8% (n=41)	1,9% (n=9)	
24 Monate	8,4% (n=121)	2,7% (n=13)	
3 Jahre	11,1% (n=160)	1,7% (n=8)	
5 Jahre	13,5% (n=196)	1,5% (n=7)	
10 Jahre	7,6% (n=110)	0,2% (n=1)	
15 Jahre	2,5% (n=36)	0,2% (n=1)	
> 15 Jahre	6,5% (n=94)	0,0% (n=0)	
Gesamt gültige	**n=1447**	**n=481**	

Tab. 28 (Fb. 17): Entscheidung zur palliativen AHT mit Lebenszeitgewinn X bei einer Lebenserwartung von 6 Monaten ohne Therapie

Bei einer Lebenserwartung von sechs Monaten entschieden sich 10,3% der Patientinnen und 12,5% der Ärztinnen und Ärzte bereits bei einem Zugewinn von weniger als einem Monat für eine palliative antihormonelle Therapie. 32% der

Patientinnen sprächen sich für eine Therapie bei einer Verlängerung der Lebenszeit von bis sechs Monaten aus. Bei den Ärztinnen und Ärzten würden sich für den gleichen Zeitraum 78,2% für eine antihormonelle Therapie aussprechen.

4.3.19. Entscheidungen zur palliativen antihormonellen Therapie bei einer Lebenserwartung von 2 Jahren

Im Fallbeispiel 18 wurden Patientinnen und Ärztinnen und Ärzte folgendes gefragt: „Wenn Sie aufgrund einer fortgeschrittenen Brustkrebserkrankung ohne antihormonelle Therapie eine Lebenserwartung von 2 Jahren hätten, um wie viel Zeit müsste sich die Lebenserwartung mindestens verlängern, damit Sie sich für eine antihormonelle Therapie entscheiden?"

Lebenszeitverlängerung	Patientin	Ärztin/Arzt	p
< 1 Monat	9,7% (n=140)	10,2% (n=49)	$4,37 \times 10^{-73}$
1 Monat	5,0% (n=72)	11,9% (n=57)	
2 Monate	1,0% (n=14)	5,8% (n=28)	
3 Monate	2,8% (n=40)	15,0% (n=72)	
4 Monate	0,8% (n=11)	3,1% (n=15)	
5 Monate	0,5% (n=7)	0,4% (n=2)	
6 Monate	9,4% (n=136)	22,1% (n=106)	
9 Monate	0,8% (n=11)	1,7% (n=8)	
12 Monate	11,8% (n=171)	14,8% (n=71)	
18 Monate	1,8% (n=26)	2,3% (n=11)	
24 Monate	8,9% (n=128)	4,4% (n=21)	
3 Jahre	11,0% (n=159)	3,8% (n=18)	
5 Jahre	17,2% (n=248)	4,2% (n=20)	
10 Jahre	10,0% (n=144)	0,2% (n=1)	
15 Jahre	3,3% (n=48)	0,2% (n=1)	
> 15 Jahre	6,2% (n=89)	0,0% (n=0)	
Gesamt gültige	n=1444	n=480	

Tab. 29 (Fb. 18): Entscheidung zur palliativen antihormonellen Therapie mit Lebenszeitgewinn X bei einer Lebenserwartung von 2 Jahren ohne Therapie Bei

einer Lebenserwartung von zwei Jahren würden 68,5% der Ärztinnen und Ärzte die Indikation zur palliativen antihormonellen Therapie stellen, wenn sich die Lebenserwartung um bis zu sechs Monate verlängern würden (Patientinnen 29,2%). Der Hauptteil der Patientinnen (47,8%) wäre erst ab einem Zugewinn von 3 Jahren und mehr zur antihormonellen Therapie bereit (Ärztinnen und Ärzte 8,4%).

19,5% der Patientinnen würden außerdem erst ab einem Zugewinn von 10 Jahren und mehr eine antihormonelle Therapie befürworten (Ärztinnen und Ärzte 0,4%).

4.3.20. Entscheidung zur palliativen Antikörpertherapie bei einer Lebenserwartung von 6 Monaten ohne Therapie

Im Fallbeispiel 19 wurden Patientinnen und Ärztinnen und Ärzte folgendes gefragt: „Wenn Sie aufgrund einer fortgeschrittenen Brustkrebserkrankung ohne Antikörpertherapie [z.B. Trastuzumab (Herceptin®)] eine Lebenserwartung von 6 Monaten hätten, um wie viel Zeit müsste sich die Lebenserwartung mindestens verlängern, damit sie sich für eine Antikörpertherapie entscheiden?"

Lebenszeitverlängerung	Patientin	Ärztin/Arzt	p
< 1 Monat	9,1% (n=122)	5,1% (n=24)	$6,56 \times 10^{-75}$
1 Monat	4,5% (n=61)	8,2% (n=39)	
2 Monate	0,9% (n=12)	4,6% (n=22)	
3 Monate	3,4% (n=46)	17,7% (n=84)	
4 Monate	0,5% (n=7)	1,9% (n=9)	
5 Monate	0,4% (n=6)	0,6% (n=3)	
6 Monate	11,9% (n=160)	29,5% (n=140)	
9 Monate	0,7% (n=9)	3,0% (n=14)	
12 Monate	13,9% (n=187)	16,0% (n=76)	
18 Monate	3,6% (n=48)	4,4% (n=21)	
24 Monate	10,3% (n=139)	4,2% (n=20)	
3 Jahre	12,0% (n=161)	2,7% (n=13)	
5 Jahre	12,9% (n=174)	1,7% (n=8)	
10 Jahre	7,4% (n=100)	0,2% (n=1)	
15 Jahre	2,4% (n=32)	0,0% (n=0)	
> 15 Jahre	6,0% (n=80)	0,0% (n=0)	
Gesamt gültige	**n=1344**	**n=474**	

Tab. 30 (Fb. 19): Entscheidung zur palliativen Antikörpertherapie mit Lebenszeitgewinn X bei einer Lebenserwartung von 6 Monaten ohne Therapie

Im Falle einer Lebenserwartung von sechs Monaten ohne Therapie entschieden sich 9,1% der Patientinnen und 5,1% der Ärztinnen und Ärzte bereits für eine Antikörpertherapie, wenn der Benefit bis zu einem Monat beträgt. Der Hauptteil der Ärztinnen und Ärzte (67,6%) gäbe sich mit einem Benefit von bis zu sechs Monaten zufrieden (Patientinnen 30,7%). Der größte Teil der Patientinnen (35,2% vs. 8,6% Ärztinnen und Ärzte) wäre erst zu einer Therapie bereit, wenn die Lebenserwartung auf zwei bis fünf Jahre steigen würde.

8,4% der Patientinnen (0% Ärztinnen und Ärzte) befürworten eine Therapie erst ab einem Zugewinn von 15 Jahren und mehr.

4.3.21. (Entscheidung zur palliativen Antikörpertherapie bei einer Lebenserwartung von 2 Jahren ohne Therapie

Im Fallbeispiel 20 wurden Patientinnen und Ärztinnen und Ärzte folgendes gefragt: „Wenn Sie aufgrund einer fortgeschrittenen Brustkrebserkrankung ohne Antikörpertherapie [z.B. Trastuzumab (Herceptin®)] eine Lebenserwartung von 2 Jahren hätten, um wie viel Zeit müsste sich die Lebenserwartung mindestens verlängern, damit sie sich für eine Antikörpertherapie entscheiden?"

Lebenszeitverlängerung	Patientin	Ärztin/Arzt	p
< 1 Monat	9,3% (n=124)	3,8% (n=18)	$1,06 \times 10^{-05}$
1 Monat	3,8% (n=51)	4,6% (n=22)	
2 Monate	1,0% (n=13)	1,9% (n=9)	
3 Monate	3,1% (n=41)	13,9% (n=66)	
4 Monate	0,8% (n=11)	3,0% (n=14)	
5 Monate	0,5% (n=7)	0,6% (n=3)	
6 Monate	9,3% (n=125)	27,2% (n=129)	
9 Monate	0,7% (n=10)	3,6% (n=17)	
12 Monate	12,3% (n=165)	18,6% (n=88)	
18 Monate	1,8% (n=24)	4,6% (n=22)	
24 Monate	9,5% (n=127)	6,3% (n=30)	
3 Jahre	11,4% (n=153)	5,9% (n=28)	
5 Jahre	15,9% (n=213)	5,1% (n=24)	
10 Jahre	10,0% (n=134)	0,6% (n=3)	
15 Jahre	3,7% (n=50)	0,0% (n=0)	
> 15 Jahre	6,7% (n=89)	0,2% (n=1)	
Gesamt gültige	**n=1337**	**n=474**	

Tab. 31 (Fb. 20): Entscheidung zur palliativen Antikörpertherapie bei einer Lebenserwartung ohne Therapie von 2 Jahren mit Lebenszeitgewinn X

Zur palliativen Antikörpertherapie würden sich 9,3% der Patientinnen und 3,8% der Ärztinnen und Ärzte entscheiden, wenn der Benefit bis zu einem Monat beträge. Der größte Teil der Ärztinnen und Ärzte (55%) würde eine palliative

Antikörpertherapie einleiten, wenn die Lebenserwartung sich um bis zu sechs Monaten erhöhen würde (Patientinnen 27,8%). Der größte Teil der Patientinnen (47,7%) gäbe sich erst bei einem Benefit von drei Jahren und mehr zufrieden (Ärztinnen und Ärzte 11,8%).

4.3.22. Entscheidung zur palliativen Radiatio bei einer Lebenserwartung von 6 Monaten ohne Therapie

Im Fallbeispiel 21 wurden Patientinnen und Ärztinnen und Ärzte folgendes gefragt: „Wenn Sie aufgrund einer fortgeschrittenen Brustkrebserkrankung ohne Strahlentherapie eine Lebenserwartung von 6 Monaten hätten, um wie viel Zeit müsste sich die Lebenserwartung mindestens verlängern, damit sie sich für eine Antikörpertherapie entscheiden?"

Lebenszeitverlängerung	Patientin	Ärztin/Arzt	p
< 1 Monat	6,6% (n=96)	9,9% (n=47)	$2{,}29 \times 10^{-77}$
1 Monat	4,0% (n=58)	5,9% (n=28)	
2 Monate	1,5% (n=22)	6,5% (n=31)	
3 Monate	3,9% (n=56)	20,5% (n=97)	
4 Monate	0,9% (n=13)	2,3% (n=11)	
5 Monate	0,7% (n=10)	1,7% (n=8)	
6 Monate	12,1% (n=176)	27,8% (n=132)	
9 Monate	1,4% (n=21)	2,5% (n=12)	
12 Monate	16,5% (n=240)	13,5% (n=64)	
18 Monate	3,9% (n=56)	2,3% (n=11)	
24 Monate	9,3% (n=135)	4,2% (n=20)	
3 Jahre	11,9% (n=173)	1,9% (n=9)	
5 Jahre	13,2% (n=192)	0,6% (n=3)	
10 Jahre	6,1% (n=89)	0,0% (n=0)	
15 Jahre	2,4% (n=35)	0,0% (n=0)	
> 15 Jahre	5,6% (n=81)	0,2% (n=1)	
Gesamt gültige	**n=1453**	**n=474**	

Tab. 32 (Fb. 21): Entscheidung zur palliativen Radiatio mit Lebenszeitgewinn X bei einer Lebenserwartung von 6 Monaten ohne Therapie

Im Falle einer Lebenserwartung von sechs Monaten reichten 9,9% der Ärztinnen und Ärzte ein Benefit von unter einem Monat (Patientinnen 6,6%) aus. Dem größten Teil der Ärztinnen und Ärzte (74,6%) würde ein Benefit von bis zu sechs Monaten ausreichen, um die palliative Radiatio durchzuführen (Patientinnen 29,7%). Bei den Patientinnen wäre nahezu die Hälfte (48,5%) erst zur palliativen Radiatio bereit, wenn die Verlängerung der Lebenserwartung 2 Jahre und mehr betrüge (Ärztinnen und Ärzte 6,9%).

4.3.23. Entscheidung zur palliativen Radiatio bei einer Lebenserwartung von 2 Jahren

Im Fallbeispiel 22 wurden Patientinnen und Ärztinnen und Ärzte folgendes gefragt: „Wenn Sie aufgrund einer fortgeschrittenen Brustkrebserkrankung ohne Strahlentherapie eine Lebenserwartung von 2 Jahren hätten, um wie viel Zeit müsste sich die Lebenserwartung mindestens verlängern, damit sie sich für eine Antikörpertherapie entscheiden?"

Lebenszeitverlängerung	Patientin	Ärztin/Arzt	p
< 1 Monat	7,1% (n=103)	8,0% (n=38)	$8{,}65 \times 10^{-88}$
1 Monat	3,7% (n=54)	3,4% (n=16)	
2 Monate	1,0% (n=15)	4,2% (n=20)	
3 Monate	3,2% (n=47)	12,7% (n=60)	
4 Monate	0,8% (n=11)	3,2% (n=15)	
5 Monate	0,5% (n=7)	2,1% (n=10)	
6 Monate	10,6% (n=153)	30,0% (n=142)	
9 Monate	1,1% (n=16)	2,7% (n=13)	
12 Monate	13,7% (n=198)	17,2% (n=82)	
18 Monate	2,3% (n=34)	3,0% (n=14)	
24 Monate	8,6% (n=125)	4,0% (n=19)	
3 Jahre	10,5% (n=152)	4,2% (n=20)	
5 Jahre	19,5% (n=282)	4,6% (n=22)	
10 Jahre	8,4% (n=121)	0,2% (n=1)	
15 Jahre	3,6% (n=52)	0,0% (n=0)	
> 15 Jahre	5,4% (n=78)	0,4% (n=2)	
Gesamt gültige	n=1448	n=474	

Tab. 33 (Fb. 22): Entscheidung zur palliativen Radiatio mit Lebenszeitgewinn X bei einer Lebenserwartung von 2 Jahren ohne Therapie

Bei einer Lebenserwartung von zwei Jahren ohne Therapie befürworteten mehr Ärztinnen und Ärzte als Patientinnen (8,0% vs. 7,1%) die palliative Radiatio bei einem erwartetem Benefit der unter einem Monat liegt. Der größte Teil der Ärztinnen und Ärzte (63,6% vs. 26,4% Patientinnen) befürwortete die palliative Radiatio bei einem Zugewinn von bis zu 6 Monaten. Dehnt man den Zeitraum bis auf 12 Monate aus, so waren es 83,5% der befragten Ärztinnen und Ärzte (41,2% Patientinnen). Patientinnen (47,4%) befürworteten größtenteils die palliative Radiatio erst ab einem Zugewinn von drei Jahren und mehr (Ärztinnen und Ärzte 9,4%).

4.3.24. Entscheidung zur palliativen Bisphosohonattherapie bei einer Lebenserwartung von 6 Monaten ohne Therapie

Im Fallbeispiel 23 wurden Patientinnen und Ärztinnen und Ärzte folgendes gefragt: „Wenn Sie aufgrund einer fortgeschrittenen Brustkrebserkrankung ohne Bisphosphonattherapie eine Lebenserwartung von 6 Monaten hätten, um wie viel Zeit müsste sich die Lebenserwartung mindestens verlängern, damit sie sich für eine Bisphosphonattherapie entscheiden?"

Lebenszeitverlängerung	Patientin	Ärztin/Arzt	p
< 1 Monat	11,5% (n=145)	22,8% (n=108)	$8,88 \times 10^{-67}$
1 Monat	5,9% (n=74)	11,6% (n=55)	
2 Monate	2,1% (n=27)	7,6% (n=36)	
3 Monate	3,5% (n=44)	17,9% (n=85)	
4 Monate	0,5% (n=6)	1,3% (n=6)	
5 Monate	0,4% (n=5)	0,4% (n=2)	
6 Monate	13,4% (n=168)	20,5% (n=97)	
9 Monate	0,7% (n=9)	0,8% (n=4)	
12 Monate	13,8% (n=173)	10,3% (n=49)	
18 Monate	3,1% (n=39)	1,9% (n=9)	
24 Monate	8,8% (n=111)	2,7% (n=13)	
3 Jahre	12,4% (n=156)	1,3% (n=6)	
5 Jahre	12,6% (n=158)	0,6% (n=3)	
10 Jahre	4,6% (n=58)	0,0% (n=0)	
15 Jahre	1,2% (n=15)	0,0% (n=0)	
> 15 Jahre	5,6% (n=70)	0,2% (n=1)	
Gesamt gültige	**n=1258**	**n=474**	

Tab. 34 (Fb. 23): Entscheidung zur palliativen Bisphosphonattherapie mit Lebenszeitgewinn X bei einer Lebenserwartung von 6 Monaten ohne Therapie Die palliativen Bisphosphonattherapie befürworteten 22,8% der Ärztinnen und Ärzte (11,5% Patientinnen) bei einem Zugewinn an Lebenszeit von bis zu einem Monat. Der größte Teil der Ärztinnen und Ärzte (82,1%) sieht die Bisphos-

phonattherapie für gerechtfertigt, wenn die Verlängerung der Lebenszeit bis zu sechs Monate beträgt (Patientinnen 37,3%). Ein großer Teil der Patientinnen (45,2%) befürworteten eine Therapie erst ab einem Zugewinn von zwei Jahren und mehr (Ärztinnen und Ärzte 4,8%).

4.3.25. Entscheidung zur palliativen Bisphosohonattherapie bei einer Lebenserwartung von 2 Jahren ohne Therapie

Im Fallbeispiel 24 wurden Patientinnen und Ärztinnen und Ärzte folgendes gefragt: „Wenn Sie aufgrund einer fortgeschrittenen Brustkrebserkrankung ohne Bisphosphonattherapie eine Lebenserwartung von 2 Jahren hätten, um wie viel Zeit müsste sich die Lebenserwartung mindestens verlängern, damit sie sich für eine Bisphosphonattherapie entscheiden?"

Lebenszeitverlängerung	Patientin	Ärztin/Arzt	p
< 1 Monat	11,1% (n=140)	20,3% (n=96)	6,52x10^{-38}
1 Monat	4,8% (n=60)	7,2% (n=34)	
2 Monate	1,0% (n=12)	4,6% (n=22)	
3 Monate	3,7% (n=46)	13,7% (n=65)	
4 Monate	0,8% (n=10)	2,5% (n=12)	
5 Monate	0,9% (n=11)	1,1% (n=5)	
6 Monate	10,3% (n=129)	22,2% (n=105)	
9 Monate	0,8% (n=10)	1,5% (n=7)	
12 Monate	11,4% (n=143)	13,5% (n=64)	
18 Monate	2,2% (n=28)	1,3% (n=6)	
24 Monate	7,8% (n=98)	5,1% (n=24)	
3 Jahre	12,6% (n=158)	4,2% (n=20)	
5 Jahre	16,5% (n=208)	2,5% (n=12)	
10 Jahre	9,0% (n=113)	0,2% (n=1)	
15 Jahre	1,9% (n=24)	0,0% (n=0)	
> 15 Jahre	5,4% (n=68)	0,2% (n=1)	
Gesamt gültige	n=1258	n=474	

Tab. 35 (Fb. 24): Entscheidung zur palliativen Bisphosphonattherapie bei einer Lebenserwartung ohne Therapie von 2 Jahren mit Lebenszeitgewinn X

Im Falle einer Lebenserwartung von zwei Jahren ohne Therapie befürwortete der größte Teil der Ärztinnen und Ärzte (71,6%) die Bisphosphonattherapie bei einem Lebenszeitgewinn von bis zu sechs Monaten. Bei den Patientinnen waren es im gleichen Zeitraum 32,6%. Bei einem Benefit, der unter einem Monat liegt, hielten

20,3% der Ärztinnen und Ärzte eine Therapie für gerechtfertigt (Patientinnen 11,1%). Der größte Teil der Patientinnen (53,2%) befürwortete eine Therapie erst ab einem Gewinn von zwei Jahren und mehr (Ärztinnen und Ärzte 12,2%).

4.3.26. Entscheidungsgrundlage zur komplementären/alternativen Therapie in der palliativen Situation

Einschätzung der komplementären/alternativen Medizin (palliative Situation)	Patient	Arzt	p
Einsatz braucht keinen nachweislichen Vorteil	8,1% (n=126)	2,9% (n=14)	$1,38 \times 10^{-52}$
Sollte subjektiv zum besseren Wohlbefinden beitragen	40,8% (n=633)	84,3% (n=408)	
Sollte objektiv zum besseren Wohlbefinden beitragen	19,2% (n=297)	8,1% (n=39)	
Sollte die Heilungsrate von Brustkrebs nachweislich erhöhen	31,9% (n=494)	4,8% (n=23)	
Gesamt gültige	n=1551	n=484	

Tab 36: Entscheidungsgrundlage zur komplementäre/alternative Therapie in der palliativen Situation

Die Tabelle 32 vergleicht die Erwartungshaltung einer komplementären/alternativen Therapie (palliative Situation) zwischen Patientinnen und ÄrztInnen.

Sowohl Patientinnen als auch Ärztinnen und Ärzte erhofften sich zum größten Teil zumindest ein subjektiv besseres Wohlbefinden in der palliativen Situation (Patientinnen 40,8% vs. Ärztinnen und Ärzte 84,3%). Ein besseres objektiv nachvollziehbares Wohlbefinden erwarteten 19,2%, und eine Erhöhung der Heilungsrate erwarteten 31,9% der Patientinnen (gesamt 51,1%) von der komplementären/alternativen Therapie in der palliativen Situation. Bei den Ärztinnen und Ärzte waren es dahingegen 8,1% bzw. 4,8% (gesamt 12,9%).

4.2.27. Entscheidung zur palliativen komplementären/alternativen Therapie bei einer Lebenserwartung von 6 Monaten ohne Therapie

Im Fallbeispiel 25 wurden Patientinnen und Ärztinnen und Ärzte folgendes gefragt: „Wenn Sie aufgrund einer fortgeschrittenen Brustkrebserkrankung ohne komplementäre/ alternative Therapie eine Lebenserwartung von 6 Monaten hätten, um wie viel Zeit müsste sich die Lebenserwartung mindestens verlängern, damit sie sich für eine komplementäre/ alternative Therapie entscheiden?"

Lebenszeitverlängerung	Patientin	Ärztin/Arzt	p
< 1 Monat	19,9% (n=293)	40,7% (n=187)	$1,10 \times 10^{-80}$
1 Monat	8,1% (n=119)	15,9% (n=73)	
2 Monate	1,2% (n=17)	5,4% (n=25)	
3 Monate	4,4% (n=65)	13,0% (n=60)	
4 Monate	0,2% (n=3)	1,1% (n=5)	
5 Monate	0,5% (n=7)	0,2% (n=1)	
6 Monate	13,7% (n=202)	14,1% (n=65)	
9 Monate	0,7% (n=11)	1,1% (n=5)	
12 Monate	10,5% (n=155)	4,8% (n=22)	
18 Monate	2,2% (n=32)	0,9% (n=4)	
24 Monate	7,2% (n=106)	1,5% (n=7)	
3 Jahre	9,3% (n=137)	0,2% (n=1)	
5 Jahre	10,3% (n=152)	0,2% (n=1)	
10 Jahre	5,3% (n=78)	0,2% (n=1)	
15 Jahre	1,8% (n=26)	0,0% (n=0)	
> 15 Jahre	4,9% (n=72)	0,7% (n=3)	
Gesamt gültige	**n=1475**	**n=460**	

Tab. 37 (Fb. 25): Entscheidung zur palliativen komplementären/alternativen Therapie bei einer Lebenserwartung von 6 Monaten ohne Therapie mit Lebenszeitgewinn X

Bei einer Lebenserwartung von sechs Monaten ohne Therapie reichte dem größten Teil (56,6%) der Ärztinnen und Ärzte eine Steigerung der Lebenserwartung von bis zu einem Monat (Patientinnen 28%). Ein Zugewinn von einem Monat und weniger reichte 40,7% der Ärztinnen und Ärzte aus, um eine komplementäre/alternative Therapie durchzuführen (Patientinnen 19,9%). Der größte Teil der Patientinnen (51,5%) befürwortete eine Therapie erst ab einem Zugewinn von einem Jahr und mehr (Ärztinnen und Ärzte 8,5%).

4.2.28. Entscheidung zur palliativen komplementären/alternativen Therapie bei einer Lebenserwartung von 2 Jahren ohne Therapie

Im Fallbeispiel 26 wurden Patientinnen und Ärztinnen und Ärzte folgendes gefragt: „Wenn Sie aufgrund einer fortgeschrittenen Brustkrebserkrankung ohne komplementäre/ alternative Therapie eine Lebenserwartung von 2 Jahren hätten, um wie viel Zeit müsste sich die Lebenserwartung mindestens verlängern, damit sie sich für eine komplementäre/ alternative Therapie entscheiden?"

Lebenszeitverlängerung	Patientin	Ärztin/Arzt	p
< 1 Monat	18,6% (n=272)	34,7% (n=160)	$8{,}84 \times 10^{-51}$
1 Monat	6,6% (n=96)	10,6% (n=49)	
2 Monate	1,6% (n=23)	3,9% (n=18)	
3 Monate	3,1% (n=45)	12,1% (n=56)	
4 Monate	0,5% (n=7)	1,7% (n=8)	
5 Monate	0,5% (n=7)	0,4% (n=2)	
6 Monate	11,1% (n=162)	18,0% (n=83)	
9 Monate	0,7% (n=10)	1,5% (n=7)	
12 Monate	11,1% (n=163)	8,2% (n=38)	
18 Monate	1,4% (n=21)	1,1% (n=5)	
24 Monate	5,5% (n=80)	2,2% (n=10)	
3 Jahre	9,6% (n=141)	3,0% (n=14)	
5 Jahre	14,2% (n=208)	1,5% (n=7)	
10 Jahre	7,8% (n=114)	0,2% (n=1)	
15 Jahre	2,7% (n=39)	0,0% (n=0)	
> 15 Jahre	5,2% (n=76)	0,7% (n=3)	
Gesamt gültige	**n=1464**	**n=461**	

Tab. 38 (Fb. 26): Entscheidung zur palliativen komplementären/alternativen Therapie mit Lebenszeitgewinn X bei einer Lebenserwartung von Jahren ohne Therapie

Im Falle einer Lebenserwartung von zwei Jahren spiegelt sich ein ähnliches Verhältnis wieder wie unter 3.2.27. 34,7% der Ärztinnen und Ärzte reichte ein Benefit von ein Monat und weniger (Patientinnen 18,6%).

Der größte Teil der Patientinnen (57,5%) erhoffte sich eine Steigerung der Lebenserwartung von einem Jahr und mehr (Ärztinnen und Ärzte 16,9%) in der palliativen Situation.

5 Diskussion

Mittels adjuvanter und neoadjuvanter Therapie kann bei Patientinnen mit einem primären Mammakarzinom sowohl die Rezidivrate gesenkt, als auch das Gesamtüberleben verbessert werden. In der palliativen Situation sind die Ziele onkologischer Therapien die Erhaltung der Lebensqualität, die Verminderung tumorbedingter Symptome und die Verbesserung der Lebenszeit (Higginson und Constantini, 2008; www.agone.org/download/mamma_palliativ_de.htm#zielsetzung). Trotz der Tatsache, dass die allgemeine Kenntnis über Brustkrebs in Deutschland im Vergleich zu Amerika relativ hoch ist (Paepke et al., 2001; Takakuwa et al., 2000), zeigt die Einschätzung des Vorteils einer Therapie durch Patientinnen einerseits und Ärztinnen und Ärzten andererseits jedoch deutliche Unterschiede. Gründe dafür liegen in der insuffizienten Aufklärung der Patientinnen über entsprechende Vor- und Nachteile der spezifischen Therapien. Zudem sind Patientinnen in Falle einer Erkrankung auch schwer in der Lage, die Situation und das Ausmaß der Erkrankung zu erfassen (Siminoff et al., 1989; Ravdin et al., 1998).

Simes und Coates (2001) befragten 104 Frauen, welche eine Chemotherapie mit Cyclophosphamid, Methotrexat und 5-Fluoruracil nach Primärdiagnose eines Mammakarzinoms erhalten haben, welche Verbesserung des Gesamtüberlebens sie erwarten würden, um eine sechsmonatige Chemotherapie zu rechtfertigen. Zudem wurde erfragt, welche Steigerung des 5-Jahres-Überlebens notwendig sei, um die adjuvante, sechsmonatige Chemotherapie zu rechtfertigen. 77% der Befragten sahen die sechsmonatige Chemotherapie bei einer Steigerung des Gesamtüberlebens von fünf auf sechs Jahren für gerechtfertigt. Für 46% der Befragten war bereits eine Steigerung von fünf auf fünfeinhalb Jahren ausreichend.

74% der Befragten reichte eine Steigerung des Gesamtüberlebens von 15 auf 17 Jahre aus. Zudem sahen 70% aller Befragten eine Chemotherapie für gerechtfertigt, wenn die 5-Jahres-Heilungsrate um fünf Prozent gesteigert werden könnte. Ein geringerer Benefit reichte den Frauen aus, welche wenig Toxizitäten ($p=0,01$) erfahren hatten oder welche eine gute soziale Unterstützung besaßen ($p=0,0001$).

Nahezu die Hälfte aller Frauen beurteilte eine Steigerung der 5-Jahres-Heilungsrate um ein Prozent für gerechtfertigt. Zudem beurteilten Frauen, welche an einem frühem Mammakarzinom mit kleinem Tumorstadium erkrankt waren, die Chemotherapie auch schon bei geringem Benefit für gerechtfertigt.

Neben der Tatsache, dass Therapieentscheidungen häufig nicht individualisiert werden, werden nur wenige Tumrocharakteristika und Prognosefaktoren verwendet, um das Rezidivrisiko und die Heilungsrate abzuschätzen (Langer, 2001).

Vor jeder Therapieentscheidung sollte daher eine individuelle Abwägung der Vor- und Nachteile der jeweiligen Therapie im Hinblick auf die Erkrankung und das jeweilige Tumorstadium erfolgen. Selbstverständlich sollte dieses unter Berücksichtigung individueller Begleitumstände, wie z.b. Alter, Komorbiditäten und persönlichen Wünschen oder Vorstellungen erfolgen. Die subjektive Einschätzung der generellen Erkrankungswahrscheinlichkeit und der Prognose ist vom Bildungsstand, Einkommen und Alter abhängig (McMenamin et al., 2005; Takakuwa et al., 2000). Ältere Patientinnen mit einem höheren Bildungsgrad und Einkommen sind im Vergleich besser informiert als jüngere Patientinnen mit einem niedrigeren Bildungsgrad und entsprechend niedrigerem Einkommen.

Neben der individuellen Aufklärung sollte eine aktive Einbindung der Patientinnen und Patienten in den Entscheidungsprozess erfolgen. Die Mehrheit der Patientinnen und Patienten verlangt umfassende Informationen bezüglich der Erkrankung und möchte bei Therapieentscheidungen mit einbezogen werden (Bruera et al., 2002; Raisa et al., 2007, Chiew et al., 2008). Derzeit fühlen sich in Deutschland nur knapp die Hälfte der Patientinnen bzw. Patienten ausreichend an den Therapieentscheidungen beteiligt (Bieber et al., 2007). Die klassische Arzt-Patienten-Beziehung spiegelt ein paternalistisches Verhältnis wider, in dem die Ärztin bzw. der Arzt dominant, autonom und alleinig dafür verantwortlich ist, Entscheidungen für Behandlungen zu treffen (Brody, 1980). Die Ärztin bzw. der Arzt wird für fähig gehalten, Patientinnenpräferenzen zu erkennen und danach zu handeln (Deber, 1994). Dem gegenüber steht das informative oder auch Konsumentenmodell (Charles et al., 1999; Emanuel und Emanuel, 1992). Die Aufgabe der Ärztin bzw. des Arztes besteht darin, den Patientinnen oder den Patienten alle medizinischen Informationen zur Verfügung zu stellen. Den Abwägungs- und Entscheidungsprozess durchläuft die Patientin bzw. der Patient alleine, und bestimmt den weiteren therapeutischen Weg eigenständig. *Shared Decision Making* nimmt eine Mittelstellung zwischen der Ärztin-/Arzt betonten Autonomie des paternalistischen Modells und der Patientinnen/Patienten betonten Autonomie des Konsumentenmodells ein. Mittels *Shared Decision Making* findet ein Informationsfluss in beide Richtungen statt. Beide Partner bringen ihre Entscheidungskriterien aktiv in den Abwägungsprozess ein und übernehmen gemeinsam die Verantwortung für die getroffenen Entscheidungen (Härter et al., 2005). Die auf dieser Basis gefundenen Entscheidungen sollten zu den wünschenswerten Ergebnissen für die Patientinnen und Patienten führen (Eddy, 1990, Jansen et al., 2005). Da sowohl Ärztinnen bzw. Ärzte als auch Patientinnen und Patienten aktiv, und vor allem gemeinsam am Entscheidungsprozess beteiligt sind, wird die Qualität der Behandlungsentscheidungen erhöht. Die Patientinnen bzw. Patienten sind eher bereit sich an die Behandlung zu halten, wenn sie wissen, dass sie an der Entscheidung zur Behandlung aktiv beteiligt waren (Brody, 1980). Für eine gemeinsame Entscheidungsfindung sind genaue Kenntnisse über die unterschiedlichen Erwartungshaltungen erforderlich.

6.938 Fragebögen wurden an onkologisch tätige Ärztinnen und Ärzte und 8.185 Fragebögen an Patientinnen mit einer Brustkrebserkrankung verschickt. 815 Fragebögen wurden darüber hinaus über die Nachsorgeambulanz des Universitäts-Brustzentrums Franken (UBF) ausgeteilt. Neben der Unterstützung diverser Selbsthilfegruppen aus dem In- und Ausland, war eine online Teilnahme über das eigens erstellte Portal möglich (www.gutinformieren.de). Anhand von 26 ausgewählten Fallbeispielen in kurativer Situation (5-Jahres-Gesamtüberleben von 60% und 80% ohne Therapie) und in palliativer Situation wurden Patientinnen und Ärztinnen und Ärzte bezüglich des geforderten Benefits befragt. Der geforderte Benefit aller verschiedener Therapieoptionen unterschied sich signifikant zwischen beiden Kollektiven($p<0,001$).

Grundsätzlich reichte Ärztinnen und Ärzten ein niedrigerer Benefit, um eine entsprechende Therapie einzuleiten, als den Patientinnen. Es muss allerdings zwischen kurativer und palliativer Situation unterschieden werden.

In der kurativen Situation ist ein nicht unwesentlicher Teil der Patientinnen bereit, jede Therapieoption bereits ab einer Verbesserung des Benefits um ein Prozent zu wählen. So verlangten 12,2% (minimal) der Patientinnen einen Steigerung der Überlebenswahrscheinlichkeit von 82% auf 83% in zehn Jahren, um sich im Anschluss an eine fünfjährige Tamoxifentherapie für eine weitere fünfjährige Therapie mit einem Aromatasehemmer zu entscheiden (Fallbeispiel sechs). Im Falle einer 92%igen Überlebenswahrscheinlichkeit in fünf Jahren mit einer fünfjährigen Tamoxifentherapie reichte 24,5% (maximal) der befragten Patientinnen ein Benefit von einem Prozent, um sich für alternativ für eine Therapie mit einem Aromatasehemmer zu entscheiden (Fallbeispiel fünf).

Bei einem OS von 60% in fünf Jahren reichte 15,9% der Patientinnen eine Steigerung der Überlebensrate von einem Prozent aus, um sich für eine CTX zu entscheiden. Im Falle eines 5-Jahres-OS von 80% ohne Therapie waren es sogar 16,2%, denen eine Steigerung des Benefits von einem Prozent ausreichte. In der Arbeit von Simes und Coates (2001) waren im Vergleich sogar nahezu die Hälfte der befragten Patientinnen bei einer Steigerung der 5-Jahres-Heilungsrate um ein Prozent bereit, eine Chemotherapie durchführen zu lassen. Bensi et al. (2006) befragten 53 Patientinnen, die an einem Mammakarzinom erkrankt waren, und bereits eine CTX erhalten haben, wie groß der geforderte Benefit sein muss, um eine erneute CTX durchführen zu lassen. 75% der Befragten wären sogar zur Durchführung einer erneuten CTX bereit, wenn die Therapie die Wahrscheinlichkeit eines Rezidivs nicht senken würde.

Duric et al. (2005) befragten 97 Patientinnen über den geforderten Benefit einer CTX im Falle eines OS von 65% bzw. 85% in fünf Jahren ohne Therapie. Alle Patientinnen hatten im Vorfeld bereits eine CTX erhalten. 68-84% der Patientinnen hielten eine Steigerung des Gesamtüberlebens von drei Prozent für ausreichend, um sich für eine CTX zu entscheiden. In einer weiteren Arbeit wurden 83 Patientinnen mit vorheriger adjuvanter CTX über den erwarteten Benefit befragt, ausgehend von einem OS von 60% bzw. 85% in fünf Jahren ohne Therapie. Über der Hälfte der Frauen reichte ein Benefit von einem Tag oder eine Steigerung der Überlebenswahrscheinlichkeit von 0,1% (Duric et al., 2007).

Von einer kurativen Situation mit einem 60%igem 5-Jahres-Gesamtüberleben ohne Therapie ausgehend, verlangte oft die Mehrheit der Patientinnen in der vorliegenden Arbeit einen Benefit von 20% und mehr. Geht man von einem 80%igem 5-Jahres-Gesamtüberleben ohne Therapie aus, so erwartete die Mehrheit der Patientinnen in der Regel einen Zugewinn von 10% und mehr.

Im Falle der kurativen Radiatio sind, unabhängig ob von einem 60%igem oder 80%igem 5-Jahres-Gesamtüberleben ausgehend, über 20% der Patientinnen bereit, die Radiatio bereits bei einer Verbesserung des Benefits von einem Prozent zu wählen. Patientinnen wünschen in der Regel mehrheitlich einen Benefit, der die Wahrscheinlichkeit des OS auf 90% und mehr anhebt. Bei den Ärztinnen und Ärzten hingegen spiegelt sich der erwünschte Effekt in einer Verbesserung des Benefits von 5-10% wieder, d.h. Steigerung des 5-Jahres-OS auf 65-70% (ausgehend von einem 60%igem OS), bzw. 85-90% (ausgehend von einem 80%igem OS).

In der aktuellen Literatur hingegen hängt die Radiatio als kuratives Instrument zur Verbesserung des Gesamtüberlebens von unterschiedlichen Begleitumständen ab. Das krankheitsfreie Intervall und das Gesamtüberleben sind in erster Linie von Faktoren, wie Anzahl der befallenen Lymphknoten, Gefäßinfiltration, Rezeptorstatus etc. abhängig (Guan et al., 2008). Holmberg et al. (2008) konstatierten in einer Subgruppenanalyse, dass gerade jüngere Frauen mit einem DCIS im Falle einer Quadrantenresektion im Vergleich zu älteren Frauen (<60 Jahre) keinen statistisch nachweisbaren Vorteil von der Radiatio bezüglich des krankheitsfreien Intervalls haben.

Den Einfluss einer Radiatio auf Lokalrezidive und das Gesamtüberleben nach Mastektomie untersuchten Yadav et al. (2007). Zwischen 1995 und 2000 wurden 688 Patientinnen untersucht. 608 Patientinnen erhielten nach der Mastektomie eine Radiatio. Bei 80 Patientinnen wurde keine Radiatio nach Mastektomie durchgeführt. Der mittlere Beobachtungszeitraum betrug 67 Monate. Lokalrezidive, unabhängig von einer Fernmetastasierung, traten bei 8,5% der Patientinnen auf. Das 5-Jahres-Gesamtüberleben betrug 81%. Yadav et al. kamen zum Schluss, dass die Radiatio sowohl das Auftreten von Lokalrezidiven, als auch das Gesamtüberleben positiv beeinflusst.

Garg et al. (2007) untersuchten 107 Patientinnen mit einem Alter <35 Jahren im Stadium IIA-IIIC, welche im Rahmen einer Doxorubicin basierten neoadjuvanten CTX mit anschließender Mastektomie behandelt wurden. Ein Teil der Patientinnen wurde zusätzlich mit einer anschließenden Radiatio behandelt. Garg et al. kamen zu dem Ergebnis, dass die Radiatio sowohl das Auftreten von Lokalrezidiven (5-Jahres-Rate 88% vs. 63%, p=0,001) als auch das Gesamtüberleben (67% vs. 48%, p=0,03) positiv beeinflussten. Cheng et al. (2006) konnten anhand einer Untersuchung von 1.010 Patientinnen mit Mammakarzinom und anschließender Mastektomie ein Risikoprofil erstellen, aus dem hervorgeht welche Patientinnen von einer anschließenden Radiatio profitieren. Sie waren in der Lage drei Risikogruppen (*low risk, intermediate-risk, high risk*) herauszufiltern, welche einen unterschiedlichen Benefit einer Radiatio haben. Die Patientinnen der *low risk* Gruppe profitierten weder bzgl. des Auftretens von Lokalrezidiven, noch bzgl. des Gesamtüberlebens von einer Radiatio. Die Patientinnen, die in die *intermediate-risk* Gruppe eingestuft wurden, bekamen zwar weniger Lokalrezidive, jedoch zeigte die Radiatio keinen Einfluss auf das Gesamtüberleben oder das Auftreten von Metastasen. Die Patientinnen der *high risk* Gruppe profitierten sowohl bzgl. des Auftretens von Lokalrezidiven, als auch des Gesamtüberlebens und dem Auftreten von Metastasen durch die Radiatio.

Sollen Patientinnen eine Entscheidung bezüglich einer fünfjährigen Aromatasehemmertherapie treffen, so verlangte die Mehrheit der Patientinnen sowohl eine Steigerung der fünf Jahres als auch der 10 Jahres Überlebenswahrscheinlichkeit auf 97% und mehr (Fallbeispiel fünf und sechs).

12,2% [OS 82% von 10 Jahren (fünf Jahre Tamoxifen, anschließend Aromatasehemmer)] bzw. 24,5% (OS 92% von fünf Jahren mit Tamoxifen) reichte eine Steigerung der Lebenserwartung von einem Prozent aus (siehe oben). 48% erwarteten im Falle eines OS von 92% mit fünfjähriger Tamoxifentherapie eine Steigerung des Gesamtüberlebens auf 99% (Fallbeispiel fünf), um sich statt der Therapie mit Tamoxifen für die Therapie mit einem Aromatasehemmer zu entscheiden. Eine Steigerung des Gesamtüberlebens auf 97% in 10 Jahren (Fallbeispiel sechs) forderten 46,7% der Patientinnen, um sich im Anschluss an eine fünfjährige Tamoxifentherapie für eine weitere fünfjährige Therapie mit einem Aromatasehemmer zu entscheiden.

Thewes et al. (2005) befragten 102 Patientinnen im Alter von >40 Jahren mit einem Mammakarzinom im Stadium I-II über den erwarteten Benefit einer adjuvanten endokrinen Therapie.

Von einem Gesamtüberleben von 65% bzw. 85% in 5 Jahren ohne Therapie ausgehend, reichte mehr als der Hälfte der Patientinnen eine Steigerung des Gesamtüberlebens von zwei Prozent. Eine Steigerung der Lebenserwartung von drei Monaten bzw. sechs Monaten verlangten ebenfalls mehr als der Hälfte der Patientinnen im Falle einer Lebenserwartung von fünf Jahren bzw. 15 Jahren, um eine endokrine Therapie durchzuführen. Zu ähnlichen Ergebnissen kamen auch Duric et al. (2005) bei der Befragung von 85 prämenopausalen Patientinnen mit einem frühen Erkrankungsstadium eines Mammakarzinoms. Ausgangspunkt war entweder eine Lebenserwartung von fünf Jahren bzw. 15 Jahren, oder ein Gesamtüberleben von 60% bzw. 80% in fünf Jahren. Über ein Drittel erwartete eine Steigerung des Gesamtüberlebens von einem Prozent oder eine Steigerung der Lebenserwartung von sechs Monaten. Über 50% forderten eine Steigerung des Gesamtüberlebens von mindestens fünf Prozent bzw. eine Steigerung der Lebenserwartung von drei Jahren um eine endokrine Therapie durchzuführen. Leider ist ein direkter Vergleich der in dieser Arbeit gewonnen Daten mit den bereits publizierten Daten nicht möglich, da neben der Tatsache, dass ein anderes Patientinnenkollektiv genommen wurde, ebenfalls von einer unterschiedlichen Ausgangslage ausgegangen wird. Allerdings wird deutlich, dass einem großen Teil der Patientinnen, unabhängig von der zugrunde liegenden Fragestellung, ein relativ geringer Benefit ausreicht, um eine endokrine Therapie durchzuführen.

In der Gesamtheit sind Ärztinnen und Ärzte sowohl bei einer 60%igen, als auch bei einer 80%igen 5-Jahres-Gesamtüberlebensrate mehrheitlich dazu bereit eine Therapieform zu wählen, insofern sie einen Benefit verspricht, der bis zu 10% beträgt. Oft überwog der Anteil der Ärztinnen und Ärzte denen ein Zugewinn von bis zu 5% ausreichte.

Zusammenfassend lässt sich für die kurative Situation sagen, dass circa ein Fünftel der befragten Patientinnen eine Therapie bereits ab einem Benefit von einem Prozent wählen würde. Mehrheitlich wird aber eine Therapie erst gewünscht, insofern der Benefit deutlich über 10% liegt. Ärztinnen und Ärzte hingegen gehen mehrheitlich von einem Benefit aus, der in der Regel bis fünf Prozent, maximal bis 10% beträgt.

In der palliativen Situation zeigt sich für die antihormonelle Therapie, Radiatio, Bisphosphonattherapie und komplementäre/alternative Therapie im Vergleich zu den Patientinnen, bei den Ärztinnen und Ärzten eine Mehrheit bei einem Zugewinn der unter einem Monat liegt.

Geht man von einer Steigerung der Lebenserwartung von einem bis zu sechs Monaten aus, so sind minimal 40% (Fallbeispiel 16: Entscheidung zur palliativen sechsmonatigen CTX bei einer Lebenserwartung von 2 Jahren ohne Therapie) und maximal 90,4% (Fallbeispiel 25: Entscheidung zur palliativen komplementären/ alternativen Therapie bei einer Lebenserwartung von 6 Monaten ohne Therapie) für eine Therapieoption, die diesen Benefit verspricht. Ärztinnen und Ärzte halten mehrheitlich einen Benefit mit einer Verlängerung der Lebenszeit von bis zu zwei Jahren für ausreichend, um eine Therapieindikation zu stellen [maximal 98,7%, (Fallbeispiel 25)].

Patientinnen haben in der palliativen Situation eine andere Erwartungshaltung. Patientinnen erhoffen sich mehrheitlich unabhängig von der Therapieform mindestens eine Verlängerung der Lebenserwartung von drei bzw. fünf Jahren und mehr. So erwarten 48,5% der Patientinnen (9,2% Ärztinnen und Ärzte) eine Verlängerung der Lebenserwartung um fünf Jahre und mehr von der palliativen CTX (Fallbeispiel 16).

Zusammenfassend lässt sich für die palliative Situation sagen, dass sich Ärztinnen und Ärzte im Vergleich zu Patientinnen mit einem deutlich niedrigeren Benefit zufrieden geben.

Die unterschiedliche Erwartungshaltung kommt in der Einschätzung der komplementären/ alternativen Medizin besonders zu Tage. Ärztinnen und Ärzte sind mehrheitlich, d.h. in der kurativen Situation zu 72,9% und in der palliativen Situation zu 84,3% der Meinung, dass bereits eine subjektive Besserung des Wohlbefindens ausreichend für eine komplementäre/ alternative Therapie ist [Patientinnen 33,1% (kurative Situation) bzw. 40,8% (palliative Situation)]. Von einer sechs monatigen Lebenserwartung ausgehend, befürworten 40,7% der Ärztinnen und Ärzte (19,9% Patientinnen) eine komplementäre Therapie bei einem Benefit von bis zu einem Monat. Im Vergleich dazu war in der kurativen Situation der Anteil der Patientinnen im Vergleich zu den Ärztinnen und Ärzten höher, die eine Therapieoption bereits ab einem Benefit von einem Prozent befürworteten.

Es gibt keine sicheren Hinweise dass es unter komplementärer/ alternativer Therapie zu einer Verbesserung der Prognose kommt (Risberg et al., 2002, Schönekaes et al., 2003), andererseits sind diese Therapieformen in der Regel gut verträglich (Münstedt et al., 2007), und werden von den Patientinnen auch als zusätzliche Therapieoption verlangt, und entsprechend genutzt (Boon et al., 2007). Dieses könnte einen Grund für die bereitwillige Verordnung dieser Therapieform sein.

Von mindestens einer objektiv nachvollziehbaren Steigerung des Wohlbefindens bzw. von einer Erhöhung der Heilungsrate gehen jedoch 61,5% der Patientinnen (Ärztinnen und Ärzte 25,6%) in der kurativen Situation und 51% der Patientinnen (Ärztinnen und Ärzte 12,9%) in der palliativen Situation aus. Boon und al. (2007) verglichen in den Jahren 1998 und 2005 den Anteil der Patientinnen mit einem Mammakarzinom, die sich für eine komplementäre/ alternative Therapie entschieden haben. 1998 nutzen 66,7% der Patientinnen eine begleitenden Therapieform, wohingegen 2005 81,9% der Patientinnen die alternative/ komplementäre Therapie als Begleittherapie wählten. Sowohl der Anteil der Patientinnen, welche in Eigenapplikation eine Begleittherapie durchführte, stieg ebenso wie die Zahl der Patientinnen, welche durch den Besuch von z.B. Heilpraktikern diese Therapieform wählten (Boon et al., 2007).

Es muss aber auch berücksichtigt werden, dass die Anwendung komplementärer/ alternativer Therapien, die meist Kombinationen verschiedener Wirkstoffe darstellen, insbesondere bei der Dauerbehandlung Gefahren aufgrund möglicher Interaktionen bergen kann (Münstedt et al., 2007). Ebenfalls ist nicht vollständig geklärt, inwiefern häufig angewendete Antioxidantien eventuell die Wirkung von Zytostatika und Bestrahlung beeinflussen (Biesalski und Frank, 2003). Johanneskraut z.B. beschleunigt den Metabolismus von Irinotecan und bewirkt eine Verminderung der aktiven Zytostatikametabolite auf 42% (Mathijssen et al., 2002).

Grundsätzlich gehen Patientinnen sowohl in der kurativen als auch in der palliativen Situation von einem deutlich höheren Benefit aus, sei es im Vergleich zu den Ärztinnen und Ärzten, als auch zu dem tatsächlich zu erwarteten Benefit.

Es stellt sich die Frage, warum Patientinnen in der Regel zu hohe Erwartungshaltungen bezüglich einer Therapie haben, bzw. welche Faktoren zu diesen hohen und teilweise unrealistischen Erwartungshaltungen führt. Es gilt zu prüfen, welche Möglichkeiten es gibt, Patientinnen verständlich zu verdeutlichen, welche Erwartungen in der jeweiligen kurativen oder palliativen Situation gestellt werden dürfen. Neben einer adäquaten Aufklärung, welche den persönlichen Hintergrund nicht vernachlässigt und ausführlich auf Nebenwirkungen der Therapien eingeht, ist es ebenfalls im Aufklärungsgespräch wichtig, sei es anhand von Broschüren, ausgiebigen Gesprächen oder konsiliarischen Zweitmeinungen, den tatsächlich zu erwarteten Benefit zu verdeutlichen.

Eine weitere Möglichkeit bieten statistische Berechnungsprogramme. Mittels statistischer Berechnungsprogramme, wie z.B. Adjuvant! Online ist es möglich, eine individuelle Berechnung der Heilungschance und Lebenserwartung in der kurativen Situation durchzuführen.

Bei Adjuvant! Online (http://www.adjuvantonline.com) handelt es sich um ein online-Berechnungsprogramm, entwickelt von Ravdin et al. (2001). Ziel dieses Programms ist es, Ärztinnen und Ärzten und ihren Patientinnen mit einem primären Mammakarzinom bei der Entscheidungsfindung zur adjuvanten Therapie zu unterstützen, Patientinnen die Möglichkeit zu geben, aktiv am Entscheidungsprozess teilzunehmen, und Ärzten und Ärztinnen detaillierte Informationen über den zu erwartenden Benefit zu vermitteln.

Um den Therapieerfolg von Patientinnen mit einem Mammakarzinom hochzurechnen, wurden statistische Analysen durchgeführt, welche auf den Überlebensdaten, den epidemiologischen Grundlagen und den Ergebnissen zahlreicher randomisierter Studien zur adjuvanten Therapie des Mammakarzinoms aufbauen. Die Schätzungen werden mittels eines Prognosefaktor-Impact-Kalkulators berechnet, welches auf der Bayes-Methode basiert, um Berechnungen anhand der relativen Risiken und Prävalenzen positiver Testergebnisse durchzuführen.

Auf der Basis von anamnestischen Daten (Alter, Menopausenstatus, Begleiterkrankungen), dem Tumorstadium und Tumorcharakteristika (Größe, Anzahl an betroffener Lymphknoten, Rezeptorstatus) können prognostische Schätzungen berechnet werden.

Schätzungen der Effektivität einer antihormonellen Therapie (fünf Jahre Tamoxifen) oder einer Polychemotherapie (CMF-Schema, anthrazyklinhaltige Therapien, anthrazyklin- und taxanhaltige Therapien) können ermittelt werden, und folgend als Graphik oder in Datenform präsentiert werden (Abb. 12 und 13).

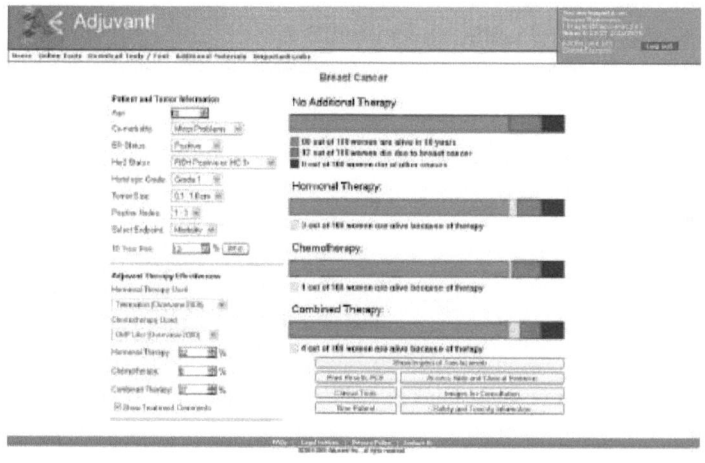

Abb. 12: Graphische Gegenüberstellung der Überlebenswahrscheinlichkeit verschiedener Therapieoptionen mit Hilfe von Adjuvant! Online (*Ersterkrankung*) http://www.adjuvantonline.com/index.jsp

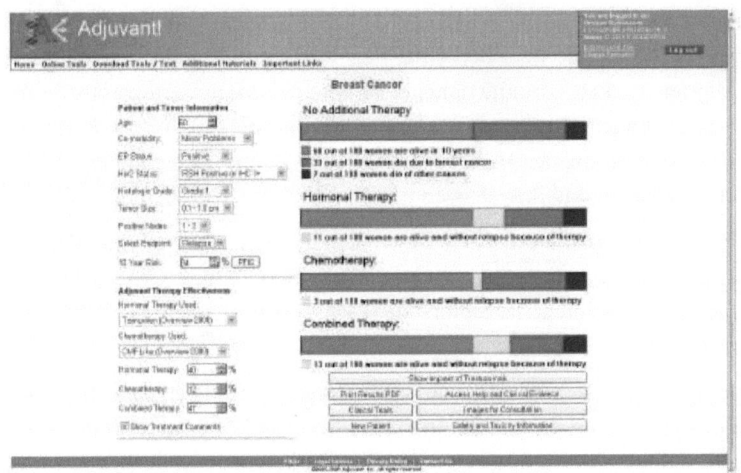

Abb. 13: Graphische Gegenüberstellung der Überlebenswahrscheinlichkeit verschiedener Therapieoptionen mit Hilfe von Adjuvant! Online (*Rezidiv*) http://www.adjuvantonline.com/index.jsp

Ergebnisse für Gesamtüberleben und Rezidivfreiheit in der kurativen Situation können anhand der Ergebnisse prospektiver klinischer Studien geschätzt werden, auch wenn eine individuelle Berechnung mit Erfassung aller Parameter und Behandlungsoptionen nicht möglich ist. Auch Einschätzungen der verbleibenden Lebenserwartung und Darstellung der Lebenserwartung anhand von Überlebenskurven sind möglich. Zudem können allgemeine Informationen zum Mammakarzinom und dessen Therapieoptionen eingesehen werden Problematisch ist die Tatsache, dass die Berechnungen auf den Ergebnissen klinischer Studien und nicht auf populationsbasierten Daten basieren. Jedoch fehlen in den populationsbasierten Tumordatenbanken häufig die genauen Angaben zum Staging, der Mammakarzinom spezifischen Mortalität und Art der durchgeführten systemischen Therapie. Zudem ist eine Bias durch das im Rahmen von klinischen Studien rekrutierte Kollektiv möglich. Häufig werden *low-risk* Patientinnen nicht im Rahmen von Studien therapiert (z.B. ältere Patientinnen >70 Jahre), wobei diese Patientinnen am meisten von der Einschätzung der Prognose und des tatsächlichen Benefits einer Therapie profitieren können.

Trotz der erwähnten Probleme kann das Berechnungsprogramm Adjuvant! Online im klinischen Alltag eine wesentliche Rolle in der Fortbildung wie auch in der Praxis spielen. Im Rahmen von weiteren prospektiven, randomisierten Studien wird derzeit überprüft, welchen Einfluss Adjuvant! Online auf die Präferenz von Therapien, der Patientinnenzufriedenheit mit der Entscheidungsfindung und Akzeptanz von klinischen Studien hat.

Inwieweit Adjuvant! Online gegenüber tumorbiologischen Faktoren über- oder unterlegen ist, wird in der Zukunft durch weitere Studien zu prüfen sein. So zeigte sich, dass bei nodalnegativen Patientinnen mit einem hohen uPA und PAI-1 Anteil die Risikoabschätzung von Adjuvant! Online verglichen mit dem tatsächlichen Krankheitsverlauf unterschätzt wird. Bei einem niedrigen uPA und PAI-1 überschätzt das Programm das Risiko (Euler und al., 2006).

Für die palliative Situation gibt es gegenwärtig noch kein Berechnungsprogramm mit dem es möglich ist, ähnlich wie bei Adjuvant! Online, eine Aussage über die Prognose mit einer entsprechenden Gegenüberstellung der verschiedenen Therapieoptionen zu treffen. In diesem Fall muss eine Einzelfallentscheidung getroffen werden. Berücksichtigt werden müssen hier Komorbiditäten, Wünsche der Patientinnen, persönliche Erfahrungswerte der Onkologinnen und Onkologen und – falls möglich und vorhanden – klinische Studien.

In der palliativen Situation ist es schwierig individuell den Benefit einer Therapie abzuschätzen und der Patientin vorzustellen. Diese beruht auf der Heterogenität der Metastasenlokalisation und den unterschiedlichen Vortherapien und Komorbiditäten. Generell ist die Überlebenszeit einer zerebralen Metastasierung ohne Therapie sechs Wochen, mit Therapie sechs Monate (Nam und al., 2008). Patientinnen mit viszeralen Metastasen haben ohne Therapie eine Lebenserwartung von sechs Monaten, mit Therapie bis zu zwei Jahren (Er und al., 2008). Bei Vorliegen von Knochenmetastasen liegt das zu erwartenden Überleben bei mehr als zwei Jahren. Durch moderne Therapien ist aktuell auch von einer Optimierung der Überlebenszeiten in der Palliation auszugehen.

Die aus dieser Arbeit gewonnenen Ergebnisse, welche die teilweise unrealistische Erwartungshaltung der Patientinnen widerspiegeln, könnten genutzt werden, den Patientinnen gezielt ein besseres Verständnis über die Erkrankung und tatsächlich zur erwartende Prognose zu vermitteln.

Patientinnen sollten hier realistische Einschätzungen erhalten, um eine weitere Lebensplanung durchführen zu können. Somit muss darüber aufgeklärt werden, dass Langzeitverläufe über fünf Jahre auch mit Therapie eher selten sind.

Ziel sollte es sein, dass die Patientinnen eine realistische Einschätzung ihrer Erkrankung bekommen, damit Vor- und Nachteile einer Therapie in Relation zum erwarteten Benefit gesetzt werden können. Ärztinnen und Ärzte und Patientinnen sollten gemeinsam an der Entscheidungsfindung beteiligt sein, um so eine größtmögliche Akzeptanz der bevorstehenden Therapie zu gewährleisten.

Gerade die Aufklärung über die Krankheit und die damit zusammenhängenden Umstände, wie Krankheitsverlauf, Therapienebenwirkungen, mögliche Komplikationen etc. stellt Ärztinnen und Ärzte vor eine menschliche und fachliche Herausforderung. Glaubwürdigkeit und Ehrlichkeit stellen die Grundpfeiler der Kommunikation dar, welche sowohl auf verbaler als auch auf non-verbaler Ebene stattfindet. Gerade die Diskrepanz zwischen gesprochenen und unausgesprochenen Signalen erfassen Patientinnen und Patienten sehr schnell, was von Ärztinnen und Ärzten sehr wohl bewusst genutzt werden kann. Besonders in der palliativen Situation geht es weder darum, die Patientinnen und Patienten um die Wirklichkeit herumzuleiten, noch darum sie blind dafür zu machen, sondern ihnen beim Gang durch die Wirklichkeit zur Seite zu stehen (Bucka-Lassen, Das schwere Gespräch, S. 29). In der Praxis bedeutet dieses für die aufklärende Ärztin bzw. aufklärenden Arzt, dass bereits im Vorfeld persönliche Erwartungen bezüglich der Krankheit und Therapie erfragt werden sollten. Diese Wünsche, Vorstellungen und Erwartungen sollten ihm Aufklärungsgespräch unter Beibehaltung einer realistischen Einschätzung des erwarteten Krankheitsverlaufes mit einfließend. Es stellt sich jedoch auch darüber hinaus die Frage, welche Patientinnen und Patienten nicht profitieren von einer entsprechenden Aufklärung. Bei einem Teil der Patientinnen und Patienten in der palliativen könnte eine entsprechende Aufklärung zur Desillusionierung, Depression und Therapieverweigerung führen, wenn ihnen klar wird, dass eine Therapie lediglich eine Lebensverlängerung von wenigen Monaten oder Wochen ermöglicht. In diesen Fällen wäre es wichtig, insofern es eine Möglichkeit gibt diese Patientinnen und Patienten im Vorfeld zu erkennen, im Gespräch, selbstverständlich und Beibehaltung der Glaubwürdigkeit, die Vorteile der Therapie (z.B. Reduzierung tumorbedingter Schmerzen) hervorzuheben. Nichtsdestotrotz sollte im weiteren Verlauf eine Aufklärung der Patientinnen und Patienten erfolgen, damit z.B. neben der Erledigung wichtiger persönlicher Dinge auch eine Verarbeitung des bevorstehenden Todes erfolgen kann.

6 Literaturverzeichnis

1. Angus VC, Entwistle VA, Emslie MJ, Walker KA, Andrew JE (2003) The requirement for prior consent to participate on survey response rates: a population-based survey in Grampian. BMC Health Serv Res. 2003 Nov 18;3(1):21

2. Beckmann MW, Blohmer J, Costa SD, Eiermann W, Friese K, Gerber B, Hilfrich J, Kaufmann M, Köhler U, Kreienberg R, von Minckwitz G, Nitz U, Jänicke F, Jonat W, Schneeweiß A, Thomssen C, Wallwiener D (2007) St. Gallen Konsensus 2007 aus deutscher Sicht – Kommentare einer deutschen Arbeitsgruppe zur Therapie des primären Mammakarzinoms. Senologie – Zeitschrift für Mammadiagnostik und -therapie 2007; 4: 64-68

3. Bensi CG, Campos AS, Harada RM, Oliani KR, Ranzatti RP, Samano ES, Gonçalves MS, del Giglio A. (2006) Acceptance of chemotherapy by Brazilian women with breast cancer. Rev Assoc Med Bras. 2006 Jan-Feb;52(1):17-22; discussion 16. Epub 2006 Apr 10. Portuguese.

4. Bertelsmann Stiftung und Zentrum für Sozialpolitik der Universität Bremen (2005) Shared Decsion Making: Konzept, Voraussetzung und politische Implikationen. Ein Chartbook, Gütersloh: Bertelsmann Stiftung

5. Bieber C, Ringel N, Eich W (2007) Shared decision making and the furthering of ist implementation in the health service – The patients desire, the politics request. Klinikarzt 2007; 36: 21-26

6. Biesalski HK, Frank J. (2003) Antioxidants in cancer therapy: is there a rationale to recommend antioxidants during cancer therapy?

Biofactors. 2003;17(1-4):229-40.

7. Boon HS, Olatunde F, Zick SM (2007) Trends in complementary/alternative medicine use by breast cancer survivors: comparing survey data from 1998 and 2005. BMC Womens Health. 2007 Mar 30;7:4.

8. Brody DS (1980) The patient's role in clinical decision-making. Ann Intern Med 1980;93:718-722

9. Bruera E (2006) Process And Content Of Decision Making By Advanced Patients. Journal of Clinical Oncology, Vol 24, No 7; pp. 1029-130

10. Bruera E, Willey JS, Palmer JL, Rosales M, (2002) Treatment Decisions for Breast Carcinoma: Patient Preferences and Physician Perceptions. Cancer – Philadelphia – 2002, VOL 94; PART 7, S. 2076-2080

11. Charles C, Gafni A, Whelan T (1999) Decision making in the physician-patient encounter: revisiting the shared treatment decision-making model – Soc Sci Med (49) 1999:651-661

12. Cheng SH, Horng CF, Clarke JL, Tsou MH, Tsai SY, Chen CM, Jian JJ, Liu MC, West M, Huang AT, Prosnitz LR (2006) Prognostic index score and clinical prediction model of local regional recurrence after mastectomy in breast cancer patients. Int J Radiat Oncol Biol Phys. 2006 Apr 1;64(5):1401-9. Epub 2006 Feb 10.

13. Chiew KS, Shepherd H, Vardy J, Tattersall MH, Butow PN, Leighl NB (2008) Development and evaluation of a decision aid for patients considering first-line chemotherapy for metastatic breast cancer. Health Expect. 2008 Mar;11(1):35-45. Coates AS, Simes RJ (1992) Patients assessment of adjuvant treatment in operable breast cancer. In Williams CJ (ed): Introducing New Treatments for Cancer: Practical, Ethical, and Legal Problems. New York, NY, J Wiley: 448-458

14. Constantino JP, Gail MH, Pee D, et al. (1999) Validation studies for models projecting the risk of invasive and total breast cancer incidence. J Natl Cancer Inst 91: 1541-1548

15. Costa SD, Lange S, Klinga K, Merkle E, Kaufmann M (2002) Factors influencing the prognostic role of oestrogen and progesterone receptor levels in breast cancer – results of the analysis of 670 patients with 11 years follow-up. European Journal of Cancer 38 (10): 1329-1334

16. Deber RB (1994) The patient-physician partnership: changing roles an the desire for information. Can Med Assoc J 1994; 151:171-176

17. Duric VM, Butow PN, Sharpe L, Boyle F, Beith J, Wilcken NR, Heritier S, Coates AS, John Simes R, Stockler MR Psychosocial factors and patients' preferences for adjuvant chemotherapy in early breast cancer.
Psychooncology. 2007 Jan;16(1):48-59.

18. Duric VM, Fallowfield LJ, Saunders C, Houghton J, Coates AS, Stockler MR (2005) Patients' preferences for adjuvant endocrine therapy in early breast cancer: what makes it worthwhile? Br J Cancer. 2005 Dec 12;93(12):1319-23.

19. Duric VM, Stockler MR, Heritier S, Boyle F, Beith J, Sullivan A, Wilcken N, Coates AS, Simes RJ (2005) Patients' preferences for adjuvant chemotherapy

in early breast cancer: what makes AC and CMF worthwhile now? Ann Oncol. 2005 Nov;16(11):1786-94. Epub 2005 Aug 26.

20. Eddy DM (1990) Anatomy of a decision. Jama 1990;263:441-443

21. Elwyn G, Edwards A, Rhydderch M (2005) Shared Decsion Making: das Konzept und seine Anwendung in der klinischen Praxis. In Härter M, Loh A, Spies C (Hrsg.), Gemeinsam entscheiden – erfolgreich behandeln. Neue Wege für Ärzte und Patienten im Gesundheitswesen. (S. 3-12).Köln: Deutscher Ärzteverlag

22. Emanuel EJ and Emanuel LL (1992) Four models of the physician-patient relationship. JAMA (267) 1992: 2221-2226

23. Er O, Frye DK, Kau SW, Broglio K, Valero V, Hortobagyi GN, Arun B (2008) Clinical course of breast cancer patients with metastases limited to the liver treated with chemotherapy. Cancer J. 2008 Jan-Feb;14(1): 62-8.

24. Euler U, Friedel C, Meisner C, Hasmüller S, Schmidt M, Untch M, Lisboa B,Kiechle M, Jänicke F, Schmitt M, Thomssen C, Lux MP, Harbeck N (2006) Risikoabschätzung beim nodalnegativen Mammakarzinom im Vergleich von uPA/PAI-1 mit Adjuvant Online anhand der 10-Jahres-Nachbeobachtungsdaten der Chemo-N0-Studie. Senologie – Zeitschrift für Mammadiagnostik und – therapie 2006; 3DOI: 10.1055/s-2006-953662

25. Fasching PA, Lux MP, Bani M, Beckmann MW (2004) Hereditäres Mamma- und Ovarialkarzinom – ein Update. Teil I – molekulare Grundlage, Tumorrisikoberatung und Risikoberechnung. Geburtsh Frauenk 64: 900-911

26. Feldman M, Stanford R, Catcheside A, Stotter A (2002) The use of a prognostic table to aid decision making on adjuvant therapy for women with early breast cancer. European Journal of Surgical Oncology 28: 615-619

27. Forrow L, Warman SA, Brock, DW (1988) Science, ethics, and the making of clinical decisions. Jama 1988;259:3161-3167

28. Garg AK, Oh JL, Oswald MJ, Huang E, Strom EA, Perkins GH, Woodward WA, Yu TK, Tereffe W, Meric-Bernstam F, Hahn K, Buchholz TA (2007) Effect of postmastectomy radiotherapy in patients <35 years old with stage II-III breast cancer treated with doxorubicin-based neoadjuvant chemotherapy and mastectomy. Int J Radiat Oncol Biol Phys. 2007 Dec 1;69(5):1478-83. Epub 2007 Sep 12.

29. Goldhirsch A, Wood WC, Gelber RC, Coates AS, Thürlimann B, Senn HJ and Panel Members (2007) Progress and promise: highlights of the international expert consensus on the primary therapy of early breast cancer 2007 Annals of Oncology 2007 18(7):1133-1144

30. Greenfield S, Kaplan S, Ware JE (1985) Expanding patient involvement in care. Ann Intern Med 1985; 102:520-528

31. Guan Y, Xu BH, Li Q, Zhang P, Zhao LM, Yuan P, Wang JY (2008) Clinical characteristics and prognostic factors of female breast cancer patients with 10 or more positive lymph nodes: a report of 128 patients, Zhonghua Yi Xue Za Zhi. 2008 Jan 8;88(2):77-81. Chinese

32. Härter M, Loh A, Spies C (2005) Gemeinsam entscheiden – erfolgreich behandeln. Neue Wege für Ärzte und Patienten im Gesundheitswesen. Köln: Deutscher Ärzteverlag

33. Henerson IC, Berry DA, Demetri GD, Cirrincione CT, Goldstein LJ, Martino S, Ingle JN, Cooper MR, Hayes DF, Tkaczuk KH, Fleming G, Holland JF, Duggan DB, Carpenter JT, Frei E 3rd, Schilsky RL, Wood WC, Muss HB, Norton L (2003) Improved outcomes from adding sequential Paclitaxel but not from escalating Doxorubicin dose in an adjuvant chemotherapy regimen for patients with node-positive primary breast cancer. Journal of Clinical Oncology 21 (6): 976-983

34. Higginson IJ, Costantini M (2008) Dying with cancer, living well with advanced cancer. Eur J Cancer. 2008 Mar 13;

35. Holmberg L, Garmo H, Granstrand B, Ringberg A, Arnesson LG, Sandelin K, Karlsson P, Anderson H, Emdin S (2008) Absolute risk reductions for local recurrence after postoperative radiotherapy after sector resection for ductal carcinoma in situ of the breast. J Clin Oncol. 2008 Mar 10;26(8):1247-52. Epub 2008 Feb 4.

36. Hurny C, Bernhard J, Coates AS, Castiglione M, Peterson HF, Gelber RD, et al. (1996) Impact of adjuvant therapy on quality of life in women with node-positive operable breast cancer. Lancet 347: 1279-1284

37. Jänicke F, Diedrich K, Jonat W, Gerber B, Lisboa B, Friedrich M, Reimer T, Mass N (2005) St. Gallen 2005: Konsens und klinische Praxis. Entscheidungsfindung und Behandlungsstrategien bei der adjuvanten Therapie des

Mammakarzinoms in den norddeutschen Universitäts-Frauenkliniken. Frauenarzt 46 (3): 182-189

38. Kantelhardt E et Thomssen C (2008) Die aktuellen Empfehlungen der AGO Kommission Mamma. Gebfra, 1: 96-100

39. Kaufmann M, von Minchwitz G, Smith R, Valero V, Gianni L, Eiermann W, Howell A, Dan Costa S, Beuzeboc P, Untch M, Blohmer JU, Sinn HP, Sittek R, Souchon R, Tulusan AH, Volm T, Senn HJ (2003) International Expert Panel on the Use of Primary (Preoperative) Systematic Treatment of Operable Breast Cancer: Review and Recommendations. Journal of Clinical Oncology 13: 2600-2608

40. Kaufmann M, von Minckwitz G, Eiermann W, Hilfrich J, Jonat W, Kreienberg R (2004) Therapie primärer Mammakarzinome: Ergebnisse der Konferenz in St. Gallen 2003. Deutsches Ärzteblatt 101 (4): A-190, B-163, C-162

41. Kaufmann M, Jonat W, Eiermann W, Hilfrich J, Jänicke F, Coast S, Beckmann MW, Wallwiener D, Gerber B, Rody A, von Minckwitz G (2005) Kongressbericht. Primäre Therapie operabler Mammakarzinome. Ergebnisse der 9-ten Internationalen Konferenz in St. Gallen 2005. Zentralblatt Gynäkologie (in press)

42. Kreienberg et al. (2008) Interdisziplinäre S3-Leitlinie für die Diagnostik, Therapie und Nachsorge des Mammakarzinoms. Zuckschwerdt-Verlag, Seite 82, 2008

43. Langer AS (2001) Side Effects, Quality-of-Life Issues, and Trade-offs: the Patient Perspective. Journal of National Cancer Institute Monographs 30: 125-129

44. Levels of Evidence and Grades of Recommendation (2001) Centre for Evidence-Based Medicine. http://www.cebm.net/levels_of_evidence.asp

45. Lux MP, Kreis H, Fasching PA, Wenkel E, Bautz WA, Schulz-Wendtland R, Beckmann MW (2005) Risiko und Früherkennung des Mammakarzinoms – Teil 1. Geburtsh Frauenheilk 65: R45-R60

46. Mathijssen RH, Verweij J, de Bruijn P, Loos WJ, Sparreboom A (2002) Effects of St. John's wort on irinotecan metabolism. J Natl Cancer Inst. 2002 Aug 21;94(16):1247-9.

47. Mahler HI, Kulik JA (1990) Preferences for health care involvement, perceived control and surgical recovery: A prospect study. Soc Sci Med 1990;31:174-179

48. McMenamin M, Barry H, Lennon AM, Purcell H, Baum M, Keegan D, McDermott E, O'Donoghue D, Daly L, Mulcahy H. (2005) A survey of breast cancer awareness and knowledge in a Western population: lots of light but little illumination.. Eur J Cancer. 2005 Feb;41(3):393-7

49. Matsuda T, Marche H, Grosclaude P, Clement S (2004) Participation behavior of bladder cancer survivors in a medical follow-up survey on quality of life in France. Eur J Epidemiol. 2004;19(4):313-21

50. Nam BH, Kim SY, Han HS, Kwon Y, Lee KS, Kim TH, Ro J (2008) Breast cancer subtypes and survival in patients with brain metastases. Breast Cancer Res. 2008 Feb 28;10(1):R20

51. Paepke S, Schwar-Boeger U, von Minckwitz G, Schultz-Zehden B, Kaufmann M, Beck H, Meden H, Kiechle M, Beckmann MW (2001) Brustkrebsfrüherkennung. Kenntnisstand und Akzeptanz in der weiblichen Bevölkerung. Deutsches Ärzteblatt 98: A2178-A2186

52. Raisa B, Kraetschmar N, Urowitz S, Sharpe (2007) Do people want to be autonomous patients? Preferred roles in treatment decision-making in several patient populations. Health Expectations 10 (3), 248–258. doi:10.1111/j.1369-7625.2007.00441.

53. Ravidn PM, Siminoff IA, Harvey JA (1998) Survey of breast cancer patients concerning their knowledge and expectations of adjuvant therapy. J Clin Oncol 16: 515-521

52. Ravdin PM, Siminoff LA, Davis GJ, Mercer MB, Hewlett J, Gerson N, Parker HL (2001) Computer Program to Assist in Making Decisions About Adjuvant Therapy for Women with Early Breast Cancer. Journal of Clin Oncol 19 (4): 980-991

53. Renfroe EG, Heywood G, Foreman L, Schron E, Powell J, Baessler C, Warwick D, Morris M, Hallstrom A (2002) The end-of-study patient survey: methods influencing response rate in the AVID Trial. Control Clin Trials. 2002; 23(5):521-33

54. Risberg T, Kolstad A, Cassileth BR (2002) Use of alternative medicine among Norwegian cancer patients is associated with mental distress--a follow-up study. Acta Oncol. 2002;41(7-8):646-51.

55. Risberg T, Vickers A, Bremnes RM, Wist EA, Kaasa S, Cassileth BR (2003) Does use of alternative medicine predict survival from cancer? Eur J Cancer. 2003 Feb;39(3):372-7.

56. Schulmann BA (1979) Active patient orientation and outcomes in hypertensive treatment. Med Care 1979;17:267-280

57. Simes RJ, Coates AS (2001) Patient Preferences for Adjuvant Chemotherapy of Early Breast Cancer: How much Benefit is needed? Journal of National Cancer Monographs 30: 146-152

58. Siminoff LA, Fetting JH, Abeloff MD (1989) Doctor-patient communication about breast cancer adjuvant therapy. J Clin Oncol 7: 1191-1200

59. Takakuwa KM, Ernst AA, Weiss SJ, Nick TG. (2000) Breast cancer knowledge and preventive behaviors: An urban emergency department-based survey. Acad Emerg Med. 2000 Dec;7(12):1393-8.

60. Thewes B, Meiser B, Duric VM, Stockler MR, Taylor A, Stuart-Harris R, Links M, Wilcken N, McLachlan SA, Phillips KA, Beith J, Boyle F, Friedlander ML (2005) What survival benefits do premenopausal patients with early breast cancer need to make endocrine therapy worthwhile? Lancet Oncol. 2005 Aug;6(8):581-8.

61. Weinberg JE, Mulley AG, Hanley D, et al (1988) An assessment of prostatectomy for Benign urinary tract obstruction. Jama 1988;259:3027-3030

62. Yadav BS, Sharma SC, Singh R, Singh G, Kumar V. (2007) Postmastectomy radiation and survival in patients with breast cancer. J Cancer Res Ther. 2007 Oct-Dec;3(4):218-24.

7 Abkürzungsverzeichnis

Abb. Abbildung

AHT Antihormonelle Therapie

AIOA rbeitsgemeinschaft Internistische Onkologie AROArbeitsgemeinschaft Radiologische Onkologie BETBrusterhaltenden Therapie

bzgl. bezüglich

bzw. beziehungsweise

CTX Chenotherapie

DCIS Ductales Carcinoma In Situ

DEGRO Deutsche Gesellschaft für Radiologische Onkologie

DGCh Deutsche Gesellschaft für Chirurgie (DGCh),

DGGG Deutsche Gesellschaft für Gynäkologie und Geburtshilfe

DGHO Deutsche Gesellschaft für Hämatologie und Onkologie

DGP Deutsche Gesellschaft für Pathologie

DGS Deutsche Gesellschaft für Senologie

DKG Deutsche Krebsgesellschaft

DKG Deutsche Krebsgesellschaft

DRG Deutsche Röntgengesellschaft

FAC 5-FU, Epirubicin, Adriamycin Fb.Fallbeispiel

FEC 5-FU, Epirubicin, Cyclophosphamid

ISTO Informationszentrum für Standard in der Onkologie

LCIS Lobuläres Carcinoma In Situ

LoE Levels of Evidence and Grades of Recommendation

SDM Shared Decsion Making

Tab. Tabelle

VDPC Vereinigung Deutscher Plastischer Chirurgen

8 Verzeichnis der Veröffentlichungen

Gut Informieren – Gemeinsam Entscheiden!–Pilotstudie zur Entscheidungsfindung in der gynäkologischen Onkologie (Geburtsh. Frauenheilk 2006; 67; DOI: 10.1055/s-2006-952501)

Patients´ imagination of therapy efficacy and correlation to the willingness to accept chemotherapy and endocrine therapy of breast cancer – results of the Gut informieren – Gemeinsam entscheiden! – Study; Lux M.P., Radosavac D., Tänzer T.D., Kara H., Bani M.R., Schrauder M., Schmitt D.C., Haidinger R., Overbeck-Schulte B., Schulte H., Beckmann M.W., Fasching P.A. (Onkologie 2008; 31, suppl 1:1-211)

Docotrs´ imagination of therapy efficacy and correlation to the willingness to indicate chemotherapy and endocrine therapy in breast cancer – results of the Gut informieren – Gemeinsam entscheiden! – Study; Lux M.P., Tänzer T.D., Radosavac D., Kara H., Bani M.R., Kreis H., Beckmann K., Schmitt D.C., Haidinger R., Overbeck-Schulte B., Schulte H., Beckmann M.W., Fasching P.A. (Onkologie 2008; 31, suppl 1:1-211)

Breast cancer patients and theirs doctors differ in the demand for the magnitude of the therapy effect of chemotherapy and endocrine treatment – results of the Gut informieren – Gemeinsam entscheiden! – Study; Lux M.P., Radosavac D., Kara H., Tänzer T.D., Löhberg C.R., Schmitt D.C., Haidinger R., Overbeck-Schulte B., Schulte H., Müller U., Beckmann M.W., Fasching P.A. (Onkologie 2008; 31, suppl 1:1-211)

9 Anlagen

9.1 Anlage: 1 Erstes Begleitschreiben an Patientinnen (Pilotstudie)

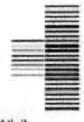

Universitätsklinikum Erlangen

Frauenklinik mit Poliklinik
und Hebammenschule

Studienzentrale

Frauenklinik · Universitätsstraße 21-23 · 91054 Erlangen

Öffentliche Verkehrsmittel:
Buslinien 293
Haltestelle Krankenhausstraße

20.03.2008

Sehr geehrte Patientin der Frauenklinik,

wir wenden uns mit der Bitte an Sie, uns bei einem geplanten Forschungsprojekt zu unterstützen.

Im Rahmen der geplanten Studie *Gut informieren – gemeinsam entscheiden!* möchten wir 10.000 Frauen in Deutschland, welche bereits an einem Mammakarzinom erkrankt sind oder waren, befragen. Zielsetzung ist es, zu sehen, wie der Vorteil einer bestimmten Therapie aus Patientinnensicht ist, um eine bestimmte Therapieform zu rechtfertigen. Hierzu möchten wir deutschlandweit die Selbsthilfegruppen um Unterstützung bitten. In dem beiliegenden Schreiben finden Sie weitere detaillierte Informationen zu diesem Projekt.

Bevor wir jedoch den Fragebogen an 10.000 Frauen versenden, möchten wir an einer ausgewählten Gruppe überprüfen, ob der Fragebogen verständlich ist, und ob noch weiteres Verbesserungspotential besteht.

Hierzu benötigen wir Ihre Unterstützung. Wir bitten Sie den beiliegenden Fragebogen in Ruhe auszufüllen. Folgend wären wir Ihnen sehr dankbar, wenn Sie den Evaluationsbogen ausfüllen könnten, um uns Ihre Meinung über den Fragebogen mitzuteilen. Anmerkungen, Kommentare, Verbesserungsvorschläge und Kritik sind von uns sehr gewünscht, und dienen dazu, den Fragebogen verständlich zu gestalten. Anschließend würden wir Sie bitten den Frage- und Evaluationsbogen mit dem beiliegenden frankierten Umschlag an uns zurückzusenden oder in der Koordination des Universitäts-Brustzentrums Franken abzugeben.

Wir bedanken uns herzlich für Ihre wertvolle Mitarbeit und stehen selbstverständlich für weitere Fragen jeder Zeit zu Verfügung.

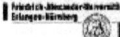

F:\Eigene Dateien_Doktorarbeit\Kopie von 2006-03-16\Anlagen\Anlage 1 Erstes Begleitschreiben an Patientinnen (Pilotstudie).doc

9.2. Anlage 2: Erster Patientinnenfragebogen

Allgemeine Daten

Aktuelles Datum

_____ (Tag/ Monat/ Jahr)

Geburtsdatum

_____ (Tag/ Monat/ Jahr)

Was ist Ihre Postleitzahl? _____

Wie ist Ihr Familienstand? Sind Sie zur Zeit:

O	verheiratet	O	in einer festen Partnerschaft	O	verwitwet
O	geschieden	O	Single		
O	Single und niemals in einer festen Partnerschaft				

Welches ist der höchste Grad der Ausbildung, den Sie abgeschlossen haben?

O	kein Abschluss	O	Hauptschule/Volksschule	O	mittlere Reife
O	Abitur	O	Ausbildung	O	Hochschulabschluss
O	Promotion	O	Habilitation		

Welchen Beruf üben Sie zurzeit aus?

O	in Ausbildung	O	Studium	O	Hausfrau
O	arbeitslos	O	Arbeiterin	O	einfache Angestellte
O	leitende Angestellte	O	Beamtin	O	selbstständig
O	Rentnerin				

Wieviele Personen leben bei Ihnen im Haushalt?

O	keine	O	1	O	2
O	3	O	4 und mehr		

Wieviele Kinder haben Sie?

O	keine	O	1 Kind	O	2 Kinder
O	3 Kinder	O	4 und mehr Kinder		

Was ist das Alter Ihres jüngsten Kindes? _____ Jahre

Charakteristika Ihrer Brustkrebserkrankung

Sind Sie an Brustkrebs erkrankt?

O ja O nein

Wann sind Sie an Brustkrebs erkrankt? _____ (Monat/ Jahr)

Auf welcher Seite ist der Brustkrebs aufgetreten?

O rechts O links O beidseitig

Falls Sie nicht an Brustkrebs erkrankt sind, hatten Sie eine Vorstufe, d.h. das sog. DCIS?

O ja O nein

Falls ja, auf welcher Seite?

O rechts O links O beidseitig

Wie wurden Sie operiert?

rechts
O Brusterhaltung
O Brustentfernung

links
O Brusterhaltung
O Brustentfernung

Wurde ein operativer Wiederaufbau der Brust durchgeführt?

O ja O nein

Wie war das Tumorstadium bei Diagnose?

O T1 O T2 O T3
O T4 O unbekannt

Wie wurde die Achselhöhle operiert?

O gar nicht
O Standardverfahren (Axilladissektion/ Achselhöhlenoperation mit Entnahme von mehreren Lymphknoten)
O Wächterlymphknotenbiopsie (Sentinel-Node-Biopsie)

Wieviele Lymphknoten wurden entfernt? _____

Waren Lymphknoten befallen? Falls ja, wie viele?

- ○ unbekannt
- ○ nein
- ○ ja
- ○ 1-3 Lymphknoten betroffen
- ○ 4 und mehr Lymphknoten betroffen

Kennen Sie das Grading (Entartungsgrad) des Tumors?

- ○ G1
- ○ G2
- ○ G3
- ○ unbekannt

Kennen Sie den Östrogenrezeptorstatus?

- ○ positiv
- ○ negativ
- ○ unbekannt

Kennen Sie den Progesteronrezeptorstatus?

- ○ positiv
- ○ negativ
- ○ unbekannt

Kennen Sie den Her2neu-Status des Tumors?

- ○ 1+
- ○ 2+
- ○ 3+
- ○ unbekannt

Ist bei Ihnen ein Rückfall aufgetreten? Falls ja, wann?

- ○ ja
- ○ nein

_____ (Monat/ Jahr)

Sind bei Ihnen Tochtergeschwülste (Metastasen) aufgetreten? Falls ja, wann?

- ○ ja
- ○ nein

_____ (Monat/ Jahr)

Therapie

Haben Sie vor der Operation eine Chemotherapie erhalten?
O ja   O nein

Haben Sie nach der Operation eine Chemotherapie erhalten?
O ja   O nein

Falls ja, wissen Sie welche? _____

Wieviele Zyklen haben sie erhalten? _____ Zyklen

Wurden Sie im Rahmen einer klinischen Studie therapiert?
O ja   O nein

Falls ja, in welcher? _____

Haben Sie eine Strahlentherapie erhalten?
O ja   O nein

Welche Region wurde bestrahlt (Mehrfachantwort möglich)?
O Brust   O Brustwand   O Achselhöhle
O Region Brustbein   O Region um das Schlüsselbein

Haben Sie eine anti-hormonelle Therapie erhalten?
O ja   O nein

Falls ja, welche?
O Tamoxifen   O Anastrozol (Arimidex®)
O Letrozol (Femara®)   O Exemestan (Aromasin®)

Haben Sie zusätzlich GnRH erhalten (z.B. Zoladex®, Trenantone®)?
O ja   O nein

Komplementäre/ alternative Medizin

Nutzen Sie komplementäre oder alternative Therapien oder haben Sie diese genutzt?
Falls ja, welche (Mehrfachantwort möglich)?

- O   ja   O   nein
- O   Mistelextrakte   O   Tee-Therapie   O   Ozon-Therapie
- O   Thymustherapie   O   Wobemugos   O   Wobenzym
- O   Recancostat   O   Selen   O   Zink
- O   Energietherapie   O   Faktor AF2   O   Akupunktur
- O   714-X   O   Antineoplaston   O   Entelev
- O   Coenzym Q10   O   Hydrazin Sulfa   O   Laetrile
- O   Amygdalin   O   Haifisch-Knorpel   O   spirituelles Heilen
- O   Hochdosisierte Vitamintherapie   O   Hypnose
- O   immunoaugmentative Therpie   O   TCM
- O   sonstige:_____

Nebenwirkungen bei Operation (nur ausfüllen, wenn Sie diese bekommen haben)

Hatten Sie eine oder mehrere der folgenden Nebenwirkungen?
Falls ja, in welcher Intensität?

Bewegungseinschränkung Arm	O nie	O mild	O mäßig	O schwer
Bewegungseinschränkung Brust/ Brustwand	O nie	O mild	O mäßig	O schwer
Lymphödem Arm	O nie	O mild	O mäßig	O schwer
Lymphödem Brust/ Brustwand	O nie	O mild	O mäßig	O schwer
Wundheilungsstörung	O nie	O mild	O mäßig	O schwer
Wundinfektion	O nie	O mild	O mäßig	O schwer
Schmerzen nach Operation	O nie	O mild	O mäßig	O schwer
Schmerzen der Narbe (aktuell)	O nie	O mild	O mäßig	O schwer
Gefühlsstörungen Arm	O nie	O mild	O mäßig	O schwer
Gefühlsstörungen Brust/ Brustwand	O nie	O mild	O mäßig	O schwer
Ausfall von Muskeln/ Lähmung	O nie	O mild	O mäßig	O schwer
Sonstige: _____	O nie	O mild	O mäßig	O schwer

Sind Sie mit dem kosmetischen Ergebnis der Operation zufrieden?

- O   ja, sehr   O   ja, einigermaßen   O   neutral
- O   nein, nicht ganz   O   nein, überhaupt nicht   O   weiß ich nicht

Nebenwirkungen bei Chemotherapie (nur ausfüllen, wenn Sie diese bekommen haben)

Hatten Sie eine oder mehrere der folgenden Nebenwirkungen?
Falls ja, in welcher Intensität?

Haarausfall	O nie	O mild	O mäßig	O schwer
Entzündung der Mundschleimhaut	O nie	O mild	O mäßig	O schwer
Übelkeit und Erbrechen	O nie	O mild	O mäßig	O schwer
Blutarmut	O nie	O mild	O mäßig	O schwer
Abfall der weißen Blutkörperchen	O nie	O mild	O mäßig	O schwer
Müdigkeit	O nie	O mild	O mäßig	O schwer
Hitzewallungen	O nie	O mild	O mäßig	O schwer
Schweißausbrüche	O nie	O mild	O mäßig	O schwer
Herzklopfen/ Herzrasen	O nie	O mild	O mäßig	O schwer
Schlafstörungen	O nie	O mild	O mäßig	O schwer
Depressive Verstimmungen	O nie	O mild	O mäßig	O schwer
Trockenheit der Schleimhäute	O nie	O mild	O mäßig	O schwer
Wassereinlagerungen	O nie	O mild	O mäßig	O schwer
Gliederschmerzen	O nie	O mild	O mäßig	O schwer
Sonstige:				
_____	O nie	O mild	O mäßig	O schwer

Nebenwirkungen bei antihormoneller Therapie (nur ausfüllen, wenn Sie diese bekommen haben)

Hatten Sie eine oder mehrere der folgenden Nebenwirkungen?
Falls ja, in welcher Intensität?

Hitzewallungen	O nie	O mild	O mäßig	O schwer
Schweißausbrüche	O nie	O mild	O mäßig	O schwer
Herzklopfen/ Herzrasen	O nie	O mild	O mäßig	O schwer
Schlafstörungen	O nie	O mild	O mäßig	O schwer
Depressive Verstimmungen	O nie	O mild	O mäßig	O schwer
Trockenheit der Scheide	O nie	O mild	O mäßig	O schwer
Wassereinlagerungen	O nie	O mild	O mäßig	O schwer
Gliederschmerzen	O nie	O mild	O mäßig	O schwer

Haarausfall	O nie	O mild	O mäßig	O schwer
Trockenheit der Schleimhäute	O nie	O mild	O mäßig	O schwer
Übelkeit und Erbrechen	O nie	O mild	O mäßig	O schwer
Sonstige:				
_____	O nie	O mild	O mäßig	O schwer

Nebenwirkungen bei Strahlentherapie (nur ausfüllen, wenn Sie diese bekommen haben)

Hatten Sie eine oder mehrere der folgenden Nebenwirkungen?
Falls ja, in welcher Intensität?

Müdigkeit	O nie	O mild	O mäßig	O schwer
Rötung der Haut	O nie	O mild	O mäßig	O schwer
Schwellung der Haut	O nie	O mild	O mäßig	O schwer
Verbrennungen	O nie	O mild	O mäßig	O schwer
Schmerzen Arm	O nie	O mild	O mäßig	O schwer
Schmerzen Brust/ Brustwand	O nie	O mild	O mäßig	O schwer
Schluckbeschwerden	O nie	O mild	O mäßig	O schwer
Reizhusten	O nie	O mild	O mäßig	O schwer
Blutarmut	O nie	O mild	O mäßig	O schwer
Übelkeit/ Erbrechen	O nie	O mild	O mäßig	O schwer
Bewegungseinschränkung Arm	O nie	O mild	O mäßig	O schwer
Bewegungseinschränkung Brust/ Brustwand	O nie	O mild	O mäßig	O schwer
Schwellung Arm	O nie	O mild	O mäßig	O schwer
Schwellung Brust/ Brustwand	O nie	O mild	O mäßig	O schwer
Sonstige:				
_____	O nie	O mild	O mäßig	O schwe

Aufklärung

Wer hat Sie für die Chemotherapie aufgeklärt?
O niedergelassene/ r OnkologIn   O OnkologIn in Klinik   O HausärztIn
O niedergelassene/ r FrauenärztIn O FrauenärztIn in Klinik O niemand

Wie lange hat das Aufklärungsgespräch ungefähr gedauert?
O < 15 Minuten   O 30-45 Minuten   O > 60 Minuten
O 15-30 Minuten   O 45-60 Minuten

War während der Chemotherapie ein ärztlicher Ansprechpartner vorhanden?
O immer   O fast immer   O selten   O fast nie

Wer hat Sie für die antihormonelle Therapie aufgeklärt?
O niedergelassene/ r OnkologIn   O OnkologIn in Klinik   O HausärztIn
O niedergelassene/ r FrauenärztIn O FrauenärztIn in Klinik O niemand

Wie lange hat das Aufklärungsgespräch ungefähr gedauert?
O < 15 Minuten   O 30-45 Minuten   O > 60 Minuten
O 15-30 Minuten   O 45-60 Minuten

War während der antihormonellen Therapie ein ärztlicher Ansprechpartner vorhanden?
O immer   O fast immer   O selten   O fast nie

Wer hat Sie für die Strahlentherapie aufgeklärt?
O niedergelassene/ r StrahlentherapeutIn   O StrahlentherapeuInt in Klinik
O niedergelassene/ r OnkologIn   O OnkologIn in Klinik
O niedergelassene/ r FrauenärztIn   O FrauenärztIn in Klinik
O niemand   O HausärztIn

Wie lange hat das Aufklärungsgespräch ungefähr gedauert?
O < 15 Minuten   O 30-45 Minuten   O > 60 Minuten
O 15-30 Minuten   O 45-60 Minuten

War während der Strahlentherapie ein ärztlicher Ansprechpartner vorhanden?
O immer   O fast immer   O selten   O fast nie

Teil I - Heilbare Situation – bitte gehen Sie bei den folgenden Fallbeispielen von einer heilbare Situation von einer Erkrankung an Brustkrebs aus.

Einschätzung Chemotherapie - heilbare Situation: wir bitten Sie, zu den folgenden Fragen Ihre eigene persönliche Einschätzung anzugeben.

Fallbeispiel 1: Wenn Sie aufgrund einer Brustkrebserkrankung <u>ohne Chemotherapie</u> eine Wahrscheinlichkeit von <u>60%</u> hätten, 5 Jahre zu leben, um wie viel Prozent müsste sich Ihre Überlebenswahrscheinlichkeit mindestens erhöhen, damit Sie sich für eine <u>Chemotherapie</u> entscheiden?

O	um 1% auf 61%	O	um 5% auf 65%	O	um 25% auf 85%
O	um 2% auf 62%	O	um 10% auf 70%	O	um 30% auf 90%
O	um 3% auf 63%	O	um 15% auf 75%	O	um mehr als 30%
O	um 4% auf 64%	O	um 20% auf 80%		

Fallbeispiel 2: Wenn Sie aufgrund einer Brustkrebserkrankung <u>ohne Chemotherapie</u> eine Wahrscheinlichkeit von <u>80%</u> hätten, 5 Jahre zu leben, um wie viel Prozent müsste sich Ihre Überlebenswahrscheinlichkeit mindestens erhöhen, damit Sie sich für eine <u>Chemotherapie</u> entscheiden?

O	um 1% auf 81%	O	um 4% auf 84%	O	um 15% auf 95%
O	um 2% auf 82%	O	um 5% auf 85%	O	um mehr als 15%
O	um 3% auf 83%	O	um 10% auf 90%		

Einschätzung antihormonelle Therapie - heilbare Situation: wir bitten Sie, zu den folgenden Fragen Ihre eigene persönliche Einschätzung anzugeben.

Fallbeispiel 3: Wenn Sie aufgrund einer Brustkrebserkrankung <u>ohne antihormonelle Therapie</u> eine Wahrscheinlichkeit von <u>60%</u> hätten, 5 Jahre zu leben, um wie viel Prozent müsste sich Ihre Überlebenswahrscheinlichkeit mindestens erhöhen, damit Sie sich für eine <u>fünfjährige Antihormontherapie</u> entscheiden?

O	um 1% auf 61%	O	um 5% auf 65%	O	um 25% auf 85%
O	um 2% auf 62%	O	um 10% auf 70%	O	um 30% auf 90%
O	um 3% auf 63%	O	um 15% auf 75%	O	um mehr als 30%
O	um 4% auf 64%	O	um 20% auf 80%		

Fallbeispiel 4: Wenn Sie aufgrund einer Brustkrebserkrankung <u>ohne antihormonelle Therapie</u> eine Wahrscheinlichkeit von <u>80%</u> hätten, 5 Jahre zu leben, um wie viel Prozent müsste sich Ihre Überlebenswahrscheinlichkeit mindestens erhöhen, damit Sie sich für eine <u>fünfjährige Antihormontherapie</u> entscheiden?

- O um 1% auf 81%
- O um 4% auf 84%
- O um 15% auf 95%
- O um 2% auf 82%
- O um 5% auf 85%
- O um mehr als 15%
- O um 3% auf 83%
- O um 10% auf 90%

Einschätzung Strahlentherapie - heilbare Situation: wir bitten Sie, zu den folgenden Fragen Ihre eigene persönliche Einschätzung anzugeben

Fallbeispiel 5: Wenn Sie aufgrund einer Brustkrebserkrankung <u>ohne Strahlentherapie</u> eine Wahrscheinlichkeit von <u>60%</u> hätten, dass nach 5 Jahren kein Krebs in der Brust wiederaufgetreten ist (Rezidiv), um wie viel Prozent müsste sich die Wahrscheinlichkeit mindestens erhöhen, um Sie sich für eine <u>Strahlentherapie der Brust/ Brustwand</u> entscheiden?

- O um 1% auf 61%
- O um 5% auf 65%
- O um 25% auf 85%
- O um 2% auf 62%
- O um 10% auf 70%
- O um 30% auf 90%
- O um 3% auf 63%
- O um 15% auf 75%
- O um mehr als 30%
- O um 4% auf 64%
- O um 20% auf 80%

Fallbeispiel 6: Wenn Sie aufgrund einer Brustkrebserkrankung <u>ohne Strahlentherapie</u> eine Wahrscheinlichkeit von <u>80%</u> hätten, dass nach 5 Jahren kein Krebs in der Brust wiederaufgetreten ist (Rezidiv), um wie viel Prozent müsste sich die Wahrscheinlichkeit mindestens erhöhen, um Sie sich für eine <u>Strahlentherapie der Brust/ Brustwand</u> entscheiden?

- O um 1% auf 81%
- O um 4% auf 84%
- O um 15% auf 95%
- O um 2% auf 82%
- O um 5% auf 85%
- O um mehr als 15%
- O um 3% auf 83%
- O um 10% auf 90%

Fallbeispiel 7: Wenn Sie aufgrund einer Brustkrebserkrankung <u>ohne Strahlentherapie</u> eine Wahrscheinlichkeit von <u>60%</u> hätten, 5 Jahre zu leben, um wie viel Prozent müsste sich Ihre Überlebenswahrscheinlichkeit mindestens erhöhen, damit Sie sich für eine <u>Strahlentherapie</u> entscheiden?

- O um 1% auf 61%
- O um 5% auf 65%
- O um 25% auf 85%
- O um 2% auf 62%
- O um 10% auf 70%
- O um 30% auf 90%
- O um 3% auf 63%
- O um 15% auf 75%
- O um mehr als 30%
- O um 4% auf 64%
- O um 20% auf 80%

Fallbeispiel 8: Wenn Sie aufgrund einer Brustkrebserkrankung ohne Strahlentherapie eine Wahrscheinlichkeit von 80% hätten, 5 Jahre zu leben, um wie viel Prozent müsste sich Ihre Überlebenswahrscheinlichkeit mindestens erhöhen, damit Sie sich für eine Strahlentherapie entscheiden?

- ○ um 1% auf 81%   ○ um 4% auf 84%   ○ um 15% auf 95%
- ○ um 2% auf 82%   ○ um 5% auf 85%   ○ um mehr als 15%
- ○ um 3% auf 83%   ○ um 10% auf 90%

Einschätzung komplementäre/ alternative Medizin – heilbare Situation: wir bitten Sie, zu den folgenden Fragen Ihre eigene persönliche Einschätzung anzugeben.

Welchen Vorteil müssen komplementäre/ alternative Therapien Ihrer Meinung nach in der heilbaren Situation des Brustkrebses haben, um Ihren Einsatz zu rechtfertigen?

- ○ *Ihr Einsatz braucht keinen nachweislichen Vorteil.*
- ○ *Sie müssen zumindest subjektiv zum besseren Wohlbefinden beitragen.*
- ○ *Sie müssen zumindest objektiv zum besseren Wohlbefinden*
- ○ *Sie sollten Heilungsrate von Brustkrebs nachweislich erhöhen.*

Fallbeispiel 9: Wenn Sie aufgrund einer Brustkrebserkrankung ohne komplementäre/ alternative Therapien eine Wahrscheinlichkeit von 60% hätten, 5 Jahre zu leben, um wie viel Prozent müsste sich Ihre Überlebenswahrscheinlichkeit mindestens erhöhen, damit Sie sich für eine komplementäre/ alternative Therapie entscheiden?

- ○ um 1% auf 61%   ○ um 5% auf 65%   ○ um 25% auf 85%
- ○ um 2% auf 62%   ○ um 10% auf 70%   ○ um 30% auf 90%
- ○ um 3% auf 63%   ○ um 15% auf 75%   ○ um mehr als 30%
- ○ um 4% auf 64%   ○ um 20% auf 80%   ○ nicht in Prozent messbar

Fallbeispiel 10: Wenn Sie aufgrund einer Brustkrebserkrankung ohne komplementäre/ alternative Therapien eine Wahrscheinlichkeit von 80% hätten, 5 Jahre zu leben, um wie viel Prozent müsste sich Ihre Überlebenswahrscheinlichkeit mindestens erhöhen, damit Sie sich für eine komplementäre/ alternative Therapie entscheiden?

- ○ um 1% auf 81%   ○ um 4% auf 84%   ○ um 15% auf 95%
- ○ um 2% auf 82%   ○ um 5% auf 85%   ○ um mehr als 15%
- ○ um 3% auf 83%   ○ um 10% auf 90%   ○ nicht in Prozent messbar

Einschätzung antihormonelle Therapie - nicht heilbare Situation: wir bitten Sie, zu den folgenden Fragen Ihre eigene persönliche Einschätzung anzugeben.

Fallbeispiel 13: Wenn Sie aufgrund einer fortgeschrittenen Brustkrebserkrankung <u>ohne antihormonelle Therapie</u> eine Lebenserwartung von <u>6 Monaten</u> hätten, um wie viel Zeit müsste sich die Lebenserwartung mindestens verlängern, damit Sie sich für eine <u>antihormonelle Therapie</u> entscheiden?

O	weniger als 1 Monat	O	5 Monate	O	3 Jahre
O	1 Monat	O	6 Monate	O	5 Jahre
O	2 Monate	O	9 Monate	O	10 Jahre
O	3 Monate	O	18 Monate	O	15 Jahre
O	4 Monate	O	24 Monate	O	mehr als 15 Jahre

Fallbeispiel 14: Wenn Sie aufgrund einer fortgeschrittenen Brustkrebserkrankung <u>ohne antihormonelle Therapie</u> eine Lebenserwartung von <u>2 Jahren</u> hätten, um wie viel Zeit müsste sich die Lebenserwartung mindestens verlängern, damit Sie sich für eine <u>antihormonelle Therapie</u> entscheiden?

O	weniger als 1 Monat	O	5 Monate	O	3 Jahre
O	1 Monat	O	6 Monate	O	5 Jahre
O	2 Monate	O	9 Monate	O	10 Jahre
O	3 Monate	O	18 Monate	O	15 Jahre
O	4 Monate	O	24 Monate	O	mehr als 15 Jahre

Einschätzung Strahlentherapie - nicht heilbare Situation: wir bitten Sie, zu den folgenden Fragen Ihr eigene persönliche Einschätzung anzugeben.

Fallbeispiel 15: Wenn Sie aufgrund einer fortgeschrittenen Brustkrebserkrankung <u>ohne Strahlentherapie</u> (z.B. von wiederaufgetretenem Krebs in der Brust) eine Lebenserwartung von <u>6 Monaten</u> hätten, um wie viel Zeit müsste sich die Lebenserwartung mindestens verlängern, damit Sie sich für eine <u>Strahlentherapie</u> entscheiden?

O	weniger als 1 Monat	O	5 Monate	O	3 Jahre
O	1 Monat	O	6 Monate	O	5 Jahre
O	2 Monate	O	9 Monate	O	10 Jahre
O	3 Monate	O	18 Monate	O	15 Jahre
O	4 Monate	O	24 Monate	O	mehr als 15 Jahre

Teil II - Nicht heilbare Situation: In einigen Situationen ist eine fortgeschrittene Brustkrebserkrankung nicht mehr heilbar. Durch einige Therapien kann man jedoch eine deutliche Verlängerung des Lebens erreichen. Bitte gehen Sie bei den folgenden Fallbeispielen von einer nicht heilbaren Situation von einer Erkrankung an Brustkrebs aus.

Einschätzung Chemotherapie - nicht heilbare Situation: wir bitten Sie, zu den folgenden Fragen Ihre eigene persönliche Einschätzung anzugeben.

Fallbeispiel 11: Wenn Sie aufgrund einer fortgeschrittenen Brustkrebserkrankung ohne Chemotherapie eine Lebenserwartung von 6 Monaten hätten, um wie viel Zeit müsste sich die Lebenserwartung mindestens verlängern, damit Sie sich für eine sechsmonatige Chemotherapie entscheiden?

O	weniger als 1 Monat	O	5 Monate	O	3 Jahre
O	1 Monat	O	6 Monate	O	5 Jahre
O	2 Monate	O	9 Monate	O	10 Jahre
O	3 Monate	O	18 Monate	O	15 Jahre
O	4 Monate	O	24 Monate	O	mehr als 15 Jahre

Fallbeispiel 12: Wenn Sie aufgrund einer fortgeschrittenen Brustkrebserkrankung ohne Chemotherapie eine Lebenserwartung von 2 Jahren hätten, um wie viel Zeit müsste sich die Lebenserwartung mindestens verlängern, damit Sie sich für eine sechsmonatige Chemotherapie entscheiden?

O	weniger als 1 Monat	O	5 Monate	O	3 Jahre
O	1 Monat	O	6 Monate	O	5 Jahre
O	2 Monate	O	9 Monate	O	10 Jahre
O	3 Monate	O	18 Monate	O	15 Jahre
O	4 Monate	O	24 Monate	O	mehr als 15 Jahre

Fallbeispiel 16: Wenn Sie aufgrund einer fortgeschrittenen Brustkrebserkrankung <u>ohne</u> <u>Strahlentherapie</u> (z.B. von wiederaufgetretenem Krebs in der Brust) eine Lebenserwartung von <u>2 Jahren</u> hätten, um wie viel Zeit müsste sich die Lebenserwartung mindestens verlängern, damit Sie sich für eine <u>Strahlentherapie</u> entscheiden?

O	weniger als 1 Monat	O	5 Monate	O	3 Jahre
O	1 Monat	O	6 Monate	O	5 Jahre
O	2 Monate	O	9 Monate	O	10 Jahre
O	3 Monate	O	18 Monate	O	15 Jahre
O	4 Monate	O	24 Monate	O	mehr als 15 Jahre

Einschätzung komplementäre/ alternative Medizin – nicht heilbare Situation: wir bitten Sie, zu den folgenden Fragen Ihre eigene persönliche Einschätzung anzugeben.

Welchen Vorteil müssen komplementäre/ alternative Therapien Ihrer Meinung nach in der nicht heilbaren Situation des Brustkrebses haben, um Ihren Einsatz zu rechtfertigen?

- O Ihr Einsatz braucht keinen nachweislichen Vorteil.
- O Sie müssen zumindest subjektiv zum besseren Wohlbefinden beitragen.
- O Sie müssen zumindest objektiv zum besseren Wohlbefinden beitragen.
- O Sie sollten die Lebenserwartung von Brustkrebs nachweislich verlängern.

Fallbeispiel 17: Wenn Sie aufgrund einer fortgeschrittenen Brustkrebserkrankung <u>ohne</u> <u>komplementäre/ alternative Therapien</u> eine Lebenserwartung von <u>9 Monaten</u> hätten, um wie viel Zeit müsste sich die Lebenserwartung mindestens verlängern, damit Sie sich für eine <u>komplementäre/ alternative Therapie</u> entscheiden?

O	weniger als 1 Monat	O	5 Monate	O	3 Jahre
O	1 Monat	O	6 Monate	O	5 Jahre
O	2 Monate	O	9 Monate	O	10 Jahre
O	3 Monate	O	18 Monate	O	15 Jahre
O	4 Monate	O	24 Monate	O	mehr als 15 Jahre

Fallbeispiel 18: Wenn Sie aufgrund einer fortgeschrittenen Brustkrebserkrankung <u>ohne</u> <u>komplementäre/ alternative Therapien</u> eine Lebenserwartung von <u>2 Jahren</u> hätten, um wie viel Zeit müsste sich die Lebenserwartung mindestens verlängern, damit Sie sich für eine <u>komplementäre/ alternative Therapie</u> entscheiden?

O	weniger als 1 Monat	O	5 Monate	O	3 Jahre
O	1 Monat	O	6 Monate	O	5 Jahre
O	2 Monate	O	9 Monate	O	10 Jahre
O	3 Monate	O	18 Monate	O	15 Jahre
O	4 Monate	O	24 Monate	O	mehr als 15 Jahre

9.3. Anlage 3: Erster Arztfragebogen

Allgemeine Daten

Aktuelles Datum _____ (Tag/ Monat/ Jahr)
Geburtsdatum
_____ (Tag/ Monat/ Jahr)

Geschlecht O *weiblich*   O *männlich*

In welchem Jahr haben Sie Ihre
Approbation erhalten? _____

In welchem Fachgebiet sind Sie tätig?
- O *Gynäkologie*   O *Allgemeinmedizin*   O *Hamato-Onkologie*
- O *Chirurgie*   O *Strahlentherapie*

Welche Position führen Sie aus?
- O *AssistenärztIn*   O *FachärztIn*   O *OberärztIn*
- O *leitende OberärztIn* O *ChefärztIn*

Sie sind tätig
- O *in der Praxis*
- O *im Krankenhaus der Grund und Regelversorgung*
- O *im Krankenhaus der Maximalversorgung*
- O *in einem Fachkrankenhaus*
- O *in einem Schwerpunktkrankenhaus*
- O *in einem Universitätsklinikum*

Arbeiten Sie an einem zertifizierten Brustzentrum (z.B. DKG und DGS zertifiziert)?
O *ja*   O *nein*

Kooperieren Sie mit einem zertifizierten Brustzentrum (z.B. DKG und DGS zertifiziert)?
O *ja*   O *nein*

Arbeiten Sie an einem DMP-Brustzentrum?
O *ja*   O *nein*

Sind Sie DMP-Ärztin oder Arzt?
O *ja*   O *nein*

Führen Sie in Ihrer Praxis/ in Ihrem Hause Chemotherapien durch?
O ja   O nein

Führen Sie in Ihrer Praxis/ in Ihrem Hause klinische Chemotherapiestudien durch?
O ja   O nein

Sind Sie onkologisch tätig?
O ja   O nein

Falls ja, wie viel Prozent Ihrer ärztlichen Tätigkeit macht dieses aus?
_____ %

Seit wie vielen Jahre sind Sie onkologisch tätig?
O < 1 Jahr   O 1-2 Jahre   O 2-3 Jahre
O 3 und mehr Jahre

In wie weit sind Sie bei Therapieentscheidung von Mammakarzinompatientinnen beteiligt?
O *Ich treffe Entscheidungen alleine.*
O *Ich treffe Entscheidungen im Rahmen interdisziplinärer Konferenzen.*
O *Ich treffe keine Entscheidungen, bin jedoch an der Entscheidungsfindung beratend   beteiligt.*
O *Ich bin nicht an Entscheidungen beteiligt.*

Wieviele Frauen mit primärem Mammakarzinom werden in Ihrem Hause/ Praxis pro Jahr behandelt?

_____

Wieviele Mammakarzinompatientinnen sehen Sie in Ihrem Hause/ Praxis pro Woche?

_____

Wieviele Frauen mit metastasiertem Mammakarzinom werden in Ihrem Hause/ Praxis pro Jahr behandelt?

_____

Wieviele Patientinnen mit metastasiertem Mammakarzinom sehen Sie in Ihrem Hause/ Praxis pro Woche?

_____

Führen Sie in Ihrem Hause die Nachsorge durch?
O ja   O nein

Falls ja, wie viele Patientinnen sehen Sie pro Woche?

_____

Komplementäre/ alternative Medizin

Nutzen Sie komplementäre oder alternative Therapien für Ihre Patientinnen?
Falls ja, welche (Mehrfachantwort möglich)?
O ja   O nein

Einsetzen Methoden/Therapien aus NCI Publikation

O	Mistelextrakte	O	Tee-Therapie	O	Ozon-Therapie
O	Thymustherapie	O	Wobemugos	O	Wobenzym
O	Recancostat	O	Selen	O	Zink
O	Energietherapie	O	Faktor AF2	O	Akupunktur
O	714-X	O	Antineoplaston	O	Entelev
O	Coenzym Q10	O	Hydrazin Sulfat	O	Laetrile
O	Amygdalin	O	Haifisch-Knorpel	O	spirituelles Heilen
O	Hypnose	O	Hochdosisierte Vitamintherapie		
O	TCM	O	immunoaugmentative Therpie		
O	sonstiges_____				

In welcher Situation setzten Sie komplementäre oder alternative Therapie für Ihre Patientinnen ein?
O primär/ adjuvant
O metastasiert
O beides

Aufklärung

Wie lange dauert bei Ihnen durchschnittlich ein Aufklärungsgespräch für eine Chemotherapie?

- O < 15 Minuten
- O 15-30 Minuten
- O 30-45 Minuten
- O 45-60 Minuten
- O > 60 Minuten
- O führe ich nicht durch

Wie lange dauert bei Ihnen durchschnittlich ein Aufklärungsgespräch für eine antihormonelle Therapie?

- O < 15 Minuten
- O 15-30 Minuten
- O 30-45 Minuten
- O 45-60 Minuten
- O > 60 Minuten
- O führe ich nicht durch

Wie lange dauert bei Ihnen durchschnittlich ein Aufklärungsgespräch für eine Strahlentherapie?

- O < 15 Minuten
- O 15-30 Minuten
- O 30-45 Minuten
- O 45-60 Minuten
- O > 60 Minuten
- O führe ich nicht durch

Betreuen Sie während der Chemotherapie die Patientinnen?

- O immer
- O fast immer
- O selten
- O fast nie

Betreuen Sie während der antihormonellen Therapie die Patientinnen?

- O immer
- O fast immer
- O selten
- O fast nie

Betreuen Sie während der Strahlentherapie die Patientinnen?

- O immer
- O fast immer
- O selten
- O fast nie

Nutzen Sie für Therapieentscheidung die Hilfe von Risikoberechnungsprogrammen?

- O ja
- O nein

Falls Ja, welche?

*Name des Programms*_____

Teil I - Heilbare Situation – bitte gehen Sie bei den folgenden Fallbeispielen von einer heilbare Situation aus, d.h. adjuvante Therapie der Patientin mit einem Mammakarzinom

Einschätzung Chemotherapie - heilbare Situation: wir bitten Sie, zu den folgenden Fragen Ihre eigene persönliche Einschätzung anzugeben.

Fallbeispiel 1: Wenn eine Patientin aufgrund einer Mammakarzinomerkrankung <u>ohne</u> <u>Chemotherapie</u> eine <u>60%</u> 5-Jahres-Überlebenswahrscheinlichkeit hätte, um wie viel Prozent müsste sich die Wahrscheinlichkeit mindestens erhöhen, um eine <u>Chemotherapie</u> zu rechtfertigen?

- O um 1% auf 61%
- O um 5% auf 65%
- O um 25% auf 85%
- O um 2% auf 62%
- O um 10% auf 70%
- O um 30% auf 90%
- O um 3% auf 63%
- O um 15% auf 75%
- O um mehr als 30%
- O um 4% auf 64%
- O um 20% auf 80%

Fallbeispiel 2: Wenn eine Patientin aufgrund einer Mammakarzinomerkrankung <u>ohne</u> <u>Chemotherapie</u> eine <u>80%</u> 5-Jahres-Überlebenswahrscheinlichkeit hätte, um wie viel Prozent müsste sich die Wahrscheinlichkeit mindestens erhöhen, um eine <u>Chemotherapie</u> zu rechtfertigen?

- O um 1% auf 81%
- O um 4% auf 84%
- O um 15% auf 95%
- O um 2% auf 82%
- O um 5% auf 85%
- O um mehr als 15%
- O um 3% auf 83%
- O um 10% auf 90%

Einschätzung antihormonelle Therapie - heilbare Situation: wir bitten Sie, zu den folgenden Fragen Ihre eigene persönliche Einschätzung anzugeben.

Fallbeispiel 3: Wenn eine Patientin aufgrund einer Mammakarzinomerkrankung <u>ohne</u> <u>antihormonelle Therapie</u> eine <u>60%</u> 5-Jahres-Überlebenswahrscheinlichkeit hätte, um wie viel Prozent müsste sich die Wahrscheinlichkeit mindestens erhöhen, um eine <u>fünfjährige</u> <u>Antihormontherapie</u> zu rechtfertigen?

- O um 1% auf 61%
- O um 5% auf 65%
- O um 25% auf 85%
- O um 2% auf 62%
- O um 10% auf 70%
- O um 30% auf 90%
- O um 3% auf 63%
- O um 15% auf 75%
- O um mehr als 30%
- O um 4% auf 64%
- O um 20% auf 80%

Fallbeispiel 4: Wenn eine Patientin aufgrund einer Mammakarzinomerkrankung <u>ohne</u>

antihormonelle Therapie eine 80% 5-Jahres-Überlebenswahrscheinlichkeit hätte, um wie viel Prozent müsste sich die Wahrscheinlichkeit mindestens erhöhen, um eine fünfjährige Antihormontherapie zu rechtfertigen?

- O um 1% auf 81%
- O um 4% auf 84%
- O um 15% auf 95%
- O um 2% auf 82%
- O um 5% auf 85%
- O um mehr als 15%
- O um 3% auf 83%
- O um 10% auf 90%

Einschätzung Strahlentherapie - heilbare Situation: wir bitten Sie, zu den folgenden Fragen Ihre eigene persönliche Einschätzung anzugeben

Fallbeispiel 5: Wenn eine Patientin aufgrund einer Mammakarzinomerkrankung ohne Strahlentherapie eine 60% 5-Jahres-Rate für Rezidivfreiheit hätte, um wie viel Prozent müsste sich die Rate mindestens erhöhen, um eine Strahlentherapie der Brust/ Brustwand zu rechtfertigen?

- O um 1% auf 61%
- O um 5% auf 65%
- O um 25% auf 85%
- O um 2% auf 62%
- O um 10% auf 70%
- O um 30% auf 90%
- O um 3% auf 63%
- O um 15% auf 75%
- O um mehr als 30%
- O um 4% auf 64%
- O um 20% auf 80%

Fallbeispiel 6: Wenn eine Patientin aufgrund einer Mammakarzinomerkrankung ohne Strahlentherapie eine 80% 5-Jahres-Rate für Rezidivfreiheit hätte, um wie viel Prozent müsste sich die Rate mindestens erhöhen, um eine Strahlentherapie der Brust/ Brustwand zu rechtfertigen?

- O um 1% auf 81%
- O um 4% auf 84%
- O um 15% auf 95%
- O um 2% auf 82%
- O um 5% auf 85%
- O um mehr als 15%
- O um 3% auf 83%
- O um 10% auf 90%

Fallbeispiel 7: Wenn eine Patientin aufgrund einer Mammakarzinomerkrankung ohne Strahlentherapie eine 60% 5-Jahres-Überlebenswahrscheinlichkeit hätte, um wie viel Prozent müsste sich die Wahrscheinlichkeit mindestens erhöhen, um eine Strahlentherapie der Brust/ Brustwand zu rechtfertigen?

- O um 1% auf 61%
- O um 5% auf 65%
- O um 25% auf 85%
- O um 2% auf 62%
- O um 10% auf 70%
- O um 30% auf 90%
- O um 3% auf 63%
- O um 15% auf 75%
- O um mehr als 30%
- O um 4% auf 64%
- O um 20% auf 80%

Fallbeispiel 8: Wenn eine Patientin aufgrund einer Mammakarzinomerkrankung ohne Strahlentherapie eine 80% 5-Jahres-Überlebenswahrscheinlichkeit hätte, um wie viel Prozent müsste sich die Wahrscheinlichkeit mindestens erhöhen, um eine Strahlentherapie der Brust/ Brustwand zu rechtfertigen?

- ○ um 1% auf 81%
- ○ um 4% auf 84%
- ○ um 15% auf 95%
- ○ um 2% auf 82%
- ○ um 5% auf 85%
- ○ um mehr als 15%
- ○ um 3% auf 83%
- ○ um 10% auf 90%

Einschätzung komplementäre/ alternative Medizin - heilbare Situation: wir bitten Sie, zu den folgenden Fragen Ihre eigene persönliche Einschätzung anzugeben.

Welchen Vorteil müssen komplementäre/ alternative Therapien Ihrer Meinung nach in der heilbaren Situation des Mammakarzinoms haben, um Ihren Einsatz zu rechtfertigen?

- ○ Ihr Einsatz braucht keinen nachweislichen Vorteil.
- ○ Sie müssen zumindest subjektiv zum besseren Wohlbefinden beitragen.
- ○ Sie müssen zumindest objektiv zum besseren Wohlbefinden beitragen.
- ○ Sie sollten Heilungsrate von Brustkrebs nachweislich erhöhen.

Fallbeispiel 9: Wenn eine Patientin aufgrund einer Mammakarzinomerkrankung komplementäre/ alternative Therapien eine 60% 5-Jahres-Überlebenswahrscheinlichkeit hätte, um wie viel Prozent müsste sich die Wahrscheinlichkeit mindestens erhöhen, um eine komplementäre/ alternative Therapie zu rechtfertigen?

- ○ um 1% auf 61%
- ○ um 5% auf 65%
- ○ um 25% auf 85%
- ○ um 2% auf 62%
- ○ um 10% auf 70%
- ○ um 30% auf 90%
- ○ um 3% auf 63%
- ○ um 15% auf 75%
- ○ um mehr als 30%
- ○ um 4% auf 64%
- ○ um 20% auf 80%
- ○ nicht in Prozent messbar

Fallbeispiel 10: Wenn eine Patientin aufgrund einer Mammakarzinomerkrankung komplementäre/ alternative Therapien eine 80% 5-Jahres-Überlebenswahrscheinlichkeit hätte, um wie viel Prozent müsste sich die Wahrscheinlichkeit mindestens erhöhen, um eine komplementäre/ alternative Therapie zu rechtfertigen?

- ○ um 1% auf 81%
- ○ um 4% auf 84%
- ○ um 15% auf 95%
- ○ um 2% auf 82%
- ○ um 5% auf 85%
- ○ um mehr als 15%
- ○ um 3% auf 83%
- ○ um 10% auf 90%
- ○ nicht in Prozent messbar

Teil II – Nicht heilbare Situation – bitte gehen Sie bei den folgenden Fallbeispielen von einer nicht heilbaren Situation aus, d.h. palliative Therapie der Patientin mit einem Mammakarzinom

Einschätzung Chemotherapie - nicht heilbare Situation: wir bitten Sie, zu den folgenden Fragen Ihre eigene persönliche Einschätzung anzugeben.

Fallbeispiel 11: Wenn eine Patientin aufgrund einer Mammakarzinomerkrankung ohne Chemotherapie eine Lebenserwartung von 6 Monaten hätte, um wie viel Zeit müsste sich die Lebenserwartung mindestens erhöhen, um eine sechsmonatige Chemotherapie zu rechtfertigen?

O	weniger als 1 Monat	O	5 Monate	O	3 Jahre
O	1 Monat	O	6 Monate	O	5 Jahre
O	2 Monate	O	9 Monate	O	10 Jahre
O	3 Monate	O	18 Monate	O	15 Jahre
O	4 Monate	O	24 Monate	O	mehr als 15 Jahre

Fallbeispiel 12: Wenn eine Patientin aufgrund einer Mammakarzinomerkrankung ohne Chemotherapie eine Lebenserwartung von 2 Jahren hätte, um wie viel Zeit müsste sich die Lebenserwartung mindestens erhöhen, um eine sechsmonatige Chemotherapie zu rechtfertigen?

O	weniger als 1 Monat	O	5 Monate	O	3 Jahre
O	1 Monat	O	6 Monate	O	5 Jahre
O	2 Monate	O	9 Monate	O	10 Jahre
O	3 Monate	O	18 Monate	O	15 Jahre
O	4 Monate	O	24 Monate	O	mehr als 15 Jahre

Einschätzung antihormonelle Therapie - nicht heilbare Situation: wir bitten Sie, zu den folgenden Fragen Ihre eigene persönliche Einschätzung anzugeben.

Fallbeispiel 13: Wenn eine Patientin aufgrund einer Mammakarzinomerkrankung ohne antihormoneller Therapie eine Lebenserwartung von 6 Monaten hätte, um wie viel Zeit müsste sich die Lebenserwartung mindestens erhöhen, um eine fünfjährige Antihormontherapie zu rechtfertigen?

O	weniger als 1 Monat	O	5 Monate	O	3 Jahre
O	1 Monat	O	6 Monate	O	5 Jahre
O	2 Monate	O	9 Monate	O	10 Jahre
O	3 Monate	O	18 Monate	O	15 Jahre
O	4 Monate	O	24 Monate	O	mehr als 15 Jahre

Fallbeispiel 14: Wenn eine Patientin aufgrund einer Mammakarzinomerkrankung ohne antihormoneller Therapie eine Lebenserwartung von 2 Jahren hätte, um wie viel Zeit müsste sich die Lebenserwartung mindestens erhöhen, um eine fünfjährige Antihormontherapie zu

rechtfertigen?

O	weniger als 1 Monat	O	5 Monate	O	3 Jahre
O	1 Monat	O	6 Monate	O	5 Jahre
O	2 Monate	O	9 Monate	O	10 Jahre
O	3 Monate	O	18 Monate	O	15 Jahre
O	4 Monate	O	24 Monate	O	mehr als 15 Jahre

Einschätzung Strahlentherapie - nicht heilbare Situation: wir bitten Sie, zu den folgenden Fragen Ihre eigene persönliche Einschätzung anzugeben.

Fallbeispiel 15: Wenn eine Patientin aufgrund einer Mammakarzinomerkrankung ohne Strahlentherapie (z.B. Lokalrezidiv; Radiatio von Metastasen) eine Lebenserwartung von 6 Monaten hätte, um wie viel Zeit müsste sich die Lebenserwartung mindestens erhöhen, um eine Strahlentherapie zu rechtfertigen?

O	weniger als 1 Monat	O	5 Monate	O	3 Jahre
O	1 Monat	O	6 Monate	O	5 Jahre
O	2 Monate	O	9 Monate	O	10 Jahre
O	3 Monate	O	18 Monate	O	15 Jahre
O	4 Monate	O	24 Monate	O	mehr als 15 Jahre

Fallbeispiel 16: Wenn eine Patientin aufgrund einer Mammakarzinomerkrankung ohne Strahlentherapie (z.B. Lokalrezidiv; Radiatio von Metastasen) eine Lebenserwartung von 2 Jahren hätte, um wie viel Zeit müsste sich die Lebenserwartung mindestens erhöhen, um eine Strahlentherapie zu rechtfertigen?

O	weniger als 1 Monat	O	5 Monate	O	3 Jahre
O	1 Monat	O	6 Monate	O	5 Jahre
O	2 Monate	O	9 Monate	O	10 Jahre
O	3 Monate	O	18 Monate	O	15 Jahre
O	4 Monate	O	24 Monate	O	mehr als 15 Jahre

Einschätzung komplementäre/ alternative Medizin - nicht heilbare Situation: wir bitten Sie, zu den folgenden Fragen Ihre eigene persönliche Einschätzung anzugeben.

Welchen Vorteil müssen komplementäre/ alternative Therapien Ihrer Meinung nach in der nicht heilbaren Situation des Mammakarzinoms haben, um Ihren Einsatz zu rechtfertigen?

- O Ihr Einsatz braucht keinen nachweislichen Vorteil.
- O Sie müssen zumindest subjektiv zum besseren Wohlbefinden beitragen.
- O Sie müssen zumindest objektiv zum besseren Wohlbefinden beitragen.
- O Sie sollten die Lebenserwartung von Brustkrebs nachweislich verlängern.

Fallbeispiel 17: Wenn eine Patientin aufgrund einer Mammakarzinomerkrankung komplementäre/ alternative Therapien eine Lebenserwartung von 6 Monaten hätte, um wie viel Zeit müsste sich die Lebenserwartung mindestens erhöhen, um eine komplementäre/ alternative Therapie zu rechtfertigen?

O	weniger als 1 Monat	O	5 Monate	O	3 Jahre
O	1 Monat	O	6 Monate	O	5 Jahre
O	2 Monate	O	9 Monate	O	10 Jahre
O	3 Monate	O	18 Monate	O	15 Jahre
O	4 Monate	O	24 Monate	O	mehr als 15 Jahre

Fallbeispiel 18: Wenn eine Patientin aufgrund einer Mammakarzinomerkrankung ohne komplementäre/ alternative Therapien eine Lebenserwartung von 2 Jahren hätte, um wie viel Zeit müsste sich die Lebenserwartung mindestens erhöhen, um eine komplementäre/ alternative Therapie zu rechtfertigen?

O	weniger als 1 Monat	O	5 Monate	O	3 Jahre
O	1 Monat	O	6 Monate	O	5 Jahre
O	2 Monate	O	9 Monate	O	10 Jahre
O	3 Monate	O	18 Monate	O	15 Jahre
O	4 Monate	O	24 Monate	O	mehr als 15 Jahre

Wir bedanken uns für Ihre Mitarbeit!!!

9.4. Anlage 4: Erstes Anschreiben Ärztinnen und Ärzte

Universitätsklinikum Erlangen

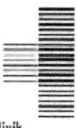

Frauenklinik mit Poliklinik
und Hebammenschule

Studienzentrale

Frauenklinik Universitätsstraße 21-23 91054 Erlangen

Öffentliche Verkehrsmittel
Buslinien 289
Haltestelle Krankenhausstraße

21.03.2006

Sehr geehrte Kolleginnen und Kollegen,

der Einsatz der zusätzlichen Therapieverfahren zur Behandlung der Patientinnen mit primärem Mammakarzinom hat deutlich gezeigt, dass die Rezidivrate gesenkt und das Gesamtüberleben Betroffener verbessert wird. Es existieren detaillierte Richtlinien und Empfehlungen zur Therapie des Mammakarzinoms [S3-Leitlinie, AGO- Empfehlungen, St.Gallen-Empfehlungen, ASCO-Empfehlungen]. Jedoch haben zahlreiche Studien aufgezeigt, dass

1. ein Großteil der Patientinnen nur ungenügend Informationen über ihre Prognose mit und ohne adjuvanter Therapie erhalten
2. grobe und häufig unrealistische bzw. nicht verständliche Schätzungen des Rezidivrisikos und der Heilungsrate gegeben werden.

Diese Patientinnen sind keine adäquat informierten Entscheidungsträgerinnen und nicht in der Lage, die Vor- und Nachteile einer spezifischen Therapie zu erfassen und das für und wider der Therapie abzuwägen. Somit sollte jede Therapieentscheidung individuell und mit Abwägung gegen die Nebenwirkungen der Therapie, wie z.B. Alopezie, Emesis, Fatique-Syndrom, Neutropenien und Anämien, therapieassoziierte Infektionen und Reduktion der Quality of Life, erfolgen.

Aktuell werden nur wenige Tumor- und Patientinnencharakteristika als Prognose- und Prädiktivfaktor genutzt, um das Risiko eines Rezidivs oder Fernmetastasierung und die Effektivität einer Therapie einzuschätzen. Die individualisierte Therapie, z.B. anhand Genexpressionsanalysen oder Berechnungsprogrammen, wird noch nicht im klinischen Alltag verwendet. Die Folge ist, dass einige Frauen übertherapiert werden, welche auch mit anderen Therapieformen oder auch ohne Therapie krankheitsfrei geblieben wären. Diese Frauen werden einer erhöhten Morbidität und zahlreichen Nebenwirkungen ausgesetzt. Zudem werden andere Frauen untertherapiert. Diese Frauen können meist nur retrospektiv bei Auftreten von Symptomen oder Metastasen identifiziert werden. Die Kurz- und Langzeittoxizitäten zahlreicher Therapien können aktuell noch nicht eingeschätzt werden, da diese häufig erst durch zurzeit noch laufende Studien zunächst exakt erfasst werden müssen.

Während laufende klinische Studien die Effizienz der verschiedenen Therapieregime analysieren und versuchen weitere Prognose- und Prädiktivfaktoren aufzudecken, existieren nur wenige Studien, welche sich mit der Entscheidungsfindung von Patientinnen zur Therapie beschäftigen. Neben der Darstellung der individuellen Effizienz einer Therapie müssen Aspekte wie Rezidiv- und Fernmetastasierungsrisiken, mögliche Toxizitäten und Einschränkung der Lebensqualität in ein Aufklärungsgespräch einfließen. Mittels Berechnungsprogrammen können aktuell Rezidivrisiko und Heilungsrate als auch individuelle Parameter die Effizienz einer Therapie zeigen. Anhand von Grafiken können die Ergebnisse Patientinnen dargestellt werden. Somit kann die Patientin zu einer informierten Partnerin werden, welche über die verschiedenen Therapieoptionen entscheiden kann. Die Daten der Berechnungsprogramme basieren aber aktuell meist nur auf Studienergebnissen und haben selten Gesamtpopulationsanalysen als Grundlage.

In der palliativen Situation des Mammakarzinoms werden Therapien eingesetzt um Tumorsymptomatik zu reduzieren (z.B. Schmerzen), die Lebensqualität zu verbessern und das Gesamtüberleben zu verlangern. Zu erwartende Toxizitäten und therapiebedingte Einschränkungen der Lebensqualität müssen gegen den Therapievorteil abgewogen werden. Dieses muss nach ausführlicher Aufklärung zusammen mit der Patientin entschieden werden. Häufig fehlen detaillierte Leitlinien oder Empfehlungen, die eine individuelle Therapieentscheidung stützen können. Weiterhin unklar ist es, in wie groß ein Therapievorteil sein sollte, damit Ärztinnen und Ärzte als auch Patientinnen eine Therapie für gerechtfertigt sehen.

Bei den existierenden Möglichkeiten zur Einschätzung der Risiken und des Therapieerfolges ist weiterhin unklar, wie diese bewertet werden und in wie weit hierdurch Entscheidungen beeinflusst werden. Mit dem beigefügtem Fragebogen möchten wir erfassen, wie onkologisch tätige Ärztinnen und Ärzte den Wert einer Therapie in der kurativen und palliativen Situation des Mammakarzinoms beurteilen. Wenn Sie als onkologisch tätige Ärztin oder Arzt an der Therapie von Frauen mit einem Mammakarzinom beteiligt sind, bitten wir Sie den Fragebogen auszufüllen. Das Verständnis über die Bewertung des Vorteils der Therapie des Mammakarzinoms kann ein wertvolles Tool darstellen, um den Wert der Therapie besser zu verstehen und das Aufklärungsgespräch patientinnenorientierter zu gestalten. Für Rückfragen stehen wir Ihnen gerne auch persönlich zur Verfügung.

Vielen Dank für Ihre Mithilfe

9.5 Anlage 5: Übersicht der Teilnehmenden Selbsthilfegruppen und Brustzentren

Bernische Krebsliga
Marktgasse 56
Postfach 184
3000 Bern 7
Schweiz
30 Fragebögen

VIKTORIA
Vereinigung der Selbsthilfegruppen nach Krebs e.V.
Hessenweg 4
33689 Bielefeld

Frauenselbsthilfe nach Krebs/Freising
Brünnstrasse 24
85406 Zolling
15 Fragebögen

Gesprächsgruppen für Frauen im Brustzenrum Lippe
Rintelner Str. 85
32657 Lemgo
100 Fragebögen

ReViam Paderborner Brustkrebs Initiative e.V.
Detmolder Str. 353c
33104 Paderborn
40 Fragebögen

Frauenselbsthilfe nach Krebs/Gruppe Grevenbroich
Manfred Hausmann Weg 21
41469 Neuss
25 Fragebögen

Mammazone Tumor und Forschung gegen Brustkrebs e.V.
Max Hempel Str. 3
86153 Augsburg
600 Fragebögen

Wir Alle
Frauen gegen Brustkrebs e.V.
Goltsteinstr. 59
50968 Köln
150 Fragebögen

„Ja zum Leben"
Hessenweg 4
33689 Bielefeld Sennestadt
10 Fragebögen

Brustkrebs München e.V.
Charles-de-Gaulle Str. 6
81737 München
1050 Fragebögen

Zentrum für Brusterkrankungen Südbaden
Kreiskrankenhaus
Ansprechpartner: PD Dr. med. Martin Sillem
Gartenstrasse 44
79312 Emmendingen
www.krankenhaus-emmendingen.de
20 Fragebögen
20 Rückumschläge

Interdisziplinäres Tumorzentrum TUM
Klinikum rechts der Isar der Technischen Universität München
Ansprechpartnerin: Frau Prof. Dr. med. Marion Kiechle-Bahat
Ismaninger Strasse 22
81675 München
http://www.med.tu-muenchen.de/de/gesundheitsversorgung/zentren/brustzentrum.php
100 Fragebögen
100 Rückumschläge

Oldenburger Brustzentrum
PIUS-Hospital
Ansprechpartner: OA Dr. med. H. Ritter
Georgstrasse 12
26122 Oldenburg
www.brustzentrum-oldenburg.de
10 Fragebögen
1 Rückumschlag

Brustzentrum Weiden-Marktredwitz
Ansprechpartner: Frau Dr. med. maria Dietrich/ Dr. med. Horst Fabriz
Schillerhain 1-8/ Söllnerstrasse 16
95615 Marktredwitz/ 92637 Wen
www.brustzentrum-wen-mak.de
100 Fragebögen
100 Rückumschläge

Nordwestsächsisches Brustzentrum
Klinik für Gynäkologie und Geburtshilfe
Ansprechpartner: Prof. Dr. med. U. Köhler
Delitzscher Strasse 141
04129 Leipzig
www.sanktgeorg.de/index.php?id=1104&type=1
50 Fragebögen
50 Rückumschläge

Brustzentrum an der Klinik St. Marienstift
Ansprechpartner: Dr. med. Michael Böhme/ Frau Dr. med. Kristina Freese
Harsdorfer Strasse 30
39110 Magedeburg
www.st-marienstift.de
100 Fragebögen
100 Rückumschläge

Brustzentrum Amberg
Ansprechpartner: Prof. Dr. A. Scharl
Klinikum St. Marien
92224 Amberg
www.klinikum-amberg.de
200 Fragebögen
200 Rückumschläge

Kooperatives Brustzentrum Südostbayern Ebersberg-Rosenheim
Brustzentrum an der Kreisklinik Ebersberg
Ansprechpartner: ltd. OA Dr. Prell/ Frau PD Dr. med. Cornelia Höß
Pfarrer-Guggetzer-Strasse 3
85560 Ebersberg
burtszentrum@klinik.ebe.de
www.kreisklinik-ebersberg.de
30 Fragebögen
30 Rückumschläge

Zentrum für Brusterkrankungen Südbaden
Zentrale
Ansprechpartner: Frau Dorothea Harder
Münsterplatz 4
79098 Freiburg
50 Fragebögen
50 Rückumschläge

Helios Brustzentrum Erfurt
Ansprechpartner: Frau Dr. med. Gabriele Dötsch
Nordhäuser Strasse 74
99089 Erfurt
20 Fragebögen
20 Rückumschläge

Brustzentrum-City
Ansprechpartner: Prof. Dr. med. J.-U- Blohmer
Sankt Gertrauden-Krankenhaus GmbH
Paretzerstrasse 12
10713 Berlin
www.brustzentrum-city.de
50 Fragebögen
50 Rückumschläge

Brustzentrum Dachau
Ansprechpartner: Dr. med. Johann de Waal
Ernst-Reuter-Platz 2
85221 Dachau
www.brustzenrum-dachau.de
25 Fragebögen
25 Rückumschläge

Brustzentrum des Universitäts-Klinikums Freiburg
Ansprechpartner: Prof. Dr. med. E. Stickler/ Frau R. Maringa
Hugsteller Strasse 55
79106 Freiburg
30 Fragebögen
30 Rückumschläge

Brustzentrum am St. Vincenz und Elisabeth Hospital
Ansprechpartnerin Frau Kärtner
An der Goldgrube 11
55131 Mainz
www.frauenklinik-mainz.de
150 Fragebögen
150 Rückumschläge

Brustzentrum am UKE
Ansprechpartner: Dr. Volkmer Müller
Universitätsklinikum Hamburg-Eppendorf
Gynäkologie
Martinistrasse 52
20246 Hamburg
www.brustzenrum-uke.de
50 Fragebögen
50 Rückumschläge

Brustzentrum Medizinische Hochschule Hannover
Ansprechpartner: Frau Dr. U. Hille; Frau Dr. A. Ay
Medizinische Hochschule Hannover
Frauenheilkunde und Geburtshilfe
Carl-Neuberg-Strasse 1
30625 Hannover
http://www.mh-hannover.de/7281.98.html
Brustzentrum@mh-hannover.de
100 Fragebögen
100 Rückumschläge

Diakoniekrankenhaus Henriettenstiftung
Ansprechpartner: Frau Dr. Iris Schrader
Schwemannstrasse 17
30559 Hannover
http://www.henriettenstiftung.de/krhs/start.php
100 Fragebögen
100 Rückumschläge

Interdisziplinäres Brustzentrum der Frauenklinik am Klinikum Nürnberg
Ansprechpartner: Dr. Geßlein
Penzstrasse 10
90419 Nürnberg
50 Fragebögen
50 Rückumschläge

Brustzentrum Altmark
Ansprechpartner: Dr. Stephan Henschen
Bahnhofstrasse 24-26
39576 Stendal
www.johanniter.de
30 Fragebögen
30 Rückumschläge

Brustzentrum Klinikum Hanau
Ansprechpartner: PD Dr. T. Müller/ Frau Schäfer (Study Nurse)
Klinikum Hanau gGmbH
Leimenstrasse 20
63450 Hanau
www.klinikum-hanau.de
30 Fragebögen
30 Rückumschläge

Brustzentrum Uniklinik Mainz
Ansprechpartner: Dr. Birgit Eutenener
Klinikum der Joh. Gutenberg-Universität
Langenbeckstrasse 1
55101 Mainz
www.klinik.uni-mainz.de/Brustzentrum/index.html
50 Fragebögen
50 Rückumschläge

Dietrich-Bonhoeffer-Klinikum Neubrandenburg
Klinik für Frauenheilkunde und Geburtshilfe
Ansprechpartner: Dr. med. Schawe
Salvador-Allende-Strasse 30
17036 Neubrandenburg
www.dbk-nb.de
30 Fragebögen
30 Rückumschläge

St. Elisabeth Krankenhaus Brustzentrum
Ansprechpartnerin: Mandy Renz
Biedermannstrasse 84
04277 Leipzig
http://www.ek-leipzig.de/
100 Fragebögen
100 Rückumschläge

Interdisziplinäres Brustzentrum Jena
Klinik für Frauenheilkunde und Geburtshilfe
Ansprechpartner: Frau Dr. Anne Egbe
Bachstrasse 18
07748 Jena
www.med.uni-jena.de/brustzentrum
150 Fragebögen
150 Rückumschläge

Brustzentrum Chemnitz - Frauenklinik Mittweida
Landkreis Mittweida Krankenhaus gGmbH
Ansprechpartner: OA Gunnar Fischer
Hainichener Strasse 4-6
09648 Mittweida
50 Fragebögen
25 Rückumschläge

Frauenklinik Klinikum Landshut
Ansprechpartner: Frau Dr. Prechtl, ltd. OA Dr. Oberlechner
Robert-Kochstrasse 1
84034 Landshut
www.klinikum-landshut.de
50 Fragebögen
50 Rückumschläge

Frauenklinik Halle
Ansprechpartner: Dr. Kantelhardt, T. Rinder
Ernst-Grube-Strasse 40
06097 Halle
www.medizin.uni-halle.de/frauenklinik
100 Fragebögen
100 Rückumschläge

9.6. Anlage 6: Anschreiben der Frauenselbsthilfe nach Krebs e.V.

Bonn, den 07. Juni 2006

Studie „Gut informieren – Gemeinsam entscheiden!"

Liebe Gruppenleiterin,

nein, nicht schon wieder ein Fragebogen! Ich kann Ihnen diese Reaktion nicht verdenken, möchte Sie aber trotzdem bitten, sich die Unterlagen anzusehen, die Ihnen in den nächsten Tagen zugehen werden, und entsprechend zu verfahren, und zwar weil . . .:

Die Arbeit der Frauenselbsthilfe nach Krebs (und damit auch Ihr Engagement) hat u.a. zum Ziel, Krebspatientinnen zu mündigen Partnerinnen des professionellen Systems zu befähigen. Dazu benötigen wir Wissen und Informationen, Kompetenzen, die wir weitergeben wollen, um jede Patientin in die Lage zu versetzen, eine individuelle Therapieentscheidung treffen zu können.

Jede Therapie, die wirkt, hat auch Nebenwirkungen. In welchem Verhältnis müssen diese beiden Faktoren zueinander stehen, damit eine Behandlung als „wertvoll" angesehen wird? Welche Informationen, in welcher Art und Weise benötigt eine Patientin, um für sich eine tragfähige Entscheidung treffen zu können? Ganz wichtig ist dabei auch die Frage, was glaubt der Arzt/Therapeut, welche Informationen für die Patientin wesentlich sind, um den Wert einer Therapie einschätzen zu können?
Nicht nur die eigenen Präferenzen zu kennen, sondern auch die Vorstellungen des Partners in den therapeutischen Prozess einbeziehen zu können, stellt die Arzt-Patienten-Kommunikation auf eine fruchtbringende Basis.

Diese Informationen fallen nicht vom Himmel, sondern müssen anhand von Fragebogen von Patientinnen und Ärzten erhoben werden. Die Frauenselbsthilfe hat die Schirmherrschaft über eine entsprechende Studie der Universität Erlangen übernommen, weil wir der Auffassung sind, dass die Erhebung dieser Daten und die daraus zu gewinnenden

Erkenntnisse unsere Beratungstätigkeit und die Arzt-Patienten-Kommunikation weiter qualifizieren können.
Die mündige Patientin ist unser Ziel – helfen Sie mit bei der Optimierung unseres Angebotes und der Verbesserung der Chancen aller Krebsbetroffenen auf eine effektive, sie unterstützende ärztliche/therapeutische Beratung!

Sie erhalten in nächster Zeit von der Universität Erlangen einen umfangreicheren „Brief". Wir möchten Sie bitten, diese Unterlagen wie folgt zu verteilen: je ein Anschreiben, einen Fragebogen und einen Rückumschlag an eine Brustkrebs betroffene Teilnehmerin Ihrer Gruppe mit der Bitte um Mitarbeit; und füllen auch Sie bitte (falls Brustkrebs betroffen) einen Bogen aus. Selbstverständlich werden die Ergebnisse der Befragung nach Abschluss der Studie unserem Verband bzw. jedem Mitglied mitgeteilt. Wir danken Ihnen ganz herzlich für Ihre Unterstützung bei dieser Aktion.

Darüber hinaus möchte wir die Gelegenheit nutzen, Sie darauf hinzuweisen, dass Ihnen alsbald ein Paket der Druckerei Ditz-Druck zugehen wird, in dem sich 20 - 30 Exemplare der lang ersehnten neuen Selbstdarstellungsbroschüre unseres Verbandes befinden werden. Wir hoffen, dass Inhalt und Gestaltung Ihre Zustimmung finden.
Außerdem stellt Herr Professor Dr. med. Kreienberg, Universität Ulm, freundlicherweise jeder Gruppe ein Exemplar des Buches „Management des Mammakarzinoms" zur Verfügung. Auch das wird Ihnen in nächster Zeit als ein etwas schwergewichtigeres Bücherpaket ins Haus gebracht.

Zum Schluss nun noch eine ganz **wichtige Information**, die Sie bitte unbedingt an die Mitglieder Ihrer Gruppe weitergeben: Im Infobrief zur Bundestagung in Magdeburg wurde für die Buchung der Bahntickets zum Sonderpreis der Deutschen Bahn eine falsche Hotline angegeben. Die Tickets können Sie **ausschließlich** unter: **01805311153** buchen!!!

Wir wünschen Ihnen einen schönen Sommer und freuen uns auf ein Wiedersehen in Magdeburg!

Im Namen des Bundesvorstands

9.7 Anlage 7: Anschreiben an die Brustzentren

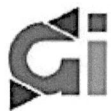 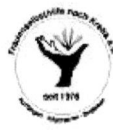 Universitätsklinikum Erlangen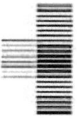

Frauenklinik

Studienzentrale

Öffentliche Verkehrsmittel
Buslinien zur
Haltestelle Krankenhausstraße

21.05.2008

Sehr geehrter, sehr geehrte ,

wir schreiben Sie Sprecher des von Onkozert zertifizierten Brustzentrums an, um Ihre Unterstützung an der Studie „Gut Informieren – Gemeinsam Entscheiden!" zu erfragen.

Worum geht es genau in der Studie?

Bei den existierenden Möglichkeiten zur Einschätzung der Risiken und des Therapieerfolges ist weiterhin unklar, wie diese bewertet werden und in wie weit hierdurch Entscheidungen beeinflusst werden. Mit der Studie „Gut Informieren – Gemeinsam Entscheiden!"
möchten wir erfassen, wie betroffene Frauen und onkologisch tätige Ärztinnen und Ärzte den Wert einer Therapie in der kurativen und palliativen Situation des Mammakarzinoms beurteilen. Für die Studie haben wir die **Frauenselbsthilfe nach Krebs, Bundesverband e.V.**, als Schirmherrin gewinnen können. Diese hat maßgeblich an der Gestaltung des Fragebogens und des Informationsschreibens mitgearbeitet und uneingeschränkte Unterstützung der Studie zugesagt. Dieses freut uns in Hinblick auf die Fragestellungen der Studie – Erfassung der Probleme und Lücken der Aufklärung und Entscheidungsfindung und Entwicklung eines Instrumentes zur Optimierung der gemeinsamen Entscheidungsfindung – besonders. Das Verständnis über die Bewertung des Vorteils der Therapie des Mammakarzinoms kann ein wertvolles Tool darstellen, um den Wert der Therapie besser zu verstehen und das Aufklärungsgespräch patientinnenorientierter zu gestalten. Zu Ihrer Information haben wir eine Zusammenfassung der Studie beigelegt.

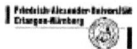

F:\Eigene Dateien_Doktorarbeit\Kopie von 2008-02-19\Anlagen\Anlage 7 Anschreiben an die Brustzentren.doc

Was können Sie als Brustzentrum tun?

Zunächst möchten wir Sie bitten die Studie zu unterstützen. Dieses können Sie, indem Sie den Fragebogen an einem Mammakarzinom oder DCIS erkrankten Frauen unter Therapie oder in Ihrer Nachsorge austeilen. Selbstverständlich stellen wir einen bereits frankierten Rückumschlag zur Verfügung. Ein Fragebogen senden wir Ihnen zur Information zu. Mittels des Bestellbogens auf der letzten Seite können Sie die jeweilige Menge an Materialien anfordern, die Sie für Ihr Zentrum benötigen. Sollten Sie im Verlauf mehr Materialien oder weitere Informationen benötigen, lassen wir Ihnen diese gerne zukommen.

Zudem möchten wir Sie bitten auch unter der Ärztinnen und Ärzten in Ihrem Zentrum Werbung für die Studie zu machen. Unter der Internetseite www.gutinformieren.de kann der Fragebogen auch von interessierten Ärztinnen und Ärzten beantwortet werden (Zeitaufwand ca. 5-10 Minuten). Zudem informiert die Seite über die Studie mit Hintergründen, stand der Forschung und Ergebnissen der Pilotphase.

Der online Fragebogen steht übrigens auch gerne für Patientinnen zur Verfügung.

Was können wir für Sie tun?

Gerne möchten wir Ihnen anbieten, Ihre Unterstützung und auch einen Link zu Ihrem Brustzentrum auf der Internetseite www.gutinformieren.de bekannt zu geben. Hierzu können Sie auf dem Antwortschreiben die betreffenden Felder ankreuzen.

Für Fragen stehen wir Ihnen selbstverständlich zur Verfügung. Wir bedanken uns für Ihre wertvolle Unterstützung.

mit freundlichen Grüssen,

9.8. Anlage 8: endgültiger Fragebogen mit Anschreiben Patientinnen

Universitäts-
Brustzentrum
Franken ⊙

Universitätsklinikum
Erlangen

Gut Informieren - Gemeinsam Entscheiden!

Eine Studie des Universitäts-Brustzentrums Franken und der Frauenselbsthilfe nach Krebs, Bundesverband e.V.

Sehr geehrte Patientin,

wir wenden uns an Sie mit der Bitte um Mitarbeit an einem Forschungsprojekt in Bezug auf die Brustkrebserkrankung: die Gut-Informieren – Gemeinsam Entscheiden! - Studie. Dieses Projekt steht unter der Schirmherrschaft der Frauenselbsthilfe nach Krebs e.V., welche dieses Projekt mit erarbeitet und begleitet.

Als Frau mit einer Brustkrebserkrankung haben Sie selbst erlebt, wie verschiedene Behandlungsmethoden eingesetzt werden. Hierzu gehören neben der Operation und Strahlentherapie bei Brusterhaltung auch medikamentöse Therapien, wie zum Beispiel die Chemotherapie, die (Anti-)Hormontherapie oder die Antikörpertherapie. Zusätzlich setzen viele Frauen zu unterschiedlichen Zeitpunkten der Erkrankung oder auch nach der Heilung komplementäre und alternative Methoden an.

Es existieren ausführliche Richtlinien und Empfehlungen zur Therapie von Frauen mit Brustkrebs, auf denen die Entscheidungen zur Therapie aufbauen. Zahlreiche Studien haben jedoch aufgezeigt, dass Patientinnen häufig nur ungenügend Informationen über den Verlauf Ihrer Erkrankung (Prognose) mit und ohne unterschiedlichen Therapieformen erhalten. Es bestehen nur grobe Einschätzungen des Risikos, ob am Ort der Ersterkrankung erneut ein Tumor entsteht (Rezidiv). Darüber hinaus haben viele Frauen keine Informationen über die Heilungsraten erhalten bzw. diese nicht verstanden.

Somit können Patientinnen häufig in der akuten Situation der Erstdiagnose Brustkrebs keine Entscheidungen treffen, welche auf ausführlichen Informationen über die jeweiligen Therapieoptionen basieren. Sie sind häufig nicht in der Lage, die Vor- und Nachteile einer Therapie umfassend zu erfassen und das Für und Wider der Therapie abzuwägen. Dieses ist sowohl für die Patientinnen als auch für die behandelnden Ärztinnen und Ärzte eine problematische Situation, die aber oft aufgrund der Notwendigkeit, rasch zu handeln und eine Therapie einzuleiten, nicht lösbar erscheint. Erst im Nachhinein, d.h. nach Beendigung der Therapie, kann die Patientin die Therapie und ihre Folgen richtig beurteilen und ihre Entscheidung überdenken und einschätzen.

Jede Therapieentscheidung sollte individuell im Hinblick auf die spezielle Situation der erkrankten Frau unter Abwägung der Nebenwirkungen der Therapie, wie z.B. Haarausfall, Übelkeit, Erbrechen, Müdigkeit, Infektionen, Blutarmut und Einschränkung der Lebensqualität, erfolgen.

Während laufende klinische Studien die Wirksamkeit der verschiedenen Therapieregime analysieren und versuchen, weitere Faktoren aufzudecken, welche den Erfolg einer Therapie vorhersagen können (Prognosefaktoren), existieren nur wenige Studien, welche sich mit den Faktoren/Parametern der Entscheidungsfindung von Patientinnen für oder gegen eine Therapieform beschäftigen. Neben der Darstellung des zu erwartenden Erfolges einer Therapie für die einzelne Patientin, müssen Aspekte wie die Wahrscheinlichkeit eines Wiederauftretens des Tumors oder die Möglichkeit von Tumorzellabsiedlungen im Körper (Metastasen), mögliche Nebenwirkungen und die Einschränkung der Lebensqualität in ein Aufklärungsgespräch einfließen. Z.B. könnten die Ergebnisse anhand von Grafiken den Patientinnen dargestellt werden. Somit kann die Patientin zu einer informierten Partnerin werden, welche über die verschiedenen Therapieoptionen entscheiden kann.

Bei den existierenden Möglichkeiten zur Einschätzung der Risiken und des Therapieerfolges ist weiterhin unklar, wie diese von der Patientin bewertet werden und in wie weit hierdurch Therapieentscheidungen beeinflusst werden. Mit dem beigefügten Fragebogen möchten wir unter der Schirmherrschaft der Frauenselbsthilfe nach Krebs, Bundesverband e.V., erfassen, wie Sie als Frau, welche bereits an Brustkrebs erkrankt war oder sind, den Wert einer Therapie beurteilen. Um wie viel Prozent muss sich die Wiederauftretenswahrscheinlichkeit von Brustkrebs senken oder die Heilungsrate erhöhen, um einer Therapie zu zustimmen? In wie weit beeinflussen Nebenwirkungen oder Faktoren wie Alter oder Familienstand die Therapieentscheidungen? Wenn Sie bereits an Brustkrebs erkrankt waren, bitten wir Sie den Fragebogen auszufüllen. Das Verständnis über die Bewertung, wann Sie einen Vorteil durch eine der Therapieformen sehen bzw. wie groß ein Vorteil für Sie sein sollte, um sich für eine Therapie zu entscheiden, kann ein wertvolles Instrument sein, den Wert einer Therapie generell aus der Sicht der Patientinnen besser zu verstehen und im Aufklärungsgespräch individuell auf jede Patientin einzugehen. Falls möglich und Sie sich damit einverstanden erklären, würden wir Sie zudem bitten, die Kopie eines Arztbriefes über Ihre Therapie mit zu senden, um somit die klinischen Angaben zu vervollständigen. Sämtliche Daten und Angaben werden selbstverständlich anonym im Großkollektiv ausgewertet.

Gut Informieren - Gemeinsam Entscheiden!
Studie - Fragebogen Patientinnen

Allgemeine Daten

Aktuelles Datum _____

Geburtsdatum _____

Ihre Postleitzahl _____

Wie ist Ihr Familienstand? Sind Sie zur Zeit:

- ○ verheiratet
- ○ in einer festen Partnerschaft
- ○ verwitwet
- ○ geschieden
- ○ Single
- ○ Single und niemals in einer festen Partnerschaft

Welches ist der höchste Grad der Ausbildung, den Sie abgeschlossen haben?

- ○ kein Abschluss
- ○ Hauptschule/Volksschule
- ○ mittlere Reife
- ○ Abitur
- ○ Ausbildung
- ○ Hochschulabschluss
- ○ Promotion
- ○ Habilitation

Welchen Beruf üben Sie zur Zeit aus?

- ○ In Ausbildung
- ○ Studium
- ○ Hausfrau
- ○ arbeitslos
- ○ Arbeiterin
- ○ einfache Angestellte
- ○ leitende Angestellte
- ○ Beamtin
- ○ selbstständig

Wie viele Personen leben bei Ihnen im Haushalt?

- ○ keine
- ○ 1
- ○ 2
- ○ 3
- ○ 4 und mehr

Wie viele Kinder haben Sie?

- ○ keine
- ○ 1 Kind
- ○ 2 Kinder
- ○ 3 Kinder
- ○ 4 und mehr Kinder

Was ist das Alter Ihres jüngsten Kindes?

_____ Jahre

Besuchen Sie eine Selbsthilfegruppe?

- ○ regelmäßig
- ○ gelegentlich bis selten
- ○ nie

Charakteristika Ihrer Brustkrebserkrankung

Wann sind Sie an Brustkrebs erkrankt?

_____ (Monat/Jahr)

Auf welcher Seite ist der Brustkrebs aufgetreten?

○ rechts   ○ links   ○ beidseitig

Hatten Sie ein sog. DCIS (duktales Carcinoma in situ, d.h. vorhandene veränderte Zellen, die im Milchgang liegen und diesen ausfüllen, ohne den Milchgang zu verlassen. Dieses wird als eine Vorstufe von Brustkrebs bezeichnet.)?

○ ja   ○ nein

Falls ja, auf welcher Seite?

○ rechts   ○ links   ○ beidseitig

Hatten Sie ein sog. LCIS (lobuläres Carcinoma in situ, d.h. vorhandene veränderte Zellen, die in den Milch-Drüsenläppchen (Lobuli) gefunden werden. Bei einem LCIS handelt es sich um eine Indikatorläsion, d.h. Patientinnen mit diesem Befund entwickeln mit erhöhter Wahrscheinlichkeit Brustkrebs in einer Brust.)?

○ ja   ○ nein

Falls ja, auf welcher Seite?

○ rechts   ○ links   ○ beidseitig

Wie wurden Sie operiert?

rechts   ○ Brusterhaltung   links   ○ Brusterhaltung
         ○ Brustentfernung   ○ Brustentfernung

Wurde ein Wiederaufbau der Brust durchgeführt?

rechts   ○ ja   links   ○ ja
         ○ nein   ○ nein

Falls ja, zu welchem Zeitpunkt?

rechts   ○ sofort (bei erster OP)   rechts   ○ sofort (bei erster OP)
         ○ später (zweiter Eingriff)   ○ später (zweiter Eingriff)

Wie war Ihr Tumorstadium bei Diagnose?

rechts   ○ T1   ○ T2   links   ○ T1   ○ T2
         ○ T3   ○ T4   ○ T3   ○ T4
         ○ unbekannt   ○ unbekannt

Charakteristika Ihrer Brustkrebserkrankung / Teil 2

Wie wurde die Achselhöhle operiert?

rechts	links	
O	O	gar nicht
O	O	Standardverfahren (Axilladissektion/Achselhöhlenoperation mit Entnahme von mehreren Lymphknoten)
O	O	Wächterlymphknotenbiopsie (Sentinel-Node-Biopsie)

Wie viele Lymphknoten wurden entfernt?

rechts _____

links _____

Waren Lymphknoten befallen? Falls ja, wie viele?

rechts	links	
O	O	unbekannt
O	O	nein
O	O	ja
O	O	1-3 Lymphknoten betroffen
O	O	4 und mehr Lymphknoten betroffen

Kennen Sie das Grading (Entartungsgrad) des Tumors?

rechts	links	
O	O	G1 (wenig entartet)
O	O	G2 (mäßig entartet)
O	O	G3 (stark entartet)
O	O	unbekannt

Kennen Sie den Hormonrezeptorstatus?

Östrogenrezeptor			Progesteronrezeptor		
rechts	links		rechts	links	
O	O	positiv	O	O	positiv
O	O	negativ	O	O	negativ
O	O	unbekannt	O	O	unbekannt

Ist ein Einbruch von Tumorzellen in Lymphgefäße festgestellt worden? (Lymphangiosis/ L1)

rechts	links	
O	O	ja
O	O	nein
O	O	unbekannt

Charakteristika Ihrer Brustkrebserkrankung / Teil 3

Ist ein Einbruch in von Tumorzellen in Blutgefäße festgestellt worden? (Hämangiosis/ V1)

rechts   links
O   O   ja
O   O   nein
O   O   unbekannt

Kennen Sie den Her2neu-Status des Tumors?

rechts   links
O   O   negativ
O   O   1+
O   O   2+
O   O   3+
O   O   unbekannt

Ist bei Ihnen ein Rückfall (Rezidiv) aufgetreten?

O ja   O nein

Falls ja, wann?

_____ (Monat/Jahr)

Falls ja, auf welcher Seite?

O rechts   O links   O beidseitig

Sind bei Ihnen Tochtergeschwülste (Metastasen) aufgetreten? Falls ja, wann und wo?

O ja   O nein

Falls ja, wann?

_____ (Monat/Jahr)

Falls ja, an welchem Ort/in welchem Organ?

_____

Therapie bei Erstdiagnose des Brustkrebses

Wurden Sie im Rahmen einer klinischen Studie therapiert?

○ ja   ○ nein   Falls ja, in welcher? _____

Haben Sie vor der Operation eine Chemotherapie erhalten?

○ ja   ○ nein

Falls ja, wissen Sie welche? _____

Wie viele Zyklen haben sie erhalten? _____

Haben Sie nach der Operation eine Chemotherapie erhalten?

○ ja   ○ nein

Falls nein, wieso nicht? _____

Wurde die Chemotherapie komplett durchgeführt?

○ ja   ○ nein

Falls nein, wieso nicht? _____

Haben Sie eine Antikörpertherapie [z.B. Trastuzumab (Herceptin®)] erhalten?

○ ja   ○ nein

Falls ja, in welcher Situation?

○ vor der Operation   ○ nach der Operation   ○ vor und nach der Operation

Haben Sie eine Strahlentherapie erhalten?

○ ja   ○ nein

Welche Region wurde bestrahlt? (Mehrfachantwort möglich)

rechts	links	
○	○	Brust/ Brustwand
○	○	Achselhöhle
○	○	Region Brustbein
○	○	Region um das Schlüsselbein

Wurde die Strahlentherapie komplett durchgeführt?

○ ja   ○ nein

Falls nein, wieso nicht? _____

Therapie bei Erstdiagnose des Brustkrebses

Haben Sie eine antihormonelle Therapie erhalten?

○ ja, vor der Operation ○ ja, nach der Operation ○ nein

Falls ja, welche? (Mehrfachantwort möglich)

○ Tamoxifen ○ Anastrazol (Arimidex®) ○ Exemestan (Aromasin®)
○ Letrozol (Femara®) ○ Fulvestrant (Faslodex®) ○ sonstige

Falls mehrere, wann haben Sie welches Präparat eingenommen?

1. Jahr _____
2. Jahr _____
3. Jahr _____
4. Jahr _____
5. Jahr _____
> 5. Jahr _____

Haben Sie zusätzlich GnRH-Analoga (sog. Gonadotropin-Releasing-Hormon-Analoga) zur Blockade der Eierstockfunktion erhalten (z.B. Zoladex®, Trenantone®)?

○ ja ○ nein

Wurde die antihormonelle Therapie komplett durchgeführt?

○ ja ○ nein Falls nein, wieso nicht? _____

Komplementäre/ alternative Medizin

Nutzen Sie komplementäre oder alternative Therapien oder haben Sie diese genutzt?

○ ja ○ nein

Falls ja, welche? (Mehrfachantwort möglich)

○ Mistelextrakte ○ Tee-Therapie ○ Ozon-Therapie
○ Thymustherapie ○ Wobemugo ○ Wobeenzym
○ Recancostat ○ Selen ○ Zink
○ Energietherapie ○ Faktor AF2 ○ Akupunktur
○ 714-X ○ Antineoplaston ○ Entelev
○ Coenzym Q10 ○ Hydrazin Sulfa ○ Laetrile
○ Amygdalin ○ Haifisch-Knorpel ○ spirituelles Heilen
○ Hochdosis-Vitamine ○ Hypnose ○ TCM
○ immunoaugmentative Therapie ○ sonstige _____

Nebenwirkungen bei Operation (nur ausfüllen, wenn Sie diese erhalten haben)

Hatten Sie eine/mehrere der folgenden Nebenwirkungen? Falls ja, in welcher Intensität?

Bewegungseinschränkung Arm	○ nie	○ mild	○ mäßig	○ schwer
Bewegungseinschränkung Brust/ Brustwand	○ nie	○ mild	○ mäßig	○ schwer
Lymphödem Arm	○ nie	○ mild	○ mäßig	○ schwer
Lymphödem Brust/ Brustwand	○ nie	○ mild	○ mäßig	○ schwer
Wundheilungsstörung	○ nie	○ mild	○ mäßig	○ schwer
Wundinfektion	○ nie	○ mild	○ mäßig	○ schwer
Schmerzen nach Operation	○ nie	○ mild	○ mäßig	○ schwer
Schmerzen der Narbe (aktuell)	○ nie	○ mild	○ mäßig	○ schwer
Gefühlsstörungen Arm	○ nie	○ mild	○ mäßig	○ schwer
Gefühlsstörungen Brust/Brustwand	○ nie	○ mild	○ mäßig	○ schwer
Ausfall von Muskeln/Lähmung	○ nie	○ mild	○ mäßig	○ schwer
Sonstige: _____	○ nie	○ mild	○ mäßig	○ schwer

Sind Sie mit dem kosmetischen Ergebnis der Operation zufrieden?

○ ja, sehr   ○ ja, einigermaßen   ○ neutral
○ nein, nicht ganz   ○ nein, überhaupt nicht   ○ weiß ich nicht

Nebenwirkungen bei Strahlentherapie (nur ausfüllen, wenn Sie diese erhalten haben)

Hatten Sie eine/mehrere der folgenden Nebenwirkungen? Falls ja, in welcher Intensität?

Müdigkeit	○ nie	○ mild	○ mäßig	○ schwer
Rötung der Haut	○ nie	○ mild	○ mäßig	○ schwer
Schwellung der Haut	○ nie	○ mild	○ mäßig	○ schwer
Verbrennungen	○ nie	○ mild	○ mäßig	○ schwer
Schmerzen Arm	○ nie	○ mild	○ mäßig	○ schwer
Schmerzen Brust/ Brustwand	○ nie	○ mild	○ mäßig	○ schwer
Schluckbeschwerden	○ nie	○ mild	○ mäßig	○ schwer
Reizhusten	○ nie	○ mild	○ mäßig	○ schwer
Blutarmut	○ nie	○ mild	○ mäßig	○ schwer
Übelkeit/ Erbrechen	○ nie	○ mild	○ mäßig	○ schwer
Bewegungseinschränkung Arm	○ nie	○ mild	○ mäßig	○ schwer
Bewegungseinschränkung Brust/ Brustwand	○ nie	○ mild	○ mäßig	○ schwer
Schwellung Arm	○ nie	○ mild	○ mäßig	○ schwer
Schwellung Brust/Brustwand	○ nie	○ mild	○ mäßig	○ schwer
Sonstige: _____	○ nie	○ mild	○ mäßig	○ schwer

Nebenwirkungen bei Chemotherapie (nur ausfüllen, wenn Sie diese erhalten haben)

Hatten Sie eine/mehrere der folgenden Nebenwirkungen? Falls ja, in welcher Intensität?

Haarausfall	○ nie	○ mild	○ mäßig	○ schwer
Entzündung der Mundschleimhaut	○ nie	○ mild	○ mäßig	○ schwer
Übelkeit und Erbrechen	○ nie	○ mild	○ mäßig	○ schwer
Blutarmut	○ nie	○ mild	○ mäßig	○ schwer

Falls eine Blutarmut (d.h. Anämie, Abfall der roten Blutkörperchen) aufgetreten ist:
Haben Sie Blutkonserven erhalten?

○ ja   ○ nein   ○ weiß ich nicht mehr   Falls ja, wie viele _____

Haben Sie wachstumsfördernde/ stimulierende Medikamente für die roten Blutkörperchen gespritzt bekommen?

○ ja   ○ nein   ○ weiß ich nicht mehr

Abfall der weißen Blutkörperchen	○ nie	○ mild	○ mäßig	○ schwer

Falls ein Abfall der weißen Blutkörperchen (d.h. Leukopenie, Neutropenie, Abfall des Immunsystems) aufgetreten ist: Wurden Sie deswegen stationär aufgenommen und isoliert?

○ ja   ○ nein   ○ weiß ich nicht mehr   Falls ja, wie oft _____

Haben Sie wachstumsfördernde/ stimulierende Medikamente für die weißen Blutkörperchen gespritzt bekommen?

○ ja   ○ nein   ○ weiß ich nicht mehr

Müdigkeit	○ nie	○ mild	○ mäßig	○ schwer
Hitzewallungen	○ nie	○ mild	○ mäßig	○ schwer
Schweißausbrüche	○ nie	○ mild	○ mäßig	○ schwer
Herzklopfen/ Herzrasen	○ nie	○ mild	○ mäßig	○ schwer
Schlafstörungen	○ nie	○ mild	○ mäßig	○ schwer
Depressive Verstimmungen	○ nie	○ mild	○ mäßig	○ schwer
Trockenheit der Schleimhäute	○ nie	○ mild	○ mäßig	○ schwer
Wassereinlagerungen	○ nie	○ mild	○ mäßig	○ schwer
Gliederschmerzen	○ nie	○ mild	○ mäßig	○ schwer
Sonstige: _____	○ nie	○ mild	○ mäßig	○ schwer

Nebenwirkungen bei antihormoneller Therapie (nur ausfüllen, wenn Sie diese erhalten haben)

Hatten Sie eine/mehrere der folgenden Nebenwirkungen? Falls ja, in welcher Intensität?

Hitzewallungen	○ nie	○ mild	○ mäßig	○ schwer
Schweißausbrüche	○ nie	○ mild	○ mäßig	○ schwer
Herzklopfen/ Herzrasen	○ nie	○ mild	○ mäßig	○ schwer
Schlafstörungen	○ nie	○ mild	○ mäßig	○ schwer
Depressive Verstimmungen	○ nie	○ mild	○ mäßig	○ schwer
Trockenheit der Schleide	○ nie	○ mild	○ mäßig	○ schwer
Wassereinlagerungen	○ nie	○ mild	○ mäßig	○ schwer
Gliederschmerzen	○ nie	○ mild	○ mäßig	○ schwer
Haarausfall	○ nie	○ mild	○ mäßig	○ schwer
Trockenheit der Schleimhäute	○ nie	○ mild	○ mäßig	○ schwer
Übelkeit und Erbrechen	○ nie	○ mild	○ mäßig	○ schwer
Sonstige: _____	○ nie	○ mild	○ mäßig	○ schwer

Aufklärung (bitte ausfüllen, falls sie die folgenden Therapien erhalten haben)

Wer hat Sie für die Chemotherapie aufgeklärt?

○ niedergelassene/r Frauenärztln   ○ Frauenärztln in Klinik   ○ Hausärztln
○ niedergelassene/r Onkologln   ○ Onkologln in Klinik   ○ niemand

Wie lange hat das Aufklärungsgespräch ungefähr gedauert? _____ Minuten

War während der Chemotherapie ein ärztlicher Ansprechpartner vorhanden?

○ immer   ○ fast immer   ○ selten   ○ fast nie

Wer hat Sie für die Antikörpertherapie [z.B. Trastuzumab (Herceptin®)] aufgeklärt?

○ niedergelassene/r Frauenärztln   ○ Frauenärztln in Klinik   ○ Hausärztln
○ niedergelassene/r Onkologln   ○ Onkologln in Klinik   ○ niemand

Wie lange hat das Aufklärungsgespräch ungefähr gedauert? _____ Minuten

War während der Antikörpertherapie [z.B. Trastuzumab (Herceptin®)] ein ärztlicher Ansprechpartner vorhanden?

○ immer   ○ fast immer   ○ selten   ○ fast nie

Wer hat Sie für die antihormonelle Therapie aufgeklärt?

○ niedergelassene/r Frauenärztln   ○ Frauenärztln in Klinik   ○ Hausärztln
○ niedergelassene/r Onkologln   ○ Onkologln in Klinik   ○ niemand

Wie lange hat das Aufklärungsgespräch ungefähr gedauert? _____ Minuten

War während der antihormonellen Therapie ein ärztlicher Ansprechpartner vorhanden?

○ immer   ○ fast immer   ○ selten   ○ fast nie

Wer hat Sie für die Strahlentherapie aufgeklärt?

○ niedergelassene/r Strahlentherapeutln   ○ Strahlentherapeutln in Klinik
○ niedergelassene/r Frauenärztln   ○ Frauenärztln in Klinik
○ niedergelassene/r Onkologln   ○ Onkologln in Klinik
○ Hausärztln   ○ niemand

Wie lange hat das Aufklärungsgespräch ungefähr gedauert? _____ Minuten

War während der Strahlentherapie ein ärztlicher Ansprechpartner vorhanden?

○ immer   ○ fast immer   ○ selten   ○ fast nie

Teil I - Heilbare Situation

Bitte gehen Sie bei den folgenden Fallbeispielen von einer heilbaren Situation von einer Erkrankung an Brustkrebs aus.

Einschätzung Chemotherapie - heilbare Situation

Wir bitten Sie, zu den folgenden Fragen Ihre eigene persönliche Einschätzung anzugeben.

Fallbeispiel 1: Wenn Sie aufgrund einer Brustkrebserkrankung ohne Chemotherapie eine Wahrscheinlichkeit von 60% hätten, 5 Jahre zu leben, um wie viel Prozent müsste sich Ihre Überlebenswahrscheinlichkeit mindestens erhöhen, damit Sie sich für eine Chemotherapie entscheiden?

- ○ um 1% auf 61%
- ○ um 2% auf 62%
- ○ um 3% auf 63%
- ○ um 4% auf 64%
- ○ um 5% auf 65%
- ○ um 10% auf 70%
- ○ um 15% auf 75%
- ○ um 20% auf 80%
- ○ um 25% auf 85%
- ○ um 30% auf 90%
- ○ um mehr als 30%

Fallbeispiel 2: Wenn Sie aufgrund einer Brustkrebserkrankung ohne Chemotherapie eine Wahrscheinlichkeit von 80% hätten, 5 Jahre zu leben, um wie viel Prozent müsste sich Ihre Überlebenswahrscheinlichkeit mindestens erhöhen, damit Sie sich für eine Chemotherapie entscheiden?

- ○ um 1% auf 81%
- ○ um 2% auf 82%
- ○ um 3% auf 83%
- ○ um 4% auf 84%
- ○ um 5% auf 85%
- ○ um 10% auf 90%
- ○ um 15% auf 95%
- ○ um mehr als 15%

Einschätzung antihormonelle Therapie - heilbare Situation

Wir bitten Sie, zu den folgenden Fragen Ihre eigene persönliche Einschätzung anzugeben.

Fallbeispiel 3: Wenn Sie aufgrund einer Brustkrebserkrankung ohne antihormonelle Therapie eine Wahrscheinlichkeit von 60% hätten, 5 Jahre zu leben, um wie viel Prozent müsste sich Ihre Überlebenswahrscheinlichkeit mindestens erhöhen, damit Sie sich für eine fünfjährige Antihormontherapie entscheiden?

- ○ um 1% auf 61%
- ○ um 2% auf 62%
- ○ um 3% auf 63%
- ○ um 4% auf 64%
- ○ um 5% auf 65%
- ○ um 10% auf 70%
- ○ um 15% auf 75%
- ○ um 20% auf 80%
- ○ um 25% auf 85%
- ○ um 30% auf 90%
- ○ um mehr als 30%

Fallbeispiel 4: Wenn Sie aufgrund einer Brustkrebserkrankung ohne antihormonelle Therapie eine Wahrscheinlichkeit von 80% hätten, 5 Jahre zu leben, um wie viel Prozent müsste sich Ihre Überlebenswahrscheinlichkeit mindestens erhöhen, damit Sie sich für eine fünfjährige Antihormontherapie entscheiden?

- ○ um 1% auf 81%
- ○ um 2% auf 82%
- ○ um 3% auf 83%
- ○ um 4% auf 84%
- ○ um 5% auf 85%
- ○ um 10% auf 90%
- ○ um 15% auf 95%
- ○ um mehr als 15%

Teil I - Heilbare Situation

Bitte gehen Sie bei den folgenden Fallbeispielen von einer heilbaren Situation von einer Erkrankung an Brustkrebs aus.

Einschätzung antihormonelle Therapie - heilbare Situation

Wir bitten Sie, zu den folgenden Fragen Ihre eigene persönliche Einschätzung anzugeben.

Fallbeispiel 5: Wenn Sie aufgrund einer Brustkrebserkrankung <u>mit einer fünfjährigen Tamoxifentherapie</u> eine Wahrscheinlichkeit von <u>92%</u> hätten, 5 Jahre zu leben, um wie viel Prozent müsste sich die Wahrscheinlichkeit mindestens erhöhen, damit Sie sich alternativ für eine <u>fünfjährige Therapie mit einem Aromatasehemmer</u> entscheiden?

O um 1% auf 93%   O um 4% auf 96%   O um 7% auf 99%
O um 2% auf 94%   O um 5% auf 97%   O um 8% auf 100%
O um 3% auf 95%   O um 6% auf 98%

Fallbeispiel 6: Wenn Sie aufgrund einer Brustkrebserkrankung <u>nach einer 5-jährigen Tamoxifentherapie</u> eine Wahrscheinlichkeit von <u>82%</u> hätten, <u>10 Jahre</u> zu leben, um wie viel Prozent müsste sich die Wahrscheinlichkeit mindestens erhöhen, damit Sie sich nach Abschluss der Tamoxifentherapie für eine <u>weitere fünfjährige Therapie mit einem Aromatasehemmer</u> entscheiden?

O um 1% auf 83%   O um 4% auf 86%   O um 15% auf 97%
O um 2% auf 84%   O um 5% auf 87%   O um mehr als 15%
O um 3% auf 85%   O um 10% auf 92%

Einschätzung Antikörpertherapie [z.B. Trastuzumab (Herceptin®)] - heilbare Situation:

Wir bitten Sie, zu den folgenden Fragen Ihre eigene persönliche Einschätzung anzugeben.

Fallbeispiel 7: Wenn Sie aufgrund einer Brustkrebserkrankung <u>ohne Antikörpertherapie</u> [z.B. Trastuzumab (Herceptin®)] eine Wahrscheinlichkeit von <u>60%</u> hätten, 5 Jahre zu leben, um wie viel Prozent müsste sich Ihre Überlebenswahrscheinlichkeit mindestens erhöhen, damit Sie sich für eine <u>einjährige Antikörpertherapie</u> entscheiden?

O um 1% auf 61%   O um 5% auf 65%   O um 25% auf 85%
O um 2% auf 62%   O um 10% auf 70%   O um 30% auf 90%
O um 3% auf 63%   O um 15% auf 75%   O um mehr als 30%
O um 4% auf 64%   O um 20% auf 80%

Fallbeispiel 8: Wenn Sie aufgrund einer Brustkrebserkrankung <u>ohne Antikörpertherapie</u> [z.B. Trastuzumab (Herceptin®)] eine Wahrscheinlichkeit von <u>80%</u> hätten, 5 Jahre zu leben, um wie viel Prozent müsste sich Ihre Überlebenswahrscheinlichkeit mindestens erhöhen, damit Sie sich für eine <u>einjährige Antikörpertherapie</u> entscheiden?

O um 1% auf 81%   O um 4% auf 84%   O um 15% auf 95%
O um 2% auf 82%   O um 5% auf 85%   O um mehr als 15%
O um 3% auf 83%   O um 10% auf 90%

Teil I - Heilbare Situation

Bitte gehen Sie bei den folgenden Fallbeispielen von einer heilbaren Situation von einer Erkrankung an Brustkrebs aus.

Einschätzung Strahlentherapie - heilbare Situation

Wir bitten Sie, zu den folgenden Fragen Ihre eigene persönliche Einschätzung anzugeben.

Fallbeispiel 9: Wenn Sie aufgrund einer Brustkrebserkrankung <u>ohne Strahlentherapie</u> eine Wahrscheinlichkeit von <u>60%</u> hätten, dass nach 5 Jahren kein Krebs in der Brust wiederaufgetreten ist (Rezidiv), um wieviel Prozent müsste sich die Wahrscheinlichkeit mindestens erhöhen, um sich für eine <u>Strahlentherapie der Brust/Brustwand</u> zu entscheiden?

- ○ um 1% auf 61%
- ○ um 2% auf 62%
- ○ um 3% auf 63%
- ○ um 4% auf 64%
- ○ um 5% auf 65%
- ○ um 10% auf 70%
- ○ um 15% auf 75%
- ○ um 20% auf 80%
- ○ um 25% auf 85%
- ○ um 30% auf 90%
- ○ um mehr als 30%

Fallbeispiel 10: Wenn Sie aufgrund einer Brustkrebserkrankung <u>ohne Strahlentherapie</u> eine Wahrscheinlichkeit von <u>80%</u> hätten, dass nach 5 Jahren kein Krebs in der Brust wieder aufgetreten ist (Rezidiv), um wie viel Prozent müsste sich die Wahrscheinlichkeit mindestens erhöhen, um sich für eine <u>Strahlentherapie der Brust/Brustwand</u> zu entscheiden?

- ○ um 1% auf 81%
- ○ um 2% auf 82%
- ○ um 3% auf 83%
- ○ um 4% auf 84%
- ○ um 5% auf 85%
- ○ um 10% auf 90%
- ○ um 15% auf 95%
- ○ um mehr als 15%

Fallbeispiel 11: Wenn Sie aufgrund einer Brustkrebserkrankung <u>ohne Strahlentherapie</u> eine Wahrscheinlichkeit von <u>60%</u> hätten, 5 Jahre zu leben, um wie viel Prozent müsste sich Ihre Überlebenswahrscheinlichkeit mindestens erhöhen, damit Sie sich für eine <u>Strahlentherapie</u> entscheiden?

- ○ um 1% auf 61%
- ○ um 2% auf 62%
- ○ um 3% auf 63%
- ○ um 4% auf 64%
- ○ um 5% auf 65%
- ○ um 10% auf 70%
- ○ um 15% auf 75%
- ○ um 20% auf 80%
- ○ um 25% auf 85%
- ○ um 30% auf 90%
- ○ um mehr als 30%

Fallbeispiel 12: Wenn Sie aufgrund einer Brustkrebserkrankung <u>ohne Strahlentherapie</u> eine Wahrscheinlichkeit von <u>80%</u> hätten, 5 Jahre zu leben, um wie viel Prozent müsste sich Ihre Überlebenswahrscheinlichkeit mindestens erhöhen, damit Sie sich für eine <u>Strahlentherapie</u> entscheiden?

- ○ um 1% auf 81%
- ○ um 2% auf 82%
- ○ um 3% auf 83%
- ○ um 4% auf 84%
- ○ um 5% auf 85%
- ○ um 10% auf 90%
- ○ um 15% auf 95%
- ○ um mehr als 15%

Teil I - Heilbare Situation

Bitte gehen Sie bei den folgenden Fallbeispielen von einer heilbaren Situation von einer Erkrankung an Brustkrebs aus.

Einschätzung komplementäre/ alternative Medizin - heilbare Situation

Wir bitten Sie, zu den folgenden Fragen Ihre eigene persönliche Einschätzung anzugeben.

Welchen Vorteil müssen komplementäre/alternative Therapien Ihrer Meinung nach in der heilbaren Situation des Brustkrebses haben, um ihren Einsatz zu rechtfertigen?

○ Ihr Einsatz braucht keinen nachweislichen Vorteil.
○ Sie müssen zumindest subjektiv zum besseren Wohlbefinden beitragen.
○ Sie müssen zumindest objektiv zum besseren Wohlbefinden beitragen.
○ Sie sollten die Heilungsrate von Brustkrebs nachweislich erhöhen.

<u>Fallbeispiel 13:</u> Wenn Sie aufgrund einer Brustkrebserkrankung <u>ohne komplementäre/ alternative Therapien</u> eine Wahrscheinlichkeit von <u>60%</u> hätten, 5 Jahre zu leben, um wie viel Prozent müsste sich Ihre Überlebenswahrscheinlichkeit mindestens erhöhen, damit Sie sich für eine <u>komplementäre/alternative Therapie</u> entscheiden?

○ um 1% auf 61%	○ um 5% auf 65%	○ um 25% auf 85%
○ um 2% auf 62%	○ um 10% auf 70%	○ um 30% auf 90%
○ um 3% auf 63%	○ um 15% auf 75%	○ um mehr als 30%
○ um 4% auf 64%	○ um 20% auf 80%	○ nicht in Prozent messbar

<u>Fallbeispiel 14:</u> Wenn Sie aufgrund einer Brustkrebserkrankung <u>ohne komplementäre/ alternative Therapien</u> eine Wahrscheinlichkeit von <u>80%</u> hätten, 5 Jahre zu leben, um wie viel Prozent müsste sich Ihre Überlebenswahrscheinlichkeit mindestens erhöhen, damit Sie sich für eine <u>komplementäre/alternative Therapie</u> entscheiden?

○ um 1% auf 81%	○ um 4% auf 84%	○ um 15% auf 95%
○ um 2% auf 82%	○ um 5% auf 85%	○ um mehr als 15%
○ um 3% auf 83%	○ um 10% auf 90%	○ nicht in Prozent messbar

Teil II - Nicht heilbare Situation

In einigen Situationen ist eine fortgeschrittene Brustkrebserkrankung nicht mehr heilbar. Durch einige Therapien kann man jedoch eine deutliche Verlängerung des Lebens erreichen. Bitte gehen Sie bei den folgenden Fallbeispielen von einer nicht heilbaren Situation einer Erkrankung an Brustkrebs aus.

Einschätzung Chemotherapie - Nicht heilbare Situation

Wir bitten Sie, zu den folgenden Fragen Ihre eigene persönliche Einschätzung anzugeben.

Fallbeispiel 15: Wenn Sie aufgrund einer fortgeschrittenen Brustkrebserkrankung <u>ohne Chemotherapie</u> eine Lebenserwartung von <u>6 Monaten</u> hätten, um wie viel Zeit müsste sich die Lebenserwartung mindestens verlängern, damit Sie sich für eine <u>sechsmonatige Chemotherapie</u> entscheiden?

- ○ weniger als 1 Monat
- ○ 1 Monat
- ○ 2 Monate
- ○ 3 Monate
- ○ 4 Monate
- ○ 5 Monate
- ○ 6 Monate
- ○ 9 Monate
- ○ 12 Monate
- ○ 18 Monate
- ○ 24 Monate
- ○ 3 Jahre
- ○ 5 Jahre
- ○ 10 Jahre
- ○ 15 Jahre
- ○ mehr als 15 Jahre

Fallbeispiel 16: Wenn Sie aufgrund einer fortgeschrittenen Brustkrebserkrankung <u>ohne Chemotherapie</u> eine Lebenserwartung von <u>2 Jahren</u> hätten, um wie viel Zeit müsste sich die Lebenserwartung mindestens verlängern, damit Sie sich für eine <u>sechsmonatige Chemotherapie</u> entscheiden?

- ○ weniger als 1 Monat
- ○ 1 Monat
- ○ 2 Monate
- ○ 3 Monate
- ○ 4 Monate
- ○ 5 Monate
- ○ 6 Monate
- ○ 9 Monate
- ○ 12 Monate
- ○ 18 Monate
- ○ 24 Monate
- ○ 3 Jahre
- ○ 5 Jahre
- ○ 10 Jahre
- ○ 15 Jahre
- ○ mehr als 15 Jahre

Einschätzung antihormonelle Therapie - Nicht heilbare Situation

Wir bitten Sie, zu den folgenden Fragen Ihre eigene persönliche Einschätzung anzugeben.

Fallbeispiel 17: Wenn Sie aufgrund einer fortgeschrittenen Brustkrebserkrankung <u>ohne antihormonelle Therapie</u> eine Lebenserwartung von <u>6 Monaten</u> hätten, um wie viel Zeit müsste sich die Lebenserwartung mindestens verlängern, damit Sie sich für eine <u>antihormonelle Therapie</u> entscheiden?

- ○ weniger als 1 Monat
- ○ 1 Monat
- ○ 2 Monate
- ○ 3 Monate
- ○ 4 Monate
- ○ 5 Monate
- ○ 6 Monate
- ○ 9 Monate
- ○ 12 Monate
- ○ 18 Monate
- ○ 24 Monate
- ○ 3 Jahre
- ○ 5 Jahre
- ○ 10 Jahre
- ○ 15 Jahre
- ○ mehr als 15 Jahre

Teil II – Nicht heilbare Situation

In einigen Situationen ist eine fortgeschrittene Brustkrebserkrankung nicht mehr heilbar. Durch einige Therapien kann man jedoch eine deutliche Verlängerung des Lebens erreichen. Bitte gehen Sie bei den folgenden Fallbeispielen von einer nicht heilbaren Situation einer Erkrankung an Brustkrebs aus.

Einschätzung antihormonelle Therapie - Nicht heilbare Situation

Wir bitten Sie, zu den folgenden Fragen Ihre eigene persönliche Einschätzung anzugeben.

Fallbeispiel 18: Wenn Sie aufgrund einer fortgeschrittenen Brustkrebserkrankung <u>ohne antihormonelle Therapie</u> eine Lebenserwartung von <u>2 Jahren</u> hätten, um wie viel Zeit müsste sich die Lebenserwartung mindestens verlängern, damit Sie sich für eine <u>antihormonelle Therapie</u> entscheiden?

- O weniger als 1 Monat
- O 1 Monat
- O 2 Monate
- O 3 Monate
- O 4 Monate
- O 5 Monate
- O 6 Monate
- O 9 Monate
- O 12 Monate
- O 18 Monate
- O 24 Monate
- O 3 Jahre
- O 5 Jahre
- O 10 Jahre
- O 15 Jahre
- O mehr als 15 Jahre

Einschätzung Antikörpertherapie [z.B. Trastuzumab (Herceptin®)] - Nicht heilbare Situation

Wir bitten Sie, zu den folgenden Fragen Ihre eigene persönliche Einschätzung anzugeben.

Fallbeispiel 19: Wenn Sie aufgrund einer fortgeschrittenen Brustkrebserkrankung <u>ohne Antikörpertherapie</u> [z.B. Trastuzumab (Herceptin®)] eine Lebenserwartung von <u>6 Monaten</u> hätten, um wie viel Zeit müsste sich die Lebenserwartung mindestens verlängern, damit Sie sich für eine <u>Antikörpertherapie</u> entscheiden?

- O weniger als 1 Monat
- O 1 Monat
- O 2 Monate
- O 3 Monate
- O 4 Monate
- O 5 Monate
- O 6 Monate
- O 9 Monate
- O 12 Monate
- O 18 Monate
- O 24 Monate
- O 3 Jahre
- O 5 Jahre
- O 10 Jahre
- O 15 Jahre
- O mehr als 15 Jahre

Fallbeispiel 20: Wenn Sie aufgrund einer fortgeschrittenen Brustkrebserkrankung <u>ohne Antikörpertherapie</u> [z.B. Trastuzumab (Herceptin®)] eine Lebenserwartung von <u>2 Jahren</u> hätten, um wie viel Zeit müsste sich die Lebenserwartung mindestens verlängern, damit Sie sich für eine <u>Antikörpertherapie</u> entscheiden?

- O weniger als 1 Monat
- O 1 Monat
- O 2 Monate
- O 3 Monate
- O 4 Monate
- O 5 Monate
- O 6 Monate
- O 9 Monate
- O 12 Monate
- O 18 Monate
- O 24 Monate
- O 3 Jahre
- O 5 Jahre
- O 10 Jahre
- O 15 Jahre
- O mehr als 15 Jahre

Teil II - Nicht heilbare Situation

In einigen Situationen ist eine fortgeschrittene Brustkrebserkrankung nicht mehr heilbar. Durch einige Therapien kann man jedoch eine deutliche Verlängerung des Lebens erreichen. Bitte gehen Sie bei den folgenden Fallbeispielen von einer nicht heilbaren Situation einer Erkrankung an Brustkrebs aus.

Einschätzung Strahlentherapie - nicht heilbare Situation

Wir bitten Sie, zu den folgenden Fragen Ihre eigene persönliche Einschätzung anzugeben.

<u>Fallbeispiel 21:</u> Wenn Sie aufgrund einer fortgeschrittenen Brustkrebserkrankung <u>ohne</u> <u>Strahlentherapie</u> (z.B. von wieder aufgetretenem Krebs in der Brust) eine Lebenserwartung von <u>6 Monaten</u> hätten, um wie viel Zeit müsste sich die Lebenserwartung mindestens verlängern, damit Sie sich für eine <u>Strahlentherapie</u> entscheiden?

- ○ weniger als 1 Monat
- ○ 1 Monat
- ○ 2 Monate
- ○ 3 Monate
- ○ 4 Monate
- ○ 5 Monate
- ○ 6 Monate
- ○ 9 Monate
- ○ 12 Monate
- ○ 18 Monate
- ○ 24 Monate
- ○ 3 Jahre
- ○ 5 Jahre
- ○ 10 Jahre
- ○ 15 Jahre
- ○ mehr als 15 Jahre

<u>Fallbeispiel 22:</u> Wenn Sie aufgrund einer fortgeschrittenen Brustkrebserkrankung <u>ohne</u> <u>Strahlentherapie</u> (z.B. von wieder aufgetretenem Krebs in der Brust) eine Lebenserwartung von <u>2 Jahren</u> hätten, um wie viel Zeit müsste sich die Lebenserwartung mindestens verlängern, damit Sie sich für eine <u>Strahlentherapie</u> entscheiden?

- ○ weniger als 1 Monat
- ○ 1 Monat
- ○ 2 Monate
- ○ 3 Monate
- ○ 4 Monate
- ○ 5 Monate
- ○ 6 Monate
- ○ 9 Monate
- ○ 12 Monate
- ○ 18 Monate
- ○ 24 Monate
- ○ 3 Jahre
- ○ 5 Jahre
- ○ 10 Jahre
- ○ 15 Jahre
- ○ mehr als 15 Jahre

Teil II - Nicht heilbare Situation

In einigen Situationen ist eine fortgeschrittene Brustkrebserkrankung nicht mehr heilbar. Durch einige Therapien kann man jedoch eine deutliche Verlängerung des Lebens erreichen. Bitte gehen Sie bei den folgenden Fallbeispielen von einer nicht heilbaren Situation einer Erkrankung an Brustkrebs aus.

Einschätzung Bisphosphonattherapie - nicht heilbare Situation

Wir bitten Sie, zu den folgenden Fragen Ihre eigene persönliche Einschätzung anzugeben.

<u>Fallbeispiel 23:</u> Wenn Sie aufgrund einer Mammakarzinomerkrankung <u>ohne Bisphosphonattherapie</u> eine Lebenserwartung von <u>6 Monaten</u> hätten, um wie viel Zeit müsste sich die Lebenserwartung mindestens erhöhen, damit Sie sich für eine <u>Bisphosphonattherapie</u> entscheiden?

O weniger als 1 Monat	O 6 Monate	O 5 Jahre
O 1 Monat	O 9 Monate	O 10 Jahre
O 2 Monate	O 12 Monate	O 15 Jahre
O 3 Monate	O 18 Monate	O mehr als 15 Jahre
O 4 Monate	O 24 Monate	
O 5 Monate	O 3 Jahre	

<u>Fallbeispiel 24:</u> Wenn Sie aufgrund einer Mammakarzinomerkrankung <u>ohne Bisphosphonattherapie</u> eine Lebenserwartung von <u>2 Jahren</u> hätten, um wie viel Zeit müsste sich die Lebenserwartung mindestens erhöhen, damit Sie sich für eine <u>Bisphosphonattherapie</u> entscheiden?

O weniger als 1 Monat	O 6 Monate	O 5 Jahre
O 1 Monat	O 9 Monate	O 10 Jahre
O 2 Monate	O 12 Monate	O 15 Jahre
O 3 Monate	O 18 Monate	O mehr als 15 Jahre
O 4 Monate	O 24 Monate	
O 5 Monate	O 3 Jahre	

Teil II - Nicht heilbare Situation

In einigen Situationen ist eine fortgeschrittene Brustkrebserkrankung nicht mehr heilbar. Durch einige Therapien kann man jedoch eine deutliche Verlängerung des Lebens erreichen. Bitte gehen Sie bei den folgenden Fallbeispielen von einer nicht heilbaren Situation einer Erkrankung an Brustkrebs aus.

Einschätzung komplementäre/alternative Medizin - nicht heilbare Situation

Wir bitten Sie, zu den folgenden Fragen Ihre eigene persönliche Einschätzung anzugeben.

Welchen Vorteil müssen komplementäre/ alternative Therapien Ihrer Meinung nach in der nicht heilbaren Situation des Brustkrebses haben, um ihren Einsatz zu rechtfertigen?

- ○ Ihr Einsatz braucht keinen nachweislichen Vorteil.
- ○ Sie müssen zumindest subjektiv zum besseren Wohlbefinden beitragen.
- ○ Sie müssen zumindest objektiv zum besseren Wohlbefinden beitragen.
- ○ Sie sollten die Lebenserwartung bei Brustkrebs nachweislich verlängern.

Fallbeispiel 25: Wenn Sie aufgrund einer fortgeschrittenen Brustkrebserkrankung <u>ohne komplementäre/ alternative Therapien</u> eine Lebenserwartung von <u>6 Monaten</u> hätten, um wie viel Zeit müsste sich die Lebenserwartung mindestens verlängern, damit Sie sich für eine <u>komplementäre/ alternative Therapie</u> entscheiden?

○ weniger als 1 Monat	○ 6 Monate	○ 5 Jahre
○ 1 Monat	○ 9 Monate	○ 10 Jahre
○ 2 Monate	○ 12 Monate	○ 15 Jahre
○ 3 Monate	○ 18 Monate	○ mehr als 15 Jahre
○ 4 Monate	○ 24 Monate	
○ 5 Monate	○ 3 Jahre	

Fallbeispiel 26: Wenn Sie aufgrund einer fortgeschrittenen Brustkrebserkrankung <u>ohne komplementäre/ alternative Therapien</u> eine Lebenserwartung von <u>2 Jahren</u> hätten, um wie viel Zeit müsste sich die Lebenserwartung mindestens verlängern, damit Sie sich für eine <u>komplementäre/ alternative Therapie</u> entscheiden?

○ weniger als 1 Monat	○ 6 Monate	○ 5 Jahre
○ 1 Monat	○ 9 Monate	○ 10 Jahre
○ 2 Monate	○ 12 Monate	○ 15 Jahre
○ 3 Monate	○ 18 Monate	○ mehr als 15 Jahre
○ 4 Monate	○ 24 Monate	
○ 5 Monate	○ 3 Jahre	

Wir bedanken uns für Ihre wertvolle Mitarbeit!!!

Interne Anmerkungen (Bitte nicht ausfüllen)

Fragebogen-Nr.: _____   zurück am: _____

9.9. Anlage 9: endgültigr Fragebogen mit Anschreiben Ärztinnen und Ärzte

Universitäts-Brustzentrum Franken ⊙   Universitätsklinikum Erlangen

Gut Informieren - Gemeinsam Entscheiden!

Eine Studie des Universitäts-Brustzentrums Franken und der Frauenselbsthilfe nach Krebs, Bundesverband e.V.

Sehr geehrte Kolleginnen und Kollegen,

der Einsatz der zusätzlichen Therapieverfahren zur Behandlung der Patientinnen mit primärem Mammakarzinom hat deutlich gezeigt, dass die Rezidivrate gesenkt und das Gesamtüberleben Betroffener verbessert wird. Es existieren detaillierte Richtlinien und Empfehlungen zur Therapie des Mammakarzinoms [z.B. S3-Leitlinie, AGO- Empfehlungen, St.Gallen-Empfehlungen, ASCO-Empfehlungen]. Jedoch haben zahlreiche Studien aufgezeigt, dass

1. ein Großteil der Patientinnen nur ungenügend Informationen über ihre Prognose mit und ohne adjuvanter Therapie erhalten

2. grobe und häufig unrealistische bzw. nicht verständliche Schätzungen des Rezidivrisikos und der Heilungsrate gegeben werden.

Diese Patientinnen sind keine adäquat informierten Entscheidungsträgerinnen und nicht in der Lage, die Vor- und Nachteile einer spezifischen Therapie zu erfassen und das Für und Wider der Therapie abzuwägen. Somit sollte jede Therapieentscheidung individuell und mit Abwägung gegen die Nebenwirkungen der Therapie, wie z.B. Alopezie, Emesis, Fatique-Syndrom, Neutropenien und Anämien, therapieassoziierte Infektionen und Reduktion der Quality of Life, erfolgen.

Aktuell werden nur wenige Tumor- und Patientinnencharakteristika als Prognose- und Prädiktivfaktor genutzt, um das Risiko eines Rezidivs oder Fernmetastasierung und die Effektivität einer Therapie einzuschätzen. Die individualisierte Therapie, z.B. anhand Genexpressionsanalysen oder Berechnungsprogrammen, wird noch nicht im klinischen Alltag verwendet. Die Folge ist, dass einige Frauen übertherapiert werden, welche auch mit anderen Therapieformen oder auch ohne Therapie krankheitsfrei geblieben wären. Diese Frauen werden einer erhöhten Morbidität und zahlreichen Nebenwirkungen ausgesetzt. Zudem werden andere Frauen untertherapiert. Diese Frauen können meist nur retrospektiv bei Auftreten von Symptomen oder Metastasen identifiziert werden. Die Kurz- und Langzeittoxizitäten zahlreicher Therapien können aktuell noch nicht eingeschätzt werden, da diese häufig erst durch zurzeit noch laufende Studien exakt erfasst werden müssen.

Während laufende klinische Studien die Effizienz der verschiedenen Therapieregime analysieren und versuchen, weitere Prognose- und Prädiktivfaktoren aufzudecken, existieren nur wenige Studien, welche sich mit der Entscheidungsfindung von Patientinnen zur Therapie beschäftigen. Neben der Darstellung der individuellen Effizienz einer Therapie müssen Aspekte wie Rezidiv- und Fernmetastasierungsrisiken, mögliche Toxizitäten und Einschränkung der Lebensqualität in ein Aufklärungsgespräch einfließen. Mittels Berechnungsprogrammen können aktuell Rezidivrisiko und Heilungsrate als auch individuelle Parameter die Effizienz einer Therapie zeigen. Anhand von Grafiken könnten die Ergebnisse Patientinnen dargestellt werden. Somit kann die Patientin zu einer informierten Partnerin werden, welche über die verschiedenen Therapieoptionen entscheiden kann. Die Daten der Berechnungsprogramme basieren aber aktuell meist nur auf Studienergebnissen und haben selten Gesamtpopulationsanalysen als Grundlage.

In der palliativen Situation des Mammakarzinoms werden Therapien eingesetzt, um Tumorsymptomatik zu reduzieren (z.B. Schmerzen), die Lebensqualität zu verbessern und das Gesamtüberleben zu verlängern. Zu erwartende Toxizitäten und therapiebedingte Einschränkungen der Lebensqualität müssen gegen den Therapievorteil abgewogen werden. Dieses muss nach ausführlicher Aufklärung zusammen mit der Patientin entschieden werden. Häufig fehlen detaillierte Leitlinien oder Empfehlungen, die eine individuelle Therapieentscheidung stützen können. Weiterhin unklar ist es, wie groß ein Therapievorteil sein sollte, damit sowohl Ärztinnen und Ärzte als auch Patientinnen eine Therapie für gerechtfertigt ansehen.

Bei den existierenden Möglichkeiten zur Einschätzung der Risiken und des Therapieerfolges ist weiterhin unklar, wie diese bewertet werden und in wie weit hierdurch Entscheidungen beeinflusst werden. Mit dem beigefügten Fragebogen möchten wir unter der Schirmherrschaft der Frauenselbsthilfe nach Krebs, Bundesverband e.V., erfassen, wie onkologisch tätige Ärztinnen und Ärzte den Wert einer Therapie in der kurativen und palliativen Situation des Mammakarzinoms beurteilen. Wenn Sie als onkologisch tätige Ärztin oder Arzt an der Therapie von Frauen mit einem Mammakarzinom beteiligt sind, bitten wir Sie den Fragebogen auszufüllen. Das Verständnis über die Bewertung des Vorteils der Therapie des Mammakarzinoms kann ein wertvolles Tool darstellen, um den Wert der Therapie besser zu verstehen und das Aufklärungsgespräch patientinnenorientierter zu gestalten. Für Rückfragen stehen wir Ihnen gerne auch persönlich zur Verfügung.

Gut Informieren - Gemeinsam Entscheiden!
Studie - Fragebogen Ärztinnen und Ärzte

Allgemeine Daten

Aktuelles Datum _____ (Tag / Monat / Jahr)

Geburtsdatum _____ (Tag / Monat / Jahr)

Geschlecht ○ weiblich ○ männlich

In welchem Jahr haben Sie Ihre Approbation erhalten?
_____

In welchem Fachgebiet sind Sie tätig?

○ Gynäkologie ○ Allgemeinmedizin ○ Hämato-Onkologie
○ Chirurgie ○ Strahlentherapie

Welche Position haben Sie an der Klinik?

○ Assistenärztin ○ Fachärztin ○ Oberärztin
○ leitende Oberärztin ○ Chefärztin

Sie sind tätig

○ in der Praxis
○ im Krankenhaus der Grund/Regelversorgung ○ in einem Fachkrankenhaus
○ im Krankenhaus der Maximalversorgung ○ in einem Universitätsklinikum
○ in einem Schwerpunktkrankenhaus

Arbeiten Sie an einem zertifizierten Brustzentrum (z.B. DKG und DGS zertifiziert)?

○ ja ○ nein

Kooperieren Sie mit einem zertifizierten Brustzentrum (z.B. DKG und DGS zertifiziert)?

○ ja ○ nein

Arbeiten Sie an einem DMP-Brustzentrum?

○ ja ○ nein

Allgemeine Daten

Sind Sie DMP-Ärztin oder Arzt?

O ja   O nein

Führen Sie in Ihrer Praxis/in Ihrem Hause Chemotherapien durch?

O ja   O nein

Führen Sie in Ihrer Praxis/ in Ihrem Hause klinische Therapiestudien durch?

O ja   O nein

Falls ja, in welcher Funktion?

O als Leiter der klinischen Prüfung (LKP)
O als Co-Investigator/ Sub-Investigator
O keine Teilnahme als Studienzentrum, jedoch Mitbetreuung von Studienpatientinnen

Falls ja, in welchen Indikationen? (Mehrfachantwort möglich)

O neoadjuvante Chemotherapie
O neoadjuvante Hormontherapie
O adjuvante Chemotherapie
O adjuvante Hormontherapie
O adjuvante Bisphosphonattherapie
O adjuvante Antikörpertherapie
O palliative Chemotherapie
O palliative Hormontherapie
O palliative Antikörpertherapie

Sind Sie onkologisch tätig?

O ja   O nein

Falls ja, wie viel Prozent Ihrer ärztlichen Tätigkeit macht dieses aus?

_____ %

Seit wie vielen Jahre sind Sie onkologisch tätig?

O < 1 Jahr   O 1-2 Jahre   O > 2-3 Jahre
O > 3-5 Jahre   O > 5 Jahre

Allgemeine Daten

In wie weit sind Sie bei Therapieentscheidung von Mammakarzinompatientinnen beteiligt?

O Ich treffe Entscheidungen alleine.
O Ich treffe Entscheidungen im Rahmen interdisziplinärer Konferenzen.
O Ich treffe keine Entscheidungen, bin jedoch an der Entscheidungsfindung beteiligt.
O Ich bin nicht an Entscheidungen beteiligt.

Wie viele Frauen mit primärem Mammakarzinom werden in Ihrem Hause/Praxis pro Jahr behandelt?

_____

Wie viele Mammakarzinompatientinnen sehen Sie in Ihrem Hause/Praxis pro Woche?

_____

Wie viele Frauen mit metastasiertem Mammakarzinom werden in Ihrem Hause/Praxis pro Jahr behandelt?

_____

Wie viele Patientinnen mit metastasiertem Mammakarzinom sehen Sie in Ihrem Hause/Praxis pro Woche?

_____

Führen Sie in Ihrem Hause die Nachsorge durch?

O ja   O nein

Falls ja, wie viele Patientinnen sehen Sie pro Woche?

_____

Komplementäre/ alternative Medizin

Nutzen Sie komplementäre oder alternative Therapien für Ihre Patientinnen?

O ja   O nein

Falls ja, welche? (Mehrfachantwort möglich)

- O Mistelextrakte
- O Thymustherapie
- O Recancostat
- O Energietherapie
- O 714-X
- O Coenzym Q10
- O Amygdalin
- O Hypnose
- O TCM
- O sonstige _____

- O Tee-Therapie
- O Wobemugo
- O Selen
- O Faktor AF2
- O Antineoplaston
- O Hydrazin Sulfat
- O Haifisch-Knorpel
- O Hochdosierte Vitamintherapie
- O immunoaugmentative Therapie

- O Ozon-Therapie
- O Wobeenzym
- O Zink
- O Akupunktur
- O Entalev
- O Laetrile
- O spirituelles Heilen

In welcher Situation setzten Sie komplementäre oder alternative Therapie für Ihre Patientinnen ein?

- O primär/adjuvant
- O metastasiert/palliativ
- O beides

Aufklärung

Wie lange dauert bei Ihnen durchschnittlich ein Aufklärungsgespräch für eine Chemotherapie?

_____ Minuten

Wie lange dauert bei Ihnen durchschnittlich ein Aufklärungsgespräch für eine antihormonelle Therapie?

_____ Minuten

Wie lange dauert bei Ihnen durchschnittlich ein Aufklärungsgespräch für eine antihormonelle Therapie in der erweiterten adjuvanten Therapiesituation?

_____ Minuten

Wie lange dauert bei Ihnen durchschnittlich ein Aufklärungsgespräch für eine Antikörpertherapie?

_____ Minuten

Wie lange dauert bei Ihnen durchschnittlich ein Aufklärungsgespräch für eine Strahlentherapie?

_____ Minuten

Betreuen Sie während der Chemotherapie die Patientinnen?

○ immer   ○ fast immer   ○ selten   ○ fast nie

Betreuen Sie während der antihormonellen Therapie die Patientinnen?

○ immer   ○ fast immer   ○ selten   ○ fast nie

Betreuen Sie während der Antikörpertherapie die Patientinnen?

○ immer   ○ fast immer   ○ selten   ○ fast nie

Betreuen Sie während der Strahlentherapie die Patientinnen?

○ immer   ○ fast immer   ○ selten   ○ fast nie

Nutzen Sie für Therapieentscheidung die Hilfe von Risikoberechnungsprogrammen?

○ ja   ○ nein

Falls ja, welche?
Name des Programms _____

Teil I - Heilbare Situation

Bitte gehen Sie bei den folgenden Fallbeispielen von einer heilbare Situation aus, d.h. adjuvante Therapie der Patientin mit einem Mammakarzinom

Einschätzung Chemotherapie - heilbare Situation

Wir bitten Sie, zu den folgenden Fragen Ihre eigene persönliche Einschätzung anzugeben.

Fallbeispiel 1: Wenn eine Patientin aufgrund einer Mammakarzinomerkrankung <u>ohne Chemotherapie</u> eine <u>60%</u> 5-Jahres-Überlebenswahrscheinlichkeit hätte, um wie viel Prozent müsste sich die Wahrscheinlichkeit mindestens erhöhen, um eine <u>Chemotherapie</u> zu rechtfertigen?

- ○ um 1% auf 61%
- ○ um 5% auf 65%
- ○ um 25% auf 85%
- ○ um 2% auf 62%
- ○ um 10% auf 70%
- ○ um 30% auf 90%
- ○ um 3% auf 63%
- ○ um 15% auf 75%
- ○ um mehr als 30%
- ○ um 4% auf 64%
- ○ um 20% auf 80%

Fallbeispiel 2: Wenn eine Patientin aufgrund einer Mammakarzinomerkrankung <u>ohne Chemotherapie</u> eine <u>80%</u> 5-Jahres-Überlebenswahrscheinlichkeit hätte, um wie viel Prozent müsste sich die Wahrscheinlichkeit mindestens erhöhen, um eine <u>Chemotherapie</u> zu rechtfertigen?

- ○ um 1% auf 81%
- ○ um 4% auf 84%
- ○ um 15% auf 95%
- ○ um 2% auf 82%
- ○ um 5% auf 85%
- ○ um mehr als 15%
- ○ um 3% auf 83%
- ○ um 10% auf 90%

Einschätzung antihormonelle Therapie - heilbare Situation

Wir bitten Sie, zu den folgenden Fragen Ihre eigene persönliche Einschätzung anzugeben.

Fallbeispiel 3: Wenn eine Patientin aufgrund einer Mammakarzinomerkrankung <u>ohne antihormonelle Therapie</u> eine <u>60%</u> 5-Jahres-Überlebenswahrscheinlichkeit hätte, um wie viel Prozent müsste sich die Wahrscheinlichkeit mindestens erhöhen, um eine <u>fünfjährige Antihormontherapie</u> zu rechtfertigen?

- ○ um 1% auf 61%
- ○ um 5% auf 65%
- ○ um 25% auf 85%
- ○ um 2% auf 62%
- ○ um 10% auf 70%
- ○ um 30% auf 90%
- ○ um 3% auf 63%
- ○ um 15% auf 75%
- ○ um mehr als 30%
- ○ um 4% auf 64%
- ○ um 20% auf 80%

Fallbeispiel 4: Wenn eine Patientin aufgrund einer Mammakarzinomerkrankung <u>ohne antihormonelle Therapie</u> eine <u>80%</u> 5-Jahres-Überlebenswahrscheinlichkeit hätte, um wie viel Prozent müsste sich die Wahrscheinlichkeit mindestens erhöhen, um eine <u>fünfjährige Antihormontherapie</u> zu rechtfertigen?

- ○ um 1% auf 81%
- ○ um 4% auf 84%
- ○ um 15% auf 95%
- ○ um 2% auf 82%
- ○ um 5% auf 85%
- ○ um mehr als 15%
- ○ um 3% auf 83%
- ○ um 10% auf 90%

Teil I - Heilbare Situation

Bitte gehen Sie bei den folgenden Fallbeispielen von einer heilbaren Situation von einer Erkrankung an Brustkrebs aus.

Einschätzung antihormonelle Therapie - heilbare Situation

Wir bitten Sie, zu den folgenden Fragen Ihre eigene persönliche Einschätzung anzugeben.

Fallbeispiel 5: Wenn eine Patientin aufgrund einer Mammakarzinomerkrankung mit einer fünfjährigen Tamoxifentherapie eine 92% 5-Jahres-Überlebenswahrscheinlichkeit hätte, um wie viel Prozent müsste sich die Wahrscheinlichkeit mindestens erhöhen, um eine alternative fünfjährige Therapie mit einem Aromatasehemmer zu rechtfertigen?

- O um 1% auf 93%
- O um 2% auf 94%
- O um 3% auf 95%
- O um 4% auf 96%
- O um 5% auf 97%
- O um 6% auf 98%
- O um 7% auf 99%
- O um 8% auf 100%

Fallbeispiel 6: Wenn eine Patientin aufgrund einer Mammakarzinomerkrankung nach einer 5-jährigen Tamoxifentherapie eine 82% 10-Jahres-Überlebenswahrscheinlichkeit hätte, um wie viel Prozent müsste sich die Wahrscheinlichkeit mindestens erhöhen, um nach Abschluss der Tamoxifentherapie eine weitere fünfjährige Therapie mit einem Aromatasehemmer zu rechtfertigen (erweiterte Adjuvanz)?

- O um 1% auf 83%
- O um 2% auf 84%
- O um 3% auf 85%
- O um 4% auf 86%
- O um 5% auf 87%
- O um 10% auf 92%
- O um 15% auf 97%
- O um mehr als 15%

Einschätzung Antikörpertherapie (z.B. Trastuzumab) - heilbare Situation

Wir bitten Sie, zu den folgenden Fragen Ihre eigene persönliche Einschätzung anzugeben.

Fallbeispiel 7: Wenn eine Patientin aufgrund einer Mammakarzinomerkrankung ohne Antikörpertherapie eine 60% 5-Jahres-Überlebenswahrscheinlichkeit hätte, um wie viel Prozent müsste sich die Wahrscheinlichkeit mindestens erhöhen, um eine einjährige Antikörpertherapie zu rechtfertigen?

- O um 1% auf 61%
- O um 2% auf 62%
- O um 3% auf 63%
- O um 4% auf 64%
- O um 5% auf 65%
- O um 10% auf 70%
- O um 15% auf 75%
- O um 20% auf 80%
- O um 25% auf 85%
- O um 30% auf 90%
- O um mehr als 30%

Fallbeispiel 8: Wenn eine Patientin aufgrund einer Mammakarzinomerkrankung ohne Antikörpertherapie eine 80% 5-Jahres-Überlebenswahrscheinlichkeit hätte, um wie viel Prozent müsste sich die Wahrscheinlichkeit mindestens erhöhen, um eine einjährige Antikörpertherapie zu rechtfertigen?

- O um 1% auf 81%
- O um 2% auf 82%
- O um 3% auf 83%
- O um 4% auf 84%
- O um 5% auf 85%
- O um 10% auf 90%
- O um 15% auf 95%
- O um mehr als 15%

Teil I - Heilbare Situation

Bitte gehen Sie bei den folgenden Fallbeispielen von einer heilbaren Situation von einer Erkrankung an Brustkrebs aus.

Einschätzung Strahlentherapie - heilbare Situation

Wir bitten Sie, zu den folgenden Fragen Ihre eigene persönliche Einschätzung anzugeben.

Fallbeispiel 9: Wenn eine Patientin aufgrund einer Mammakarzinomerkrankung <u>ohne Strahlentherapie</u> eine <u>60%</u> 5-Jahres-Rate für Rezidivfreiheit hätte, um wie viel Prozent müsste sich die Rate mindestens erhöhen, um eine <u>Strahlentherapie der Brust/Brustwand</u> zu rechtfertigen?

- ○ um 1% auf 61%
- ○ um 2% auf 62%
- ○ um 3% auf 63%
- ○ um 4% auf 64%
- ○ um 5% auf 65%
- ○ um 10% auf 70%
- ○ um 15% auf 75%
- ○ um 20% auf 80%
- ○ um 25% auf 85%
- ○ um 30% auf 90%
- ○ um mehr als 30%

Fallbeispiel 10: Wenn eine Patientin aufgrund einer Mammakarzinomerkrankung <u>ohne Strahlentherapie</u> eine <u>80%</u> 5-Jahres-Rate für Rezidivfreiheit hätte, um wie viel Prozent müsste sich die Rate mindestens erhöhen, um eine <u>Strahlentherapie der Brust/Brustwand</u> zu rechtfertigen?

- ○ um 1% auf 81%
- ○ um 2% auf 82%
- ○ um 3% auf 83%
- ○ um 4% auf 84%
- ○ um 5% auf 85%
- ○ um 10% auf 90%
- ○ um 15% auf 95%
- ○ um mehr als 15%

Fallbeispiel 11: Wenn eine Patientin aufgrund einer Mammakarzinomerkrankung <u>ohne Strahlentherapie</u> eine <u>60%</u> 5-Jahres-Überlebenswahrscheinlichkeit hätte, um wie viel Prozent müsste sich die Wahrscheinlichkeit mindestens erhöhen, um eine <u>Strahlentherapie der Brust/Brustwand</u> zu rechtfertigen?

- ○ um 1% auf 61%
- ○ um 2% auf 62%
- ○ um 3% auf 63%
- ○ um 4% auf 64%
- ○ um 5% auf 65%
- ○ um 10% auf 70%
- ○ um 15% auf 75%
- ○ um 20% auf 80%
- ○ um 25% auf 85%
- ○ um 30% auf 90%
- ○ um mehr als 30%

Fallbeispiel 12: Wenn eine Patientin aufgrund einer Mammakarzinomerkrankung <u>ohne Strahlentherapie</u> eine <u>80%</u> 5-Jahres-Überlebenswahrscheinlichkeit hätte, um wie viel Prozent müsste sich die Wahrscheinlichkeit mindestens erhöhen, um eine <u>Strahlentherapie der Brust/Brustwand</u> zu rechtfertigen?

- ○ um 1% auf 81%
- ○ um 2% auf 82%
- ○ um 3% auf 83%
- ○ um 4% auf 84%
- ○ um 5% auf 85%
- ○ um 10% auf 90%
- ○ um 15% auf 95%
- ○ um mehr als 15%

Teil I - Heilbare Situation

Bitte gehen Sie bei den folgenden Fallbeispielen von einer heilbaren Situation von einer Erkrankung an Brustkrebs aus.

Einschätzung komplementäre/alternative Medizin - heilbare Situation

Wir bitten Sie, zu den folgenden Fragen Ihre eigene persönliche Einschätzung anzugeben.

Welchen Vorteil müssen komplementäre/ alternative Therapien Ihrer Meinung nach in der heilbaren Situation des Mammakarzinoms haben, um Ihren Einsatz zu rechtfertigen?

- O Ihr Einsatz braucht keinen nachweislichen Vorteil.
- O Sie müssen zumindest subjektiv zum besseren Wohlbefinden beitragen.
- O Sie müssen zumindest objektiv zum besseren Wohlbefinden beitragen.
- O Sie sollten die Heilungsrate von Brustkrebs nachweislich erhöhen.

Fallbeispiel 13: Wenn eine Patientin aufgrund einer Mammakarzinomerkrankung <u>ohne komplementäre/ alternative Therapien</u> eine <u>60%</u> 5-Jahres-Überlebenswahrscheinlichkeit hätte, um wie viel Prozent müsste sich die Wahrscheinlichkeit mindestens erhöhen, um eine <u>komplementäre/ alternative Therapie</u> zu rechtfertigen?

O um 1% auf 61%	O um 5% auf 65%	O um 25% auf 85%
O um 2% auf 62%	O um 10% auf 70%	O um 30% auf 90%
O um 3% auf 63%	O um 15% auf 75%	O um mehr als 30%
O um 4% auf 64%	O um 20% auf 80%	O nicht in Prozent messbar

Fallbeispiel 14: Wenn eine Patientin aufgrund einer Mammakarzinomerkrankung <u>ohne komplementäre/ alternative Therapien</u> eine <u>80%</u> 5-Jahres-Überlebenswahrscheinlichkeit hätte, um wie viel Prozent müsste sich die Wahrscheinlichkeit mindestens erhöhen, um eine <u>komplementäre/ alternative Therapie</u> zu rechtfertigen?

O um 1% auf 81%	O um 4% auf 84%	O um 15% auf 95%
O um 2% auf 82%	O um 5% auf 85%	O um mehr als 15%
O um 3% auf 83%	O um 10% auf 90%	O nicht in Prozent messbar

Teil II - Nicht heilbare Situation

Bitte gehen Sie bei den folgenden Fallbeispielen von einer nicht heilbaren Situation aus, d.h. palliative Therapien

Einschätzung Chemotherapie - Nicht heilbare Situation

Wir bitten Sie, zu den folgenden Fragen Ihre eigene persönliche Einschätzung anzugeben.

Fallbeispiel 15: Wenn eine Patientin aufgrund einer Mammakarzinomerkrankung ohne Chemotherapie eine Lebenserwartung von 6 Monaten hätte, um wie viel Zeit müsste sich die Lebenserwartung mindestens erhöhen, um eine sechsmonatige Chemotherapie zu rechtfertigen?

- ○ weniger als 1 Monat
- ○ 1 Monat
- ○ 2 Monate
- ○ 3 Monate
- ○ 4 Monate
- ○ 5 Monate
- ○ 6 Monate
- ○ 9 Monate
- ○ 12 Monate
- ○ 18 Monate
- ○ 24 Monate
- ○ 3 Jahre
- ○ 5 Jahre
- ○ 10 Jahre
- ○ 15 Jahre
- ○ mehr als 15 Jahre

Fallbeispiel 16: Wenn eine Patientin aufgrund einer Mammakarzinomerkrankung ohne Chemotherapie eine Lebenserwartung von 2 Jahren hätte, um wie viel Zeit müsste sich die Lebenserwartung mindestens erhöhen, um eine sechsmonatige Chemotherapie zu rechtfertigen?

- ○ weniger als 1 Monat
- ○ 1 Monat
- ○ 2 Monate
- ○ 3 Monate
- ○ 4 Monate
- ○ 5 Monate
- ○ 6 Monate
- ○ 9 Monate
- ○ 12 Monate
- ○ 18 Monate
- ○ 24 Monate
- ○ 3 Jahre
- ○ 5 Jahre
- ○ 10 Jahre
- ○ 15 Jahre
- ○ mehr als 15 Jahre

Einschätzung antihormonelle Therapie - Nicht heilbare Situation

Wir bitten Sie, zu den folgenden Fragen Ihre eigene persönliche Einschätzung anzugeben.

Fallbeispiel 17: Wenn eine Patientin aufgrund einer Mammakarzinomerkrankung ohne antihormonelle Therapie eine Lebenserwartung von 6 Monaten hätte, um wie viel Zeit müsste sich die Lebenserwartung mindestens erhöhen, um eine Antihormontherapie zu rechtfertigen?

- ○ weniger als 1 Monat
- ○ 1 Monat
- ○ 2 Monate
- ○ 3 Monate
- ○ 4 Monate
- ○ 5 Monate
- ○ 6 Monate
- ○ 9 Monate
- ○ 12 Monate
- ○ 18 Monate
- ○ 24 Monate
- ○ 3 Jahre
- ○ 5 Jahre
- ○ 10 Jahre
- ○ 15 Jahre
- ○ mehr als 15 Jahre

Teil II - Nicht heilbare Situation

Bitte gehen Sie bei den folgenden Fallbeispielen von einer nicht heilbaren Situation aus, d.h. palliative Therapien

Einschätzung antihormonelle Therapie - Nicht heilbare Situation

Wir bitten Sie, zu den folgenden Fragen Ihre eigene persönliche Einschätzung anzugeben.

Fallbeispiel 18: Wenn eine Patientin aufgrund einer Mammakarzinomerkrankung <u>ohne antihormonelle Therapie</u> eine Lebenserwartung von <u>2 Jahren</u> hätte, um wie viel Zeit müsste sich die Lebenserwartung mindestens erhöhen, um eine <u>Antihormontherapie</u> zu rechtfertigen?

- ○ weniger als 1 Monat
- ○ 1 Monat
- ○ 2 Monate
- ○ 3 Monate
- ○ 4 Monate
- ○ 5 Monate
- ○ 6 Monate
- ○ 9 Monate
- ○ 12 Monate
- ○ 18 Monate
- ○ 24 Monate
- ○ 3 Jahre
- ○ 5 Jahre
- ○ 10 Jahre
- ○ 15 Jahre
- ○ mehr als 15 Jahre

Einschätzung Antikörpertherapie (z.B. Trastuzumab) - Nicht heilbare Situation

Wir bitten Sie, zu den folgenden Fragen Ihre eigene persönliche Einschätzung anzugeben.

Fallbeispiel 19: Wenn eine Patientin aufgrund einer Mammakarzinomerkrankung <u>ohne Antikörpertherapie</u> eine Lebenserwartung von <u>6 Monaten</u> hätte, um wie viel Zeit müsste sich die Lebenserwartung mindestens erhöhen, um eine <u>Antikörpertherapie</u> zu rechtfertigen?

- ○ weniger als 1 Monat
- ○ 1 Monat
- ○ 2 Monate
- ○ 3 Monate
- ○ 4 Monate
- ○ 5 Monate
- ○ 6 Monate
- ○ 9 Monate
- ○ 12 Monate
- ○ 18 Monate
- ○ 24 Monate
- ○ 3 Jahre
- ○ 5 Jahre
- ○ 10 Jahre
- ○ 15 Jahre
- ○ mehr als 15 Jahre

Fallbeispiel 20: Wenn eine Patientin aufgrund einer Mammakarzinomerkrankung <u>ohne Antikörpertherapie</u> eine Lebenserwartung von <u>2 Jahren</u> hätte, um wie viel Zeit müsste sich die Lebenserwartung mindestens erhöhen, um eine <u>Antikörpertherapie</u> zu rechtfertigen?

- ○ weniger als 1 Monat
- ○ 1 Monat
- ○ 2 Monate
- ○ 3 Monate
- ○ 4 Monate
- ○ 5 Monate
- ○ 6 Monate
- ○ 9 Monate
- ○ 12 Monate
- ○ 18 Monate
- ○ 24 Monate
- ○ 3 Jahre
- ○ 5 Jahre
- ○ 10 Jahre
- ○ 15 Jahre
- ○ mehr als 15 Jahre

Teil II - Nicht heilbare Situation

Bitte gehen Sie bei den folgenden Fallbeispielen von einer nicht heilbaren Situation aus, d.h. palliative Therapien

Einschätzung Strahlentherapie - nicht heilbare Situation

Wir bitten Sie, zu den folgenden Fragen Ihre eigene persönliche Einschätzung anzugeben.

<u>Fallbeispiel 21:</u> Wenn eine Patientin aufgrund einer Mammakarzinomerkrankung <u>ohne Strahlentherapie (z.B. Lokalrezidiv; Radiatio von Metastasen)</u> eine Lebenserwartung von <u>6 Monaten</u> hätte, um wie viel Zeit müsste sich die Lebenserwartung mindestens erhöhen, um eine <u>Strahlentherapie</u> zu rechtfertigen?

- ○ weniger als 1 Monat
- ○ 1 Monat
- ○ 2 Monate
- ○ 3 Monate
- ○ 4 Monate
- ○ 5 Monate
- ○ 6 Monate
- ○ 9 Monate
- ○ 12 Monate
- ○ 18 Monate
- ○ 24 Monate
- ○ 3 Jahre
- ○ 5 Jahre
- ○ 10 Jahre
- ○ 15 Jahre
- ○ mehr als 15 Jahre

<u>Fallbeispiel 22:</u> Wenn eine Patientin aufgrund einer Mammakarzinomerkrankung <u>ohne Strahlentherapie (z.B. Lokalrezidiv; Radiatio von Metastasen)</u> eine Lebenserwartung von <u>2 Jahren</u> hätte, um wie viel Zeit müsste sich die Lebenserwartung mindestens erhöhen, um eine <u>Strahlentherapie</u> zu rechtfertigen?

- ○ weniger als 1 Monat
- ○ 1 Monat
- ○ 2 Monate
- ○ 3 Monate
- ○ 4 Monate
- ○ 5 Monate
- ○ 6 Monate
- ○ 9 Monate
- ○ 12 Monate
- ○ 18 Monate
- ○ 24 Monate
- ○ 3 Jahre
- ○ 5 Jahre
- ○ 10 Jahre
- ○ 15 Jahre
- ○ mehr als 15 Jahre

Teil II - Nicht heilbare Situation

Bitte gehen Sie bei den folgenden Fallbeispielen von einer nicht heilbaren Situation aus, d.h. palliative Therapien

Einschätzung Bisphosphonattherapie - nicht heilbare Situation

Wir bitten Sie, zu den folgenden Fragen Ihre eigene persönliche Einschätzung anzugeben.

<u>Fallbeispiel 23:</u> Wenn eine Patientin aufgrund einer Mammakarzinomerkrankung <u>ohne Bisphosphonattherapie</u> eine Lebenserwartung von <u>6 Monaten</u> hätte, um wie viel Zeit müsste sich die Lebenserwartung mindestens erhöhen, um eine <u>Bisphosphonattherapie</u> zu rechtfertigen?

- O weniger als 1 Monat
- O 1 Monat
- O 2 Monate
- O 3 Monate
- O 4 Monate
- O 5 Monate
- O 6 Monate
- O 9 Monate
- O 12 Monate
- O 18 Monate
- O 24 Monate
- O 3 Jahre
- O 5 Jahre
- O 10 Jahre
- O 15 Jahre
- O mehr als 15 Jahre

<u>Fallbeispiel 24:</u> Wenn eine Patientin aufgrund einer Mammakarzinomerkrankung <u>ohne Bisphosphonattherapie</u> eine Lebenserwartung von <u>2 Jahren</u> hätte, um wie viel Zeit müsste sich die Lebenserwartung mindestens erhöhen, um eine <u>Bisphosphonattherapie</u> zu rechtfertigen?

- O weniger als 1 Monat
- O 1 Monat
- O 2 Monate
- O 3 Monate
- O 4 Monate
- O 5 Monate
- O 6 Monate
- O 9 Monate
- O 12 Monate
- O 18 Monate
- O 24 Monate
- O 3 Jahre
- O 5 Jahre
- O 10 Jahre
- O 15 Jahre
- O mehr als 15 Jahre

Teil II - Nicht heilbare Situation

Bitte gehen Sie bei den folgenden Fallbeispielen von einer nicht heilbaren Situation aus, d.h. palliative Therapien

Einschätzung komplementäre/alternative Medizin - nicht heilbare Situation

Wir bitten Sie, zu den folgenden Fragen Ihre eigene persönliche Einschätzung anzugeben.

Welchen Vorteil müssen komplementäre/ alternative Therapien Ihrer Meinung nach in der nicht heilbaren Situation des Mammakarzinoms haben, um Ihren Einsatz zu rechtfertigen?

○ Ihr Einsatz braucht keinen nachweislichen Vorteil.
○ Sie müssen zumindest subjektiv zum besseren Wohlbefinden beitragen.
○ Sie müssen zumindest objektiv zum besseren Wohlbefinden beitragen.
○ Sie sollten die Lebenserwartung bei Brustkrebs nachweislich verlängern.

Fallbeispiel 25: Wenn eine Patientin aufgrund einer Mammakarzinomerkrankung komplementäre/ alternative Therapien eine Lebenserwartung von 6 Monaten hätte, um wie viel Zeit müsste sich die Lebenserwartung mindestens erhöhen, um eine komplementäre/alternative Therapie zu rechtfertigen?

○ weniger als 1 Monat   ○ 6 Monate   ○ 5 Jahre
○ 1 Monat   ○ 9 Monate   ○ 10 Jahre
○ 2 Monate   ○ 12 Monate   ○ 15 Jahre
○ 3 Monate   ○ 18 Monate   ○ mehr als 15 Jahre
○ 4 Monate   ○ 24 Monate
○ 5 Monate   ○ 3 Jahre

Fallbeispiel 26: Wenn eine Patientin aufgrund einer Mammakarzinomerkrankung ohne komplementäre/ alternative Therapien eine Lebenserwartung von 2 Jahren hätte, um wie viel Zeit müsste sich die Lebenserwartung mindestens erhöhen, um eine komplementäre/alternative Therapie zu rechtfertigen?

○ weniger als 1 Monat   ○ 6 Monate   ○ 5 Jahre
○ 1 Monat   ○ 9 Monate   ○ 10 Jahre
○ 2 Monate   ○ 12 Monate   ○ 15 Jahre
○ 3 Monate   ○ 18 Monate   ○ mehr als 15 Jahre
○ 4 Monate   ○ 24 Monate
○ 5 Monate   ○ 3 Jahre

Wir bedanken uns für Ihre wertvolle Mitarbeit!!!

Interne Anmerkungen (Bitte nicht ausfüllen)

Fragebogen-Nr.: _____   zurück am: _____

© Copyright Universitäts-Brustzentrum Franken

9.10 Anlage 10: Evaluationsfragebogen „Gut informieren – gemeinsam entscheiden!"

Evaluation Fragebogen *Gut informieren – gemeinsam entscheiden!*										
Allgemeiner Teil										
Ist der Teil „allgemeine Daten" verständlich formuliert?	o *sehr verständlich*	o	o	o	o	o	o	o	o	*nicht verständlich*
Haben Sie hierzu weitere Anmerkungen, Verbesserungsvorschläge oder Kritik?										
Charakteristika Brustkrebserkrankungen										
Ist der Teil „Charakteristika Brustkrebserkrankungen" verständlich formuliert?	o *sehr verständlich*	o	o	o	o	o	o	o	o	*nicht verständlich*
Haben Sie hierzu weitere Anmerkungen, Verbesserungsvorschläge oder Kritik?										
Therapie										
Ist der Teil „Therapie" verständlich formuliert?	o *sehr verständlich*	o	o	o	o	o	o	o	o	*nicht verständlich*
Haben Sie hierzu weitere Anmerkungen, Verbesserungsvorschläge oder Kritik?										
Komplementäre Medizin/ alternative Heilmethoden										
Ist der Teil „Komplementäre Medizin/ alternative Heilmethoden" verständlich formuliert?	o *sehr verständlich*	o	o	o	o	o	o	o	o	*nicht verständlich*
Haben Sie hierzu weitere Anmerkungen, Verbesserungsvorschläge oder Kritik?										
Nebenwirkungen bei Chemotherapie										
Ist der Teil „Nebenwirkungen bei Chemotherapie" verständlich formuliert?	o *sehr verständlich*	o	o	o	o	o	o	o	o	*nicht verständlich*
Haben Sie hierzu weitere Anmerkungen, Verbesserungsvorschläge oder Kritik?										
Nebenwirkungen bei antihormoneller Therapie										
Ist der Teil „Nebenwirkungen bei antihormoneller Therapie" verständlich formuliert?	o *sehr verständlich*	o	o	o	o	o	o	o	o	*nicht verständlich*
Haben Sie hierzu weitere Anmerkungen, Verbesserungsvorschläge oder Kritik?										
Nebenwirkungen bei Strahlentherapie										
Ist der Teil „Nebenwirkungen bei Strahlentherapie" verständlich formuliert?	o *sehr verständlich*	o	o	o	o	o	o	o	o	*nicht verständlich*
Haben Sie hierzu weitere Anmerkungen, Verbesserungsvorschläge oder Kritik?										

Aufklärung											
Ist der Teil „Aufklärung" verständlich formuliert?	o sehr verständlich	o	o	o	o	o	o	o	o	o nicht verständlich	
Haben Sie hierzu weitere Anmerkungen, Verbesserungsvorschläge oder Kritik?											
Heilbare Situation – Chemotherapie											
Ist der Teil „Heilbare Situation – Chemotherapie" verständlich formuliert?	o sehr verständlich	o	o	o	o	o	o	o	o	o nicht verständlich	
Haben Sie hierzu weitere Anmerkungen, Verbesserungsvorschläge oder Kritik?											
Heilbare Situation – antihormonelle Therapie											
Ist der Teil „Heilbare Situation – antihormonelle Therapie" verständlich formuliert?	o sehr verständlich	o	o	o	o	o	o	o	o	o nicht verständlich	
Haben Sie hierzu weitere Anmerkungen, Verbesserungsvorschläge oder Kritik?											
Heilbare Situation – Strahlentherapie											
Ist der Teil „Heilbare Situation – Strahlentherapie" verständlich formuliert?	o sehr verständlich	o	o	o	o	o	o	o	o	o nicht verständlich	
Haben Sie hierzu weitere Anmerkungen, Verbesserungsvorschläge oder Kritik?											
Heilbare Situation - Komplementäre Medizin/ alternative Heilmethoden											
Ist der Teil „Heilbare Situation – komplementäre Medizin/ alternative Heilmethoden" verständlich formuliert?	o sehr verständlich	o	o	o	o	o	o	o	o	o nicht verständlich	
Haben Sie hierzu weitere Anmerkungen, Verbesserungsvorschläge oder Kritik?											
Nicht heilbare Situation – Chemotherapie											
Ist der Teil „Nicht heilbare Situation – Chemotherapie" verständlich formuliert?	o sehr verständlich	o	o	o	o	o	o	o	o	o nicht verständlich	
Haben Sie hierzu weitere Anmerkungen, Verbesserungsvorschläge oder Kritik?											
Nicht heilbare Situation – antihormonelle Therapie											
Ist der Teil „Nicht heilbare Situation – antihormonelle Therapie" verständlich formuliert?	o sehr verständlich	o	o	o	o	o	o	o	o	o nicht verständlich	
Haben Sie hierzu weitere Anmerkungen, Verbesserungsvorschläge oder Kritik?											

Nicht heilbare Situation – Strahlentherapie		
Ist der Teil „Nicht heilbare Situation – Strahlentherapie" verständlich formuliert?	o o o o o o o o o *sehr* *verständlich*	*nicht* *verständlich*
Haben Sie hierzu weitere Anmerkungen, Verbesserungsvorschläge oder Kritik?		
Nicht heilbare Situation - Komplementäre Medizin/ alternative Heilmethoden		
Ist der Teil „Nicht heilbare Situation – komplementäre Medizin/ alternative Heilmethoden" verständlich formuliert?	o o o o o o o o o *sehr* *verständlich*	*nicht* *verständlich*
Haben Sie hierzu weitere Anmerkungen, Verbesserungsvorschläge oder Kritik?		
Ihre Meinung		
Was ist Ihre Meinung zum gesamten Fragebogen?		
Haben Sie zum Konzept oder zum Fragebogen noch insgesamt Verbesserungsvorschläge?		
Haben Sie insgesamt noch Anmerkungen oder Kommentare?		

Wir bedanken uns herzlich für Ihre wertvolle Mitarbeit!!!

Ihre Frauenklinik!

9.11. Anlage 11: eingereichte Abstracts für den Deutschen Krebskongress 2008

Patients' imagination of therapy efficacy and correlation to the willingness to accept chemotherapy and endocrine therapy in breast cancer patients – results of the *Gut Informieren – Gemeinsam Entscheiden!*-Study.

Lux, Michael Patrick[1], Radosavac, Dragan[1], Tänzer, Thorsten Dirk[1], Kara, Handan[1], Bani, Mayada R.[1], Schrauder, Michael[1], Schmitt, Doris C.[2], Haidinger Renate[3], Overbeck-Schulte, Brigitte[4], Schulte, Hilde[4], Beckmann, Matthias W.[1], Fasching, Peter A.[1]

[1] Universitäts-Brustzentrum Franken (UBF), Universitätsklinikum Erlangen, Erlangen
[2] Mamazone e.V., Augsburg
[3] Brustkrebs Deutschland e.V., München
[4] Frauenselbsthilfe nach Krebs, Bundesverband e.V.

Introduction:

Possible treatment options for patients with breast cancer (BC) present different ratios of risk and benefit. Patient orientated therapy decision requires knowledge and education of these ratios. Several factors can influence the individual perception about the demanded benefit of chemotherapy and endocrine therapy. The knowledge about the factors can support an individual and conjoint therapy decision. This study investigated the influencing factors on the patient's willingness to accept chemotherapy and endocrine therapy with special regard to the demanded therapy benefit.

Material and Methods:

A total of 8.485 questionnaires were distributed to patients with BC with the support of *Frauenselbsthilfe nach Krebs e.V.*, *mamazone e.V.*, *Brustkrebs Deutschland e.V.*, further patient support groups and numerous breast centres. Online participation was also possible. Patients were asked about personal information, medical history, experienced side effects and the personal perception of a necessary benefit by different treatment options on the basis of curative and palliative case studies.

Results:

2.065 patients have answered the questionnaire (return 24.34%). 90 patients have participated online. With a postulated 5 year overall survival (OS) of 60% without any therapy most of the patients (44.7%) demanded an absolute improvement of >10% to decide for a chemotherapy (ctx). 39.8% of the patients demanded an improvement of >10% to decide for an endocrine treatment (etx). Factors that influence the demanded improvement of OS were marital status ($p[ctx]=0.004$/ $p[etx]=0.063$), educational degree ($p[ctx]<0.001$/ $p[etx]<0.001$), occupational status ($p[ctx]<0.001$/ $p[etx]<0.001$), family size ($p[ctx]<0.001$/ $p[etx]<0.001$), contact to patient's advocacy groups ($p[ctx]<0.001$/ $p[etx]<0.001$) and age of the patient ($p[ctx]<0.001$/ $p[etx]<0.001$), age of the youngest child ($p[ctx]<0.001$ / $p[etx]<0.001$).

Conclusion:

Most of the patients demand a benefit which lies above the really expected therapy effect, for both chemotherapy and endocrine therapy. Several socio-economic factors have a major influence on the demanded benefit. Education and familial status seem to alter the perception of risk and seem to influence the willingness to accept chemotherapy and endocrine treatment. As patient education and information has a known influence on quality of life these effects have to be taken into consideration when informing the patient about the therapy.

Doctors' imagination of therapy efficacy and correlation to the willingness to indicate chemotherapy and endocrine therapy in breast cancer patients – results of the *Gut Informieren – Gemeinsam Entscheiden!*-Study.

Lux, Michael Patrick[1], Tänzer, Thorsten Dirk[1], Radosavac, Dragan[1], Kara, Handan[1], Bani, Mayada R.[1], Kreis, Hilde[1], Schmitt, Doris C.2, Haidinger Renate3, Overbeck-Schulte, Brigitte[4], Schulte, Hilde[4], Beckmann, Matthias W.[1], Fasching, Peter A.[1]

[1] Universitäts-Brustzentrum Franken (UBF), Universitätsklinikum Erlangen, Erlangen
[2] Mamazone e.V., Augsburg
[3] Brustkrebs Deutschland e.V., München
[4] Frauenselbsthilfe nach Krebs, Bundesverband e.V.

Introduction:

Guidelines are available giving recommendations for the curative and palliative treatment of patients with breast cancer (BC). However, personal the physicians' personal background influences therapy decisions. The knowledge about individual influencing factors could help to optimize professional education and therapy decisions. This study investigated personal influencing factors like the demanded therapy efficacy and the educational status on the willingness to indicate chemotherapy or endocrine treatment.

Material and Methods:

6.938 questionnaires were distributed to oncologists. They were asked about personal information, work environment, study participation, oncological speciality and treated patient characteristics. Demanded therapy efficacy was assessed by fictitious BC cases and proposed therapies with specific benefits.

Results:

470 physicians have answered the questionnaire (response rate 6.8%). 55 physicians have participated online. 95.4% were gynecologists. 72.3% had an oncological speciality while 88.3% worked in the oncological field more than 5 years. Physicians treated in average 7.4 patients with primary BC, 2.8 metastasized patients and 7.0 patients in surveillance a week. Most of the physicians (56.5%) demanded an improvement of overall survival (OS) of 5-10% for a patient with postulated a 5-year OS probability of 60% without any therapy to decide for chemotherapy. Only 13.5% would decide for chemotherapy based on an improvement of OS of 1-4%. Concerning endocrine therapy 32.8% considered 1-4% improvement of OS enough to indicate it. A factor that had a consistent influence on the demanded benefit was, if the physicians administer chemotherapies theirselves. Physicians who administer chemotherapy personally demanded a lower benefit of the chemotherapy than colleagues who do not (p=0.001). Younger physicians were more easily satisfied with a lower improvement of OS by chemotherapy (p=0.011) or endocrine treatment (p=0.001).

Conclusion:

Physicians' demands for an improvement of survival to decide for or against a chemotherapy and endocrine therapy meet the published data. However, there are some influencing factors that might bias the decision for or against chemotherapy, independently of the patient risk group. Physicians' individual perception of the therapy effect might influence the therapy decision independently of defined risk groups and therapy guidelines.

Veröffentlichungen

Tocopherol metabolites 2,5,7,8-tetramethyl-2-(2'-carboxyethyl)-6-hydroxychroman (α-CEHC) and 2,7,8-trimethyl-2-(2'-carboxyethyl)-6-hydroxychroman (γ-CEHC) in human serum after a single dose of natural vitamin E; Radosavac D, Graf P, Polidori MC, Sies H, Stahl W. (Eur J Nutr. 2002 Jun;41(3):119-24.)

Gut Informieren – Gemeinsam Entscheiden!–Pilotstudie zur Entscheidungsfindung in der gynäkologischen Onkologie (Geburtsh Frauenheilk 2006; 67; DOI: 10.1055/s-2006-952501)

Patients´ imagination of therapy efficacy and correlation to the willingness to accept chemotherapy and endocrine therapy of breast cancer – results of the Gut informieren – Gemeinsam entscheiden! – Study; Lux M.P., Radosavac D., Tänzer T.D., Kara H., Bani M.R., Schrauder M., Schmitt D.C., Haidinger R., Overbeck-Schulte B., Schulte H., Beckmann M.W., Fasching P.A. (Onkologie 2008; 31, suppl 1:1-211)

Docotrs´ imagination of therapy efficacy and correlation to the willingness to indicate chemotherapy and endocrine therapy in breast cancer – results of the Gut informieren – Gemeinsam entscheiden! – Study; Lux M.P., Tänzer T.D., Radosavac D., Kara H., Bani M.R., Kreis H., Beckmann K., Schmitt D.C., Haidinger R., Overbeck-Schulte B., Schulte H., Beckmann M.W., Fasching P.A. (Onkologie 2008; 31, suppl 1:1-211)

Breast cancer patients and theirs doctors differ in the demand for the magnitude of the therapy effect of chemotherapy and endocrine treatment – results of the Gut informieren – Gemeinsam entscheiden! – Study; Lux M.P., Radosavac D., Kara H., Tänzer T.D., Löhberg C.R., Schmitt D.C., Haidinger R., Overbeck-Schulte B., Schulte H., Müller U., Beckmann M.W., Fasching P.A. (Onkologie 2008; 31, suppl 1:1-211)

Einzelpublikationen

- Das Mammakarzinom: Diagnostik und Therapie von Martin Smollich, ISBN: 978-3-638-75410-1
- Brustkrebsrisiko und Gentest - Flop oder Fortschritt? Von Prof. Dr. med. Hans E. W. W. Sachs, ISBN: 978-3-638-82170-4
- Brustkrebs - Ein Überblick von Kim Busch, ISBN: 978-3-640-22500-2
- Patientinnen mit einem Mammakarzinom und ihre Ärztinnen und Ärzte unterscheiden sich in der Beurteilung des notwendigen Benefits von Therapieoptionen – Ergebnisse der „Gut Informieren – Gemeinsam Entscheiden!"-Studie von Dragan Radosavac, ISBN: 978-3-640-28496-2